全国普通高等医学院校五年制临床医学专业"十三五"规划教材

（供五年制临床医学专业用）

U0745983

全科医学概论

主　编　路孝琴　席　彪

副主编　李淼晶　覃琥云　李琰华

编　委　（以姓氏笔画为序）

王良君（锦州医科大学）　　　　　全世超（温州医科大学）

严琴琴（西安医学院）　　　　　　李淼晶（牡丹江医学院）

李琰华（浙江中医药大学）　　　　吴　辉（新乡医学院）

陈丽珠（包头医学院）　　　　　　邵　爽（首都医科大学）

欧柏青（湖南省人民医院）　　　　席　彪（河北医科大学）

覃琥云（成都中医药大学）　　　　路孝琴（首都医科大学）

中国医药科技出版社

内容提要

本教材为全国普通高等医学院校五年制临床医学专业"十三五"规划教材之一，系根据全国普通高等医学院校五年制临床医学专业"十三五"规划教材编写的总体原则、要求和"全科医学概论"课程的教学大纲的基本要求及课程特点编写而成。全书分为三篇16章，第一章至第四章主要介绍全科医学学科的基本概念、基本理论和基本原则；第五章至第九章重点介绍全科医学的以人为中心、以家庭为单位、以社区为基础、以预防为导向、沿生命周期提供的健康照顾等核心理论和全科医生的工作方式；第十章至第十四章从全科医生临床实践的角度出发，重点介绍全科医学中的常见健康问题及其处理方式，展现全科医生的服务模式；第十五章介绍了社区常见疾病的康复原则和康复治疗技术；第十六章全科医疗见习，主要针对医学本科生进行社区实习的目的、要求进行编写。章中设有"学习要求""案例讨论""知识链接""本章小结""思考题"等模块，同时配有"医药学堂"在线学习平台（包括电子教材、教学大纲、教学指南、课件、题库等），从而使教材内容立体化、生动化，易教易学。

本教材可供全国普通高等医学院校五年制临床专业使用，也可供基础、预防、口腔医学类专业使用，还可作为基层医生进行全科医学转岗培训、全科医学住院医师培训以及社区卫生服务机构专业技术人员学习的参考教材。

图书在版编目（CIP）数据

全科医学概论/路孝琴，席彪主编. —北京：中国医药科技出版社，2016.12

全国普通高等医学院校五年制临床医学专业"十三五"规划教材

ISBN 978-7-5067-8192-3

Ⅰ.①全… Ⅱ.①路… ②席… Ⅲ.①家庭医学-医学院校-教材 Ⅳ.①R4

中国版本图书馆 CIP 数据核字（2016）第 265002 号

美术编辑 陈君杞

版式设计 张 璐

出版 中国医药科技出版社

地址 北京市海淀区文慧园北路甲 22 号

邮编 100082

电话 发行：010-62227427 邮购：010-62236938

网址 www.cmstp.com

规格 889×1194mm ¹⁄₁₆

印张 13½

字数 321 千字

版次 2016 年 12 月第 1 版

印次 2018 年 7 月第 2 次印刷

印刷 三河市双峰印刷装订有限公司

经销 全国各地新华书店

书号 ISBN 978-7-5067-8192-3

定价 32.00 元

全国普通高等医学院校五年制临床医学专业"十三五"规划教材

出 版 说 明

为面向全国省属院校五年制临床医学专业教学实际编写出版一套切实满足培养应用型、复合型、技能型临床医学人才需求和"老师好教、学生好学及学后好用"的五年制临床医学专业教材，在教育部、国家卫生和计划生育委员会、国家食品药品监督管理总局的支持下，根据以"5＋3"为主体的临床医学教育综合改革和国家医药卫生体制改革新精神，依据"强化医学生职业道德、医学人文素养教育""提升临床胜任力""培养学生临床思维能力和临床实践操作能力"等人才培养要求，在中国工程院副院长、第四军医大学原校长、中华医学会消化病学分会原主任委员樊代明院士等专家的悉心指导下，中国医药科技出版社组织全国近100所以省属高等医学院校为主体的具有丰富教学经验和较高学术水平的550余位专家教授历时1年余的编撰，全国普通高等医学院校五年制临床医学专业"十三五"规划教材即将付梓出版。

本套教材包括五年制临床医学专业理论课程主干教材共计40门。将于2016年8月由中国医药科技出版社出版发行。主要供全国普通高等医学院校五年制临床医学专业教学使用，基础课程教材也可供基础医学、预防医学、口腔医学等专业教学使用。

本套教材定位清晰、特色鲜明，主要体现在以下方面：

1. 切合院校教学实际，突显教材针对性和适应性

在编写本套教材过程中，编者们始终坚持从全国省属医学院校五年制临床医学专业教学实际出发，并根据培养应用型临床医学人才的需求和基层医疗机构对医学生临床实践操作能力等要求，结合国家执业医师资格考试和住院医师规范化培训新要求，同时适当吸收行业发展的新知识、新技术、新方法，从而保证教材内容具有针对性、适应性和权威性。

2. 提升临床胜任能力，满足应用型人才培养需求

本套教材的内容和体系构建以强化医学生职业道德、医学人文素养教育和临床实践能力培养为核心，以提升临床胜任力为导向，体现"早临床、多临床、反复临床"，推进医学基础课程与临床课程相结合，转变重理论而轻临床实践、重医学而轻职业道德、人文素养的传统观念，注重培养学生临床思维能力和临床实践操作能力，满足培养应用型、复合型、技能型临床医学人才的要求。

3. 体现整合医学理念，强化医德与人文情感教育

本套教材基础课程与临床课程教材通过临床问题或者典型的案例来实现双向渗透与重组，

各临床课程教材之间考虑了各专科之间的联系和融通，逐步形成立体式模块课程知识体系。基础课程注重临床实践环节的设置，以体现医学特色，医学专业课程注重体现人文关怀，强化学生的人文情感和人际沟通能力的培养。

4. 创新教材编写模式，增强内容的可读性实用性

在遵循教材"三基、五性、三特定"的建设规律基础上，创新编写模式，引入"临床讨论"（或"案例讨论"）内容，同时设计"学习要求""知识链接""本章小结"及"练习题"或"思考题"模块，以增强教材内容的可读性和实用性，更好地培养学生学习的自觉性和主动性以及理论联系实践的能力、创新思维能力和综合分析能力。

5. 搭建在线学习平台，立体化资源促进数字教学

在编写出版整套纸质教材的同时，编者与出版社为师生均免费搭建了与每门纸质教材相配套的"医药学堂"在线学习平台（含电子教材、教学课件、图片、微课、视频、动画及练习题等教学资源），使教学内容资源更加丰富和多样化、立体化，更好地满足在线教学信息发布、师生答疑互动及学生在线测试等教学需求，促进学生自主学习，为提高教育教学水平和质量，实现教学形成性评价等、提升教学管理手段和水平提供支撑。

编写出版本套高质量教材，得到了全国知名专家的精心指导和各有关院校领导与编者的大力支持，同时本套教材专门成立了评审委员会，十余位院士和专家教授对教材内容进行了认真审定并提出了宝贵意见，在此一并表示衷心感谢。出版发行本套教材，希望受到广大师生欢迎，并在教学中积极使用本套教材和提出宝贵意见，以便修订完善，共同打造精品教材，为促进我国五年制临床医学专业教育教学改革和人才培养作出积极贡献。

中国医药科技出版社
2016 年 7 月

全国普通高等医学院校五年制临床医学专业"十三五"规划教材

教材建设指导委员会

罗晓红（成都中医药大学）　　金子兵（温州医科大学）

金美玲（复旦大学附属中山医院）　郑　多（深圳大学医学院）

赵小菲（成都中医药大学）　　赵幸福（江南大学无锡医学院）

郝岗平（泰山医学院）　　　　柳雅玲（泰山医学院）

段　斐（河北大学医学院）　　费　舟（第四军医大学）

姚应水（皖南医学院）　　　　夏　寅（首都医科大学附属北京天坛医院）

夏超明（苏州大学医学部）　　钱睿哲（复旦大学基础医学院）

高凤敏（牡丹江医学院）　　　郭子健（江南大学无锡医学院）

郭艳芹（牡丹江医学院）　　　郭晓玲（承德医学院）

郭崇政（长治医学院）　　　　郭嘉泰（长治医学院）

席　彪（河北医科大学）　　　黄利华（江南大学无锡医学院）

曹颖平（福建医科大学）　　　彭鸿娟（南方医科大学）

韩光亮（新乡医学院）　　　　游言文（河南中医药大学）

强　华（福建医科大学）　　　路孝琴（首都医科大学）

窦晓兵（浙江中医药大学）

全国普通高等医学院校五年制临床医学专业"十三五"规划教材

教材评审委员会

全国普通高等医学院校五年制临床医学专业"十三五"规划教材

书　目

序号	教材名称	主编	ISBN
1	医用高等数学	吕　丹　张福良	978 - 7 - 5067 - 8193 - 0
2	医学统计学	吴学森	978 - 7 - 5067 - 8200 - 5
3	医用物理学	张　燕　郭嘉泰	978 - 7 - 5067 - 8195 - 4
4	有机化学	林友文　石秀梅	978 - 7 - 5067 - 8196 - 1
5	生物化学与分子生物学	郝岗平	978 - 7 - 5067 - 8194 - 7
6	系统解剖学	付升旗　游言文	978 - 7 - 5067 - 8198 - 5
7	局部解剖学	李建华　刘学敏	978 - 7 - 5067 - 8199 - 2
8	组织学与胚胎学	段　斐　任明姬	978 - 7 - 5067 - 8217 - 3
9	医学微生物学	王桂琴　强　华	978 - 7 - 5067 - 8219 - 7
10	医学免疫学	张荣波　邹义洲	978 - 7 - 5067 - 8221 - 0
11	医学生物学	张　闻　郑　多	978 - 7 - 5067 - 8197 - 8
12	医学细胞生物学	丰慧根　窦晓兵	978 - 7 - 5067 - 8201 - 2
13	人体寄生虫学	夏超明　彭鸿娟	978 - 7 - 5067 - 8220 - 3
14	生理学	叶本兰　明海霞	978 - 7 - 5067 - 8218 - 0
15	病理学	柳雅玲　王金胜	978 - 7 - 5067 - 8222 - 7
16	病理生理学	钱睿哲　何志巍	978 - 7 - 5067 - 8223 - 4
17	药理学	邱丽颖　张轩萍	978 - 7 - 5067 - 8224 - 1
18	临床医学导论	郑建中	978 - 7 - 5067 - 8215 - 9
19	诊断学	高凤敏　曹颖平	978 - 7 - 5067 - 8226 - 5
20	内科学	吴开春　金美玲	978 - 7 - 5067 - 8231 - 9
21	外科学	郭子健　费　舟	978 - 7 - 5067 - 8229 - 6
22	妇产科学	吕杰强　罗晓红	978 - 7 - 5067 - 8230 - 2
23	儿科学	孙钰玮　赵小菲	978 - 7 - 5067 - 8227 - 2
24	中医学	杨　柱	978 - 7 - 5067 - 8212 - 8
25	口腔科学	王旭霞　杨　征	978 - 7 - 5067 - 8205 - 0
26	耳鼻咽喉头颈外科学	夏　寅　林　昶	978 - 7 - 5067 - 8204 - 3
27	眼科学	卢　海　金子兵	978 - 7 - 5067 - 8203 - 6
28	神经病学	郭艳芹　郭晓玲	978 - 7 - 5067 - 8202 - 9
29	精神病学	赵幸福　张丽芳	978 - 7 - 5067 - 8207 - 4
30	传染病学	王勤英　黄利华	978 - 7 - 5067 - 8208 - 1
31	医学心理学	朱金富　林贤浩	978 - 7 - 5067 - 8225 - 8
32	医学影像学	邢　健　刘挨师	978 - 7 - 5067 - 8228 - 9
33	医学遗传学	李永芳	978 - 7 - 5067 - 8206 - 7
34	核医学	王雪梅	978 - 7 - 5067 - 8209 - 8
35	全科医学概论	路孝琴　席　彪	978 - 7 - 5067 - 8192 - 3
36	临床循证医学	韩光亮　郭崇政	978 - 7 - 5067 - 8213 - 5
37	流行病学	冯向先	978 - 7 - 5067 - 8210 - 4
38	预防医学	姚应水	978 - 7 - 5067 - 8211 - 1
39	康复医学	杨少华　张秀花	978 - 7 - 5067 - 8214 - 4
40	医学文献检索	孙思琴	978 - 7 - 5067 - 8216 - 6

注:40 门主干教材均配套有中国医药科技出版社"医药学堂"在线学习平台。

本教材是全国普通高等医学院校五年制临床医学专业"十三五"规划教材之一。根据教育部、国家卫生和计划生育委员会等六部门 2014 年联合印发的《关于医教协同深化临床医学人才培养改革的意见》的精神，全面推进全科医生培养"5＋3"模式的顺利实施，壮大高质量的全科医生队伍，满足广大居民对全科医疗服务的需求，促进医药卫生改革，由长期工作在全科医学教学和临床服务一线的教师、全科医生和专家编写而成。

全科医学是一门新型的临床二级专业学科。我国自 20 世纪 80 年代后期引进全科医学以来，一直致力于全科医学教育体系的创建、全科医疗服务模式和全科医学人才培养模式的研究与实践。本教材编写的主要目的是使广大医学生在 5 年的学习中尽早认识全科医学学科的性质与特点，尽早接触全科医疗实践，尽早了解全科医生的工作环境和服务内容，尽早感受社区居民对全科医生服务的需求和对此职业的尊崇，以吸引优秀医学生毕业后选择进入"5＋3"全科医生规范化培养项目，并为之奠定基础。本教材在内容设计上既注意了全科医学基本理论的深度与广度，同时更注重了教材知识的系统性和实用性，浓缩了全科医学理论精华，重点突出，便于学生在较短时间内对全科医学理论有一个较为系统的认识。

本教材以全科医学的基本理论和基本特点，以及对常见病、多发病进行社区规范化管理的体系为主线展开，共分三篇 16 章。第一章至第四章主要介绍全科医学学科的基本概念、基本理论和基本原则；第五章至第九章重点介绍全科医学的以人为中心、以家庭为单位、以社区为基础、以预防为导向、沿生命周期提供的健康照顾等核心理论和全科医生的工作方式；第十章至第十四章从全科医生临床实践的角度出发，重点介绍全科医学中的常见健康问题及其处理方式，展现全科医生的服务模式；第十五章介绍了社区常见几种疾病的康复原则和康复治疗技术；第十六章全科医疗见习，主要针对医学本科生进行社区实习的目的、要求进行编写。在把握教材的难易程度上努力与其他教材相呼应，共同为专业培养目标服务。本教材在编写中注重培养学生的学习兴趣，从基本概念，到通过应用拓展知识点，逐步深入和提高。章中设有"学习要求""本章小结""知识链接""思考题"等模块。此外，还有配套的"医药学堂"在线学习平台（包括电子教材、教学大纲、教学指南、题库、课件等多媒体素材），有利于生动、形象、直观地表达教材内容，加深学生对教材理论知识的理解和掌握，并增强教材的实用性和可读性，培养学生学习的自觉性和主动性，满足全国多数普通高等医学院校的教学需求。

本教材可供全国普通高等医学院校五年制临床医学使用，也可供基础、预防、口腔医学专业使用，还可作为基层医生进行全科医学转岗培训、全科医学住院医师培训以及社区卫生服务机构专业技术人员学习的参考教材。

作者在编写本教材过程中，得到了各参编院校的大力支持，在此表示诚挚的感谢。由于作者水平和经验有限，书中难免存在疏漏和不足之处，恳请各地有关专家学者、师生不吝赐教和批评指正。

编　者
2016 年 6 月

目 录
CONTENTS

第一篇 绪 论

1

第二篇　全科医学的基本工作方法

第三篇　全科医学中常见健康问题及其处理方式

第一篇

绪　论

第一章 全科医学及其发展简史

第一节 全科医学概述

全科医学（general practice）诞生于 20 世纪 60 年代，它是在西方国家通科医生长期诊疗实践的基础上，结合了现代生物医学、行为科学、社会科学、心理学等学科的最新研究成果，来指导全科医生从事基层医疗卫生服务的知识和技能体系。全科医学，在有的国家又称为家庭医学（family medicine），欧美等西方经济较发达的国家已经实行全科医生制度多年，并收到了可喜的医疗卫生保健成效。全科医学的概念于 20 世纪 80 年代后期引入国内，经近 30 年来的研究与实践，目前，全科医学学科在我国卫生保健系统中的定位已经确立，从国务院、国家卫生和计划生育委员会、教育部到各地方的卫生行政部门和教育部门，对全科医学的学科发展和人才队伍建设都在不断地给予相关的政策支持，高质量的全科医生队伍正在逐渐建立，由全科医生提供的基于以病人为中心的基层医疗服务逐渐得到社区居民的认可。学科在发展中已经吸引了一大批教学、科研、服务提供者的热心参与和积极响应。

本章将就全科医学定义、全科医学学科特点、全科医学发展的历史等内容进行介绍。

一、全科医学的定义及学科特点

1. 全科医学的定义 全科医学的概念在不同国家对其定义不同，不同学者对其有着不同的界定。全科医学学科在美国最先建立，但在美国将全科医学称为家庭医学。医学院校临床医学专业的医学生毕业后，可以在多种临床医学专业中选择进入家庭医学住院医师培训项目，培训合格后，可以注册为家庭医生（family physician）。1986 年，美国家庭医生学会（American Academic of Family Physicians，AAFP）对家庭医学进行了定义，并在 2005 年又重新认定为："家庭医学是整合了生物学、临床医学和行为科学的知识和技能为一体的、为病人个体及其家庭提供连续性、综合性健康照顾的医学专业学科。家庭医学的服务范围涵盖了所有年龄、性别、每一个器官系统和每一种疾病。"

我国在 20 世纪 80 年代后期引入全科医学概念之后，结合了美国 AAFP 等西方国家对全科医学的定义，将其定义为："全科医学是一个面向个人、社区与家庭，整合临床医学、预防医学、康复医学以及人文社会学科相关内容于一体的综合性临床二级专业学科；其范围涵盖了各种年龄、性别、各个器官系统以及各类健康问题/疾病。其主旨是强调以人为中心、以家庭为单位、以整体健康的维护与促进为方向的长期负责式照顾，并将个体与群体健康照顾融为一体。"

全科医学学科体系建立的基础包括以下三个方面：一是通过长期的通科医疗实践积累起来的经验；二是从其他医学学科中整合而来的知识与技能；三是通过全科医学的专业研究发展起来的属于自己独特的观念与态度、知识和技术。

2. 全科医学的学科特点 全科医学学科有独特的知识、技能、态度和职业价值观，其在服务内容上十分宽广，但相对于临床其他各专科的知识和技能来讲却较浅；从服务的病人和病种上来看，又与其他临床学科的服务有一定交叉。

从总体上讲，全科医学具有以下几个特点：

（1）从学科的知识体系上看 全科医学是一门独立的临床二级学科，它的知识体系中包括总论和各论两个部分。学科的总论部分主要包括全科医学的理论精髓，如"以病人为中心、以预防为导向"的健康照顾，"以家庭为单位""以社区为基础"等，同时包括了全科医学临床服务基本技能要求和服务常用工具等。学科的各论部分主要包含了临床诊疗中常见健康问题（包括生理疾病、心理问题、影响健康的社会问题）的诊断、鉴别诊断、评价与处理的方法和技术，以及在基层医疗服务场景下的服务技能和技巧等。

全科医学学科的知识和技能体系整合了各临床专科的知识技能的同时，还与社会医学、社区医学、行为科学、预防医学、流行病学、卫生统计学、医学伦理学、心理学、哲学及法学等学科知识有机结合，根据服务对象的需求，基于整体的医学观和系统性理论，以健康为中心，发展创造新的知识与技能，长期连续地向病人提供综合性服务。

（2）从服务内容上看 全科医学是一门综合性的临床医学专业学科，也是一门临床专科。该学科的服务对象是人，包括健康人、高危人群、病人，在服务中，它不仅涉及临床内、外、妇、儿等专科的服务内容，而且还涉及到心理学、行为科学、预防医学、伦理学、社会学等学科领域的服务内容。与其他临床专科明显不同的是，全科医学的学科服务范围十分宽泛，它不仅覆盖了临床医学各专业范围的疾病和病人的管理，而且还涉及其他学科领域的服务内容，如临床预防医学、社区医学服务等等。因此，全科医学的服务内容相对其他临床专科来讲，宽而相对较浅，发展方向定位在一定深度上朝着横向、较为宽泛的方面发展，并根据服务对象的健康需要与需求，将各门相关知识、技能有机地整合为一体，向病人提供全面的综合性服务。这一点上，其他临床医学专业学科的服务都是在一定的领域范围内不断地向纵深方向发展，向病人提供的是独特的专科范围内、疾病范围相对较窄、技术较为精深的服务。

（3）从服务的模式上看 全科医学学科经过几十年的发展与完善，形成了自己非常独特的医学观、方法论以及系统的学科理论，在理解并解决人群和病人的健康问题上，提供全人照顾，填补了高度专科化的生物医学的不足。全科医学把医学看成一个整体，从生理、心理、社会等多方面将照顾对象作为一个不可分割的整体人的特性，对其健康问题实施综合性的全面服务，即全人照顾（whole person care）的模式。

（4）从学科定位和服务场所来看 全科医学学科在众多临床医学专业学科中，它是一门定位在基层医疗服务领域、服务对象十分宽广的基层卫生保健领域的医学专科。医疗保健服务就像一座"金字塔"，在这个"金字塔"中，其他专科医疗处于顶部位置，其主要服务场所在医院内，处理的多是生物医学上的大病、重病，常常需要动用大量的医疗卫生资源、繁琐的诊断治疗程序，以昂贵的卫生经济学成本来解决少数人的疑难病症，其学科都是在一定的领域或范围内不断朝纵深方向发展，是一种深度上的医学专科；全科医学则位于"金字塔"的底层，即基层卫生保健领域，处理的多为常见的未分化的早期健康问题，所能利用的是家庭和社区等卫生资源，以较为节约的卫生经济学成本维护着多数人的健康，干预和管理各种无法被专科医疗治愈的慢性疾病及其所导致的功能障碍性问题。全科医学面向社区所有居民，凡是可能或正在影响病人健康的问题都会进行评估并干预，其服务内容丰富、服务形式多样、服务地点灵活，可在医院、诊所、病人家中及社区中的其他各种服务场所提供服务。

（5）从临床思维方法上看　全科医学的临床思维方法与传统经验医学笼统的思辨的整体论方法不同，全科医学需要以现代医学的成果来解释发生在病人身上的局部和整体变化，它的哲学方法是具有科学基础的整体论，同时也注重将循证医学的研究结果应用于全科医生的诊疗实践。如全科医生在临床决策中，要求考虑循证依据。

综上所述，全科医学的特点可以概括为：用系统理论和整体论的方法来理解和解决病人的健康问题或疾病，重视病人健康问题发生、发展的背景资料的收集与应用；采取生物－心理－社会医学模式来具体地服务于病人；遵照以健康为中心、以人为本、以家庭为单位、以社区为范围、以预防为导向的学科理念，方法与技术服务于病人；服务内容以社区居民的需要与需求为导向，服务内容和知识技能朝着宽泛的方向发展，服务的提供讲究成本效益和成本效果；强调多学科知识技能的整合和多学科在照顾病人过程中的合作。

二、全科医学服务的范畴

（一）全科医学服务的对象

全科医学学科的特点，决定了其服务对象的范围与其他临床医学专科不同。全科医学服务的对象有以下三类。

1. 健康人　对健康的人进行全方位的健康维护和健康促进，通过一级预防服务实现健康人更健康、不生病的目标。

2. 有健康危险因素的人　根据人的年龄和性别特点、家族史、工作环境、生活经历、家庭生活周期所处的特定阶段等，对人的健康危险因素进行评估，并积极地通过有效的预防医学服务措施，降低危险因素，促进人的健康。

3. 患病的人　任何临床医学专业学科的医生都要针对特定的疾病对病人进行诊断、治疗和康复，全科医学学科也不例外，也要对病人进行有针对性的医疗处理、照顾和康复。但是，全科医学中病人或病人的概念更加宽泛，服务中涉及的健康问题也更加宽泛。

（二）全科医学服务的疾病和健康问题

美国家庭医生学会对全科医学的定义为"全科医学的服务范围涵盖了所有年龄、性别、每一个器官系统的每一种疾病。"这就意味着，全科医学的学科知识和技能体系要能够解决人们常见的各种健康问题和疾病，包括生理、精神心理和影响健康的社会相关问题。基层医疗中全科医学服务中的健康问题和疾病是具有特殊性的，如：①病人的健康问题涉及多个器官和系统；②病人所患健康问题（易激惹、多汗、身心障碍相关的问题等）无法用"生理疾病 disease"来定义；③需要提供长期的、连续性、综合性照顾的慢性病病人；④活动受限的老年病人和临终病人；⑤有其他特殊需要的病人等。全科医生在服务中，根据全科医学的理论和服务原则对相应的疾患进行处理，强调"以病人为中心"的多学科合作，通过转诊和会诊来完成对各类疾病和病人的照顾，满足病人的需求。

三、全科医学的基本原则

不同学科均拥有自身的理论和原则，并在其长期实践中形成自身的服务特点。全科医学作为一门独立的临床医学二级学科，除了具有临床医学一级学科的特点之外，在其长期的发展和实践中，也总结和形成了全科医学学科自身独特的理论体系、服务理念和原则，并不断地在理论紧密结合全科医疗实践的过程中得到进一步的发展与完善。在全科医学基本理论和原则指导下的全科医疗实践，收效显著。

全科医学的基本原则主要包括：以人为中心的照顾（person－centred care）、以家庭为单位的照顾（family as a vital unit of care）、连续性照顾（continuity of care）、综合性（comprehensive care）、协调性与团队合作性照顾（coordinated and team work）、可及性照顾（accessible care）、以社区为基础的照顾（community－based care）、以预防为导向的照顾（prevention－oriented care）的原则等。

全科医学的这些基本原则用以指导全科医生的临床实践，形成了具有全科医学学科特点的全科医疗服务模式和特点。这些基本原则本书第三章第一节有详细的介绍，在此不再赘述。

四、全科医学与其他学科的区别与联系

1. 全科医学与其他临床二级专业学科　目前，我国社区中的全科医生，在其服务中主要服务于慢性病病人，服务用到的知识和技能多体现在内科学领域，因而，有人说全科医学就是"大内科""综合内科"。其实不然，内科、儿科、外科、妇产科等学科与全科医学一样，均为临床医学下的二级专业学科。各二级学科均形成了自己的知识和技能体系。由各学科培养合格的各专科医师，无论在医院内还是在医院外，为病人提供着独特服务内容的专科服务，其业务内容有一定的交叉，但却交叉很少。

而全科医学与其他各二级临床专业学科在知识和内容上都有一定的交叉，交叉的多寡与社区居民的医疗卫生服务需求有明显的联系。一般情况下，全科医学的知识宽度跨越了临床所有二级专业学科，它涵盖了其他专业学科的所有常见问题或疾病。从国际全科住院医师培训项目中各科室轮转时间长度分析结果看，内科、儿科、妇科、外科的轮转学习时间较长，而眼科、皮肤科、耳鼻喉科等较短，而且各国具体时间安排上略有差异。由此可见，全科医学覆盖各科的知识和技能的量也不尽相同。然而，全科医学在整合了临床各专科相应的临床知识和技能的基础上，在其长期发展的实践中还发展形成了自己独特的知识体系和思维模式。

2. 全科医学与预防医学　预防医学（preventive medicine）与公共卫生在国家学位目录中是同一个一级学科。但在其发展过程中，对两者的定义有所不同。1995 年，John Last 将公共卫生（public health）定义为：是科学、技术和信仰的集合体，目的是通过集体或社会的行动来保护、促进、恢复人们的健康。公共卫生项目、服务和机构强调整个人群的疾病预防和健康需求。尽管公共卫生活动会随着技术和社会价值等的改变而变化，但是其目标始终保持不变，即减少人群的疾病发生、早死、疾病导致的不适和伤残。因此，公共卫生是一项制度、一门学科、一种实践。预防医学则是医学的一个分支，是一门研究如何通过采取适当的干预措施而达到防止疾病发生、发展，尽可能地维护和恢复机体功能，最终维护和促进个体和人群健康之目的的医学学科。近年来，随着疾病谱的改变，预防医学的主要任务逐渐从群体预防为主转向个体和群体预防相结合，从被动的预防转向主动的预防，从生理疾病的预防扩大到心理、行为和社会预防，从仅以公共卫生人员为主体延伸到以公共卫生和临床医护人员为主体，预防疾病的责任在以政府、社会为主的同时更强调居民个人的参与和在其中的责任。

全科医生是在基层医疗中对社区居民提供长期负责式照顾，与社区居民接触时间长，了解其患病危险因素和患病的情境，且与社区居民有良好的医患关系，他们利用在其培训中学习到的预防医学/公共卫生知识与技能，结合临床服务中病人的特定背景，有针对性地提供个体化的预防性服务。此外，为了提高预防服务的工作效率，全科医生也适当地做一些群体的预防/公共卫生服务，如社区高危人群的健康教育等。为了适应我国社区卫生服务的发展要求，全科医生必须学习群体预防和公共卫生的有关知识和技能，以更好地承担国家文件规定的社区公共卫生服务任务并履行职责。

3. 全科医学与社区医学　社区医学（community medicine）是公共卫生和社会医学在 20 世纪中期深入发展的产物，它是以社区为立足点，应用人类学、流行病学、社会医学、统计

学等多学科的方法和技术，进行社区诊断，以了解社区主要健康问题及其特点、社区卫生保健以及社区资源状况等情况，根据健康问题的特点和社区资源的状况确定解决这些问题的优先顺序，从而制订社区卫生计划，动员社区力量，通过社区卫生服务，达到在社区水平上防治疾病、促进社区健康的目的。

全科医学与社区医学有着极为密切的联系，两者在群体健康的着眼点和目标上是一致的，即立足于社区，为社区居民的健康服务；除此之外，全科医生在其服务中也参与解决社区中不同人群的健康问题，并将其与针对个人的医疗实践相结合。全科医学强调以个体的健康为重心，在服务与个体病人时还考虑其家庭、社区因素对健康和疾病的相互作用，而社区医学则以人群的健康为重心，较少涉及家庭和个人。

4. 全科医学与行为医学　行为医学（behaviour medicine）是行为科学与医学相结合而发展起来的一门新兴的医学学科。从广义说，行为医学是研究和发展行为科学中有关健康和疾病的知识和技术，并把这些知识和技术应用于疾病的预防、诊断、治疗和康复的一门跨学科性学科。行为医学与多学科交叉，它关注的重点是与人的健康密切相关的行为的研究，从而指导人们树立健康行为，矫正危险行为，改变不合理的生活方式和不良习惯等。

全科医学服务的范畴十分广泛，全科医疗服务中的病人教育与行为医学密切相关，如通过健康教育增加病人的遵医行为、改变不良生活习惯等。行为医学的理论和研究成果在全科医疗服务中得到了广泛的应用。全科医生在学习的过程中，应该了解行为医学的研究领域、研究内容和研究方法，掌握相关行为医学知识和技能在全科医疗服务中的健康教育、不良行为干预中的应用。全科医学的研究范畴包括行为医学研究的部分内容。

5. 全科医学与传统医学和替代医学　传统医学是在维护健康以及预防、诊断、改善或治疗身心疾病方面使用种种以不同文化所特有的无论可解释与否的理论、信仰和经验为基础的知识、技能和实践的总和，如我国的中医学、藏医药、其他国家一直沿用的治疗疾病的传统疗法等。

在我国，现代医学与传统医学作为两大医学体系并存。中医学及蒙医、藏医学等是我国医学界公认的医学学科，其教育、科研和医疗实践取得丰硕的成果，其临床医疗服务被人民群众广泛接受，在居民疾病治疗和康复乃至强身健体活动中起着积极的作用，这种现代医学与传统医学共存的现象在世界上较为少见。

中医学与全科医学有许多相似之处，尤其是全科医学的基本原则与中医学的全人思想、天地合一思想惊人地相似：例如，中医学的整体论、治未病、个体化的辨证论治、因时因地选择不同的处理方法、简便经济有效、重视良好的医患沟通和医患关系、注重医生在治疗中的角色等等，不仅与全科医学如出一辙，而且在许多方面比全科医学更具体、更具可操作性。此外，中医学对于一些现代医学治疗效果不佳的病毒性感染、肿瘤等疾病有独特的疗法和治疗效果。

"替代医学（alternative medicine）""补充医学"的概念在一些国家和地区应用较为普遍，有时它们与"传统医学"交叉使用，在我国的医学教科书中又叫补充和替代医学（complementary and alternative medicine），它是指并非该国自身传统一部分，并且尚未被纳入主流卫生保健系统的一套广泛的卫生保健做法。

由于社区居民的需要，传统医学和替代医学的方法在基层医疗中被广泛应用。全科医生在诊疗实践和学习培训中，也应该了解传统医学和替代医学的类型、特点和疗效，以及其所具有的局限性，使得病人能够正确应用，避免替代医学带来的风险。

6. 全科医学与社区卫生服务　近年来，我国政府把建设和发展城市社区卫生服务体系作为卫生改革、解决群众看病难和看病贵问题的重要举措。社区卫生服务（community health service）是一种以社区居民卫生服务需求和需要为导向，由政府主导，社区参与的基层医疗服务。它不是一个学科，而是一种基层医疗的服务模式。全科医学是为社区卫生服务队伍培养业务和管理骨干的医学专业学科，经过全科医学培养合格的全科医生，是社区卫生服务发展的主力军；由全科医生提供的全科医疗服务代表了社区卫生服务发展的最佳服务模式。目前，社区卫生服务的实践已经证实，多数基层医生的业务素质偏低是我国进一步发展社区卫生服务的主要瓶颈，因此，大力培养适合我国社区卫生服务发展需要的高素质的全科医生成为我国继续医学教育的重要任务之一。

第二节 全科医学发展简史

一、全科医学产生的历史背景

1. 疾病谱与死因谱的变化 20 世纪 40 年代得以研制成功的抗生素，其高度针对性的疗效拯救了许多严重感染的濒危病人，给人类带来了巨大希望。由此开始，各种传染病疫苗、抗生素和维生素类药物，以强有力的疗效使千百年来影响人类健康的传染病得到了控制。然而，慢性退行性疾病、生活方式及与行为有关的疾病等却逐渐成为影响人类健康的主要疾病。与20 世纪 80 年代的死亡谱对照，心脑血管病、意外死亡和恶性肿瘤已成为世界各国共同的前几位死因。由于疾病谱与死因谱的变化，要求医疗服务时间长期而连续，服务内容要求生物、心理、社会、环境全方面覆盖；服务地点要求以家庭和社区为主；服务类型要求综合性的照顾重于单纯的医疗干预；服务方式要求医患双方共同参与，强调病人本身主动和自觉的控制。

2. 人口的老龄化和医疗服务需求的改变 随着人们生活水平的不断提高，人群的平均预期寿命也在迅速增长，许多国家中 65 岁以上人口所占的比例日趋增大，在发达国家和部分发展中国家超过了 7%，进入了老年型社会。我国在 2000 年已正式宣告进入了老龄化社会。

人口老龄化给社会造成了巨大的压力。主要表现在：①社会劳动人口比例下降，老年人赡养系数明显增大，社会的经济负担加重；②老龄人口的生理功能和行为能力降低，家庭结构和社会地位以及心理精神方面的变化，使老年人的生活质量全面下降，出现了"长寿"与"健康"两个相互矛盾的目标。而高度专科化的生物医学因其医疗服务的狭窄性、片断性以及费用的昂贵，加剧了这一矛盾。怎样全面提高老年人的适应性和生活质量，满足其各种医疗需求，已成为自 20 世纪 60 年代以来公众和医学界共同关注的热门话题。

3. 医学模式的转变 医学模式是人类在认识自身生命过程以及与疾病抗争的无数实践中得出的对医学的总体认识，是对人类健康观和疾病观的一种哲学概括，是认识和解决医学和健康问题的思维和行为方式。医学模式受到不同历史时期的科学、技术、哲学和生产方式等方面的影响，在历史上曾经有过多种不同的医学模式，如古代经验医学时期的神灵主义医学模式、自然哲学的医学模式，近代实验医学时期的机械论医学模式、生物医学模式，到了现代，便呈现着生物医学模式以及生物—心理—社会医学模式共存的情况。

生物医学模式是工业社会背景下的产物。该模式是把人作为生物机体进行解剖分析，致力于寻找每一种疾病特定的病因和生理、病理变化，并研究相应的生物学治疗方法。该模式在特定的历史阶段对防治疾病、维护人类健康做出了巨大贡献。直到现在，生物医学模式一直是医学科学界占统治地位的思维方式，也是大多数专科医生观察处理其领域内医学问题的基本方法。但生物医学模式无法解释某些疾病的心理社会病因，以及疾病造成的种种心身不适，无法解释生物学与行为科学的相关性，更无法解决慢性病人的心身疾患和生活质量降低等问题。随着疾病谱的变化和病因、病程的多样化，生物医学模式的片面性和局限性日益明显。19 世纪末以来，随着预防医学、心身医学、行为科学、医学哲学等学科的发展，系统论的思维逐渐被接受，终于导致了生物—心理—社会医学模式的产生。

生物—心理—社会医学模式的概念由美国医生 G. L. Engle 于 1977 年首先提出。它主张认识健康和疾病不应只是局限于生物学领域，必须扩展到社会、心理层面；对于人的健康和疾病不能只在生物属性上来认识，必须从生物的、心理的、社会的等多方面因素的结合上来综合地认识人类的健康和疾病，同时要注意和理解病人。该生物－心理－社会医学模式是生物医学模式的延伸，而不是完全要替代生物医学模式，它强调了健康问题或疾病对人生活的影响，使得人们对健康和疾病的理解不再绝对依赖于生物医学模式。全科医学的核心理论中，"以病人为中心"的照顾理念，恰恰指导着医生将该医学模式应用于诊疗实践。

4. 医疗费用过快增长的压力　20 世纪 60 年代以来，各国都面临医疗费用过快增长的问题。医学高新技术的发展和新药的开发使得医疗投入急剧增加，而这些高新技术对改善人类总体健康状况却收效甚微，即成本效益相距甚远。有资料表明，85% 以上的卫生资源消耗在 15% 的危重病人治疗上，而仅有 15% 的资源用于大多数人的基层医疗和公共卫生服务。这种资源的不合理分配，不仅使政府不堪重负，也使公众十分不满。因此，人们迫切要求改变现行医疗付费体制，改善医疗服务模式，合理地利用有限的医疗卫生资源，使其得到及时、方便、价格合理、高效的基层医疗卫生保健服务。以英国为代表的实行全科医师制度的国家，在其医疗卫生保健体系中充分发挥基层医疗和全科医生"守门人"的作用，以较低的医疗费用支出、有效利用有限的卫生资源取得了较为理想的居民健康效果。

二、国外全科医学的发展历程

医药从原始社会发展至今经过了漫长复杂的过程，其发展受生产力水平和生产关系的制约，更与自然科学和技术的进步以及哲学思想的发展有密切关系。全科医学发展也是如此，从历史上看，其在国外的发展，大概经历了通科医疗阶段、通科医疗衰落与全科医学专业学科建立、全科医学学科规范发展的三个漫长的过程。

1. 通科医疗阶段（18 世纪至 19 世纪末）　19 世纪前，欧洲的医学还十分落后，诊疗手段十分有限。绝大多数从事医疗工作的是各式各样、未经正规培训的所谓"治疗者"（healer 或 therapist），仅少数人是经正规训练的医生（physician），为少数"贵族"和富人服务，主要从事类似内科的工作。而外科如放血、正骨、外科手术留给了理发师之类的"匠人"去做，被称为"理发匠外科医生"。这种情况一直延续到 18 世纪的中期。18 世纪中，随着向美洲的移民热，一些欧洲的"贵族医生"进入北美，以个体开业的方式面向公众提供医疗服务，通过家访和病人床边守候的方式为病人及其家庭提供服务，因为移民数量和服务需求的增加，开业医生在北美得以迅速发展，服务的内容也在不断增加，一些医生开始学习外科手术、助产术和药剂学，成了"多面手"（generalist），这就是通科医疗（general practice）的由来。医学生毕业后若通过医疗、药物、外科及接生技术的考试，即可获得"通科医生"的开业资格。19 世纪初，英国的《柳叶刀》杂志（Lancet）第一次把这类具有多种技能的医生称为"通科医生"（general practitioner，GP），以区别其他"治疗者"。由此可见，通科医生诞生于 18 世纪的美洲，而命名于 19 世纪的英国。

18 世纪中叶到 19 世纪末，差不多 80% 的医生都是通科医生，既诊病开药，又开刀手术，还给产妇接生，通科医生占据着西方医学的主导地位，甚至医学院校的教师也由通科医生担任。通科医生独立开业并常提供出诊服务，在病人家里细心倾听病人和家属的叙述，并亲自进行护理照料，深得病人和家庭的尊敬，医患关系亲密、互信。

2. 通科医疗的衰落与专科医学的崛起（19 世纪末至 20 世纪 60 年代末）　1910 年，美国教育家 A. Flexner 对 100 多所医学院进行调查，发表了医学教育史上著名的 Flexner 报告，报告中极力主张加强生物医学的教育和研究。他的报告引起了人们对发展专科医学的重视，引导了医学专科化的趋势。1917 年眼科专科首先成立，在后来的 1930～1940 这 10 年间，先后有 14 个新的专科医学会成立并建立了相应的住院医师培训项目。此后，欧美的医学院校便按照不同专业的要求细分和组织教学，医学科学研究逐渐在以医院为主体的临床活动中占据中心位置。期间，虽也有像 Peabody（1923）这样的学者在大力宣传发展全科医生的重要性，但并未得到社会的重视。

到了第二次世界大战期间及战后的 20 世纪 60 年代，由于科学技术的迅猛发展和专科医生地位的提高，使得医学生毕业后优先选择进入专科住院医师训练项目，亚专科也在期间得到快速发展，具有相当规模的综合性医院遍布各大城市，而医院里由于装备了各种诊疗设备，又集中了一批懂得新技术的专科医生，吸引病人接受医院内的专科医疗服务，此时专科医疗进入了兴盛的时期，社区里的通科医疗诊所病人数量下降，逐渐形成了以专科医生为主导的医患地位，掌握着现代医学技术的专科医生在人们的心目中树立了神圣的形象，而通科医生受到了冷落，致使当时通科医生的人数锐减。如在 1900 年，美国每 600 位居民就有一位通科医生，到了 1960 年，每 3000 位居民才只有一位通科医生。

到了 20 世纪 50 年代左右，以美、英为代表的西方发达国家，由于社会经济和医疗服务水平提高，使得社会人口老龄化的程度日趋明显，大量非传染性慢性病、退行性疾病患病率在人群中不断增加，长期治疗的医疗费用快速增长，在长期的以医院和医生为中心的医疗服务模式下，病人及其家庭开始感到有就医不便、照顾不可及、医疗费用难以承受等问题。人们开始想念通科医疗阶段医疗服务提供的方便性、经济性和综合性，同时也指出了通科医疗服务科学性不足的问题。最终使得通科医疗的重要性受到重视，并被赋予新的内涵和其在医疗保健体系中的特殊使命。

1947 年，美国成立了美国家庭医生学会（American Academy of Family Physicians，AAFP），该学会的使命是保持和促进家庭医学的科学性和艺术性，确保为社区中所有年龄的病人提供高效、优质的家庭医学服务。1969 年 2 月，该学会被美国医学专科委员会（American Board of Medical Specialties，ABMS）批准为第 20 个医学专科。这意味着家庭医学专业学科在世界上正式建立，是家庭医学发展史上的重要里程碑；同年，美国家庭医疗专科委员会（American Board of Family Practice，ABFP）成立，从 1970 年开始，该专业学会每年举行一次考试，从 1976 年开始，负责举办家庭医生再认证考试，并将其医生提供的服务由原来称谓的通科医疗（general practice）改称为"家庭医疗"（family practice）；将通科医生（general practitioner）改称"家庭医生"（family physician），将其赖以实践的知识基础称为"家庭医学"（family medicine）。ABFP 已于 2005 年更名为美国家庭医学专科委员会（American Board of Family Medicine，ABFM）。1952 年英国也建立了皇家全科医生学会（Royal College of General Practitioners，RCGP），在全科医疗服务质量的要求上和专科定位上与美国一样有了新的改变，但在英文文字表达上并未改变，仍然为 general practitioner（在国内被翻译成"全科医学""全科医疗"）。在此期间，澳大利亚、加拿大等也相继地建立了全国性家庭/全科医生学会。为了保证和提高服务的质量，一些国家开始对已经在基层执业的通科医生进行再培训，在医学院校中也开始成立家庭医学系，除了开展毕业后的家庭医学住院医师培训项目外，还在医学院中为医学生开设全科医学相关课程。

由此可见，到 20 世纪 60 年代末，家庭医学/全科医学的教育、研究在西方经济发达的国家已经走向规范化的道路，学科已经迈入了医学专业化之林。

3. 全科医学与其他专科医学共同发展（20 世纪 70 年代以来） 从 20 世纪 60 年代末到 1995 年，至少 56 个国家已建立了家庭医学住院医师培训项目，它与内科、外科学一样成为医学生毕业后选择的职业训练项目之一；在一些国家，越来越多的医学生选择家庭/全科医生作为自己的终生职业。截至 2015 年，有 150 多个国家建立全科医学的专业学会或组织，成为世界家庭医生学会（WONCA）的会员。全科医学学科正在不断发展壮大之中，各国的全科医疗实践已经证实，全科医生队伍在每一个国家的卫生保健体系都发挥着不可替代的重要作用。

三、国内全科医学的发展历程

(一) 全科医学在我国的引入和发展

1. 在我国的引入　我国正式从国外引入全科医学是在 20 世纪 80 年代后期。在 1986 年和 1988 年间，中华医学会邀请当时的世界家庭医生组织（WONCA）主席 Rajakumar（1986～1989 年间任主席）和 Peter Lee（李仲贤医生，1992～1995 年间任主席）访问北京，全科医学的概念开始传入我国。在国际友人支持下，1989 年 11 月，在北京召开了第一次国际全科医学学术会议，同时成立了北京全科医学学会，首都医科大学成立了首都医科大学全科医学培训中心。该培训中心作为全国第一个全科医学培训机构，开始将全科医学的概念和基本理论向全国范围内传授，并启动了全科医学师资培训和全科医生的短期培训工作。1991 年 6 月至 11 月，加拿大家庭医生学会受 WONCA 委托，选派全科医生 Brain Cornelson 到首都医科大学全科医学培训中心指导工作；1992 年 1～3 月，WONCA 又从我国台湾中山医学院家庭医学系选派李孟智副教授前来首都医科大学继续 Cornelson 的工作。1992 年，首都医科大学率先尝试了在临床医学专业中开设临床医学专业全科医学专门化试点班，尝试全科医学人才培养模式。1993 年 11 月，中华医学会全科医学分会成立，标志着我国全科医学学科的诞生。同年出版了《中国全科医学杂志》试刊，编辑部设在北京朝阳医院。1994 年，上海医科大学附属中山医院成立全科医学科。1995 年 8 月 10 日，中华医学会全科医学分会正式成为世界家庭医生组织成员。1996 年，首都医科大学成立了独立的全科医学教研室。

全科医学引入我国的过程中，不仅得到了 WONCA 直接的支持，而且还得到了世界上许多国家，包括美国、英国、以色列、澳大利亚、加拿大等国全科医学专家的支持，也得到了我国台湾、香港地区全科医学专家的支持。内地部分地区开始尝试全科医疗的服务模式和人才培养模式，由于政策环境还没有形成，这些尝试还只是局限在一些地区，但从总体上看，这一时期的全科医学是处于概念传播、理论探讨阶段。

2. 全科医学在我国的发展　1997 年以前，全科医学发展尚未在全国广泛铺开。1997 年 1 月，中共中央、国务院发布《中共中央国务院关于卫生改革与发展的决定》，明确提出要"加快发展全科医学，培养全科医生"。该政策的出台，对我国全科医学概念的推广、服务模式的探索和人才培养工作的开展起到了非常积极的作用。各地开始尝试开展全科医疗的试点工作，国内外的学术交流日渐增多。

1999 年 12 月，卫生部召开了"全国全科医学教育工作会议"，推动了全科医学人才培养的相关政策进一步出台。2000 年，卫生部印发了《关于发展全科医学教育的意见》，并研究制定了《全科医生规范化培训试行办法》《全科医生规范化培训大纲（试行）》《全科医生岗位培训大纲》等规范性文件，提出了全科医学教育的发展目标，全科医生的培养开始进入规范化培养的起步阶段。北京、浙江、上海等地尝试开展了四年制毕业后的全科医生规范化培训项目。

2006 年 2 月 24 日，国务院召开全国城市社区卫生工作会议，并下发了《国务院关于发展城市社区卫生服务的指导意见》，在意见中要求教育部门负责全科医学学科教育，将培养社区卫生服务技能作为医学教育的重要内容。2006 年 6 月，由人事部、卫生部、教育部、财政部、国家中医药管理局联合印发了《关于加强城市社区卫生人才队伍建设的指导意见》，其要求：医学院校开设全科医学课程；在有条件的医学院校要成立全科医学系，将该类学科纳入学校重点建设学科整体规划之中；加强全科医学教材建设；组织医学生到社区卫生服务中心（站）进行见习或实习等。政府颁布的这一系列配套文件，极大地改善了全科医学发展的政策环境，为全科医学教育和全科医生培养的规范化发展从政策层面上给予大力支持。截至 2008 年底，全国已有 40 多所医学院校在本科生中开设了全科医学概论及其相关课程；北京、上海、浙江、江苏、四川、重庆、广东等多个省、直辖市开展了全科医生规范化培训，全国普遍开展了全科医生岗位培训，全科医生继续医学教育也逐渐在各省陆续开展。一些医学院校也相继建立了全科医学院、系、研究所，在复旦大学医学院、首都医科大学、重庆医科大学、浙江大学医学院等开展了全科医学专业的硕士研究生教育，首都医科大学从 2005 年开始已经招收全科医学专业博士研究生。可见，我国的全科医学教育体系已经初步形成。

2011 年 7 月，《国务院关于建立全科医生制度的指导意见》（以下简称《指导意见》）正式发布，从国家医疗改革战略的高度提出了全科医生制度建设框架和策略，为全科医学学科建设和队伍规范发展，提出顶层设计的思路和路线。《指导意见》中明确提出了全科医生制度建设的总目标："到 2020 年，在我国初步建立起充满生机和活力的全科医生制度，基本形成统一规范的全科医生培养模式和"首诊在基层"的服务模式，全科医生与城乡居民基本建立比较稳定的服务关系，基本实现城乡每万名居民有 2~3 名合格的全科医生，全科医生服务水平全面提高，基本适应人民群众基本医疗卫生服务需求。"在该《指导意见》中还提出了要"逐步建立统一规范的全科医生培养制度"，即"规范全科医生培养模式，将全科医生培养逐步规范为"5+3"模式；统一全科医生规范化培养方法和内容；全科医生规范化培养以提高临床和公共卫生实践能力为主，在国家认定的全科医生规范化培养基地进行；实行导师制和学分制管理；参加全科医生规范化培训人员管理；统一全科医生的执业准入条件；统一全科医学专业学位授予标准；改革临床医学（全科方向）专业学位研究生教育；加强全科医生的继续教育"等。同时，在《指导意见》中还提出了："近期多渠道培养合格的全科医生"的策略，并提出了"对到经济欠发达的农村地区工作的 3 年制医学专科毕业生，可在国家认定的培养基地经 2 年临床技能和公共卫生培训合格并取得执业助理医师资格后，注册为助理全科医师"，即为边远农村地区培养合格助理全科医生的策略。此《指导意见》的印发，不仅阐明了全科医学学科的重要性，全科医生队伍在国家卫生保健体系中的定位和功能，而且为全科医学学科的发展和深化建设，创造了非常有利的政策空间，对全科学科和全科医生队伍建设给予高度的重视，也意味着全科医学的发展有着美好的前景，但同时，也还需要广大同仁作出更大的努力。

总之，我国的全科医学教育体系正在走向规范和成熟，全科医学人才队伍正在不断成长和壮大，全科医疗服务正在逐步规范，全科医学学科建设正进入内涵建设的新时期。

（二）我国台湾、香港、澳门地区全科医学的发展

1. 我国台湾地区的全科医学 全科医学在我国台湾地区称为家庭医学。台湾地区的家庭医学始于 1977 年由台湾大学医学院开办的两年制的"一般科医师训练项目"和 1979 年在台北县澳底村建立的第一家社区医疗保健站。随后，在台大医院成立了"普通科（即全科医学科）"，并以澳底村作为社区教学基地开展教学，后来在各医学院都成立了家庭医学科。台湾家庭医学学会于 1983 年 3 月成立，目前已经成为台湾地区最大的专科学会。1995 年 3 月，台湾实行"全民健康保险"制度，赋予了全科医生"守门人"的功能，将周期性健康检查这一预防服务的内容列入了健康保险的必要内容。

在台湾，若想成为合格的家庭医生可以通过两种途径实现：一是医学生毕业后选择进入 3 年期的家庭医学住院医师训练项目；二是一般的开业医师通过在职培训修满学分。此两者在完成学习后均需通过家庭医生鉴定考试，才可注册家庭医生执业资格。

此外，在台湾于 2005 年 6 月还成立了具有中国特色的中医家庭医学会，由此，在台湾也存在着中医家庭医学专科医师。

2. 我国香港地区的全科医学 香港地区的全科医学学科始建于 1977 年。从整体上看，香港的全科医学发展经历了三个不同的时期，即创始期、成长期和成熟期。

（1）创始期 1977 年 7 月，香港地区私人执业的通科医师自发组织创立了香港全科医生学院（Hong Kong College of General Practitioners，HKCGP），1997 年香港回归祖国后，改名称为香港家庭医生学院（Hong Kong College of Family Physicians，HKFP）；通过积极努力，在医学院内设立了家庭医学系/室，为在岗执业医师开设了家庭医学培训课程；开发了家庭医学专科医师训练课程，并开办了家庭医学继续教育项目。1984 年，香港中文大学向学生开设全科医学基本理论和社区见习课程，香港大学在随后的 1985 年也开设了全科医学课程。1985 年年底，HKCGP 创立了为期四年的全科医学住院医师培训项目。

（2）成长期　此时期以巩固全科医生的专业形象为目标，开始定期举办香港家庭医学专科院士（专科会员资格）考试，该考试合格后可获得"香港全科医学院院士"资格，并得到香港医务委员会认可；建立了香港家庭医学继续医学进修质量审核制度；香港政府卫生处设立了家庭医学培训中心；香港家庭医生学院成为香港医学专科学院中的一个独立学院。

（3）成熟期　此时期的目标是推广家庭医疗制度，向媒体和社区居民宣传家庭医学概念，不断提高现有在岗全科医生的素质，引导社区居民选择合适的全科医生；鼓励全科医生进行学术研究，完善家庭医学继续教育项目和服务规范，配合香港医院管理局的医疗改革，实现病人的连续性照顾，开展家庭医学咨询网上服务，并支持内地全科医学的建设。

3. 我国澳门地区的全科医学　澳门在 1984 年以前，其卫生政策明确提出政府只负责公务员、贫民和若干最基本的保健服务。1985 年开始，推展初级卫生保健服务，由于发展初级卫生保健任务和要求十分迫切，澳门卫生司安排多位葡籍医生在葡萄牙参加了全科医学的专科培训，学成后回澳成为澳门全科医学的先行者和骨干。当时这些学成归来的全科医生还在很大程度上参与了澳门政府的初级卫生保健系统的决策和管理，并开始在澳门培训全科医生。1989 年"澳门全科医生学会"成立，并于 1993 年成为 WONCA 的正式会员。1993 ~ 1999 年，澳门全科医学的发展逐渐迈向成熟。在此期间，澳门全面建立了以初级卫生保健为重点，覆盖全澳的包括初级卫生保健和专科卫生保健两级医疗服务网络，并建立了类似英国的"国家卫生服务（National Health Service，NHS）"模式，即政府负责为所有市民组织和提供全面的医疗卫生服务，服务和药物免费，经费由政府财政支付，医生及其他专业人员作为政府员工，政府经营的公立卫生服务中心和私营的卫生机构并存。澳门的全科医疗服务得到澳门居民的普遍认同和接受。跨入 21 世纪后，澳门的全科医学也迈进了新的持续发展阶段。目前，澳门全科医学会正致力于全科医生的服务水平提高、队伍数量和质量建设、服务管理和预防性服务能力提升等方面的工作。

第三节　全科医学的学术组织和期刊

一、国外全科医学的学术组织和期刊

（一）国外全科医学的学术组织——世界家庭医生组织

世界家庭医生组织（World Organization of National Colleges，Academies，and Academic Associations of General Practitioners/ Family Physicians，WONCA；可简写为 World Organization of Family Doctors），是对"全科医生国家级学院和学会的世界组织"的公认简称。WONCA 于 1972 年成立于澳大利亚的墨尔本，是全科医生的最高学术组织。

WONCA 按地区分又为非洲、亚太、东地中海、欧洲、伊比利、北美、南非 7 个区域 WONCA 组织。WONCA 的目标和使命是通过提倡和保持家庭医学高水平的服务改善世界人民的生活质量；它通过每三年一次的 WONCA 世界大会和每年一次的 WONCA 区域会议，为全科医生提供学术交流和知识更新的讲坛，以促进世界各地的全科医生进行教育、科研和服务方面的交流与合作。

WONCA 在 1972 年成立之初，仅拥有 18 个国家级成员，截至 2015 年，WONCA 已经有 150 多个国家的 50 多万名全科医生参与。此外，WONCA 网站（http：//www.globalfamilydoctor.com/）免费为世界各地的全科医生提供相关信息服务。全科医生可以通过该网站进一步浏览各地区全科医生 WONCA 组织的情况，也可以查阅会议、论文和内容相关研究小组活动的相关信息。

（二）国外全科医学的学术期刊

1.《The British Journal of General Practice》 创刊于 1953 年，由英国皇家全科医学院主办，月刊，已被科学引文索引（SCI）收录。栏目主要涉及全科医学教育、全科医学继续教育、临床研究与方法、卫生服务管理、述评等。

2.《Canadian Family Physician》 创刊于 1967 年，由加拿大家庭医师学院主办，月刊，已被科学引文索引（SCI）收录。办刊宗旨是：为了使家庭医师、研究者、教育者和政策制定者及时了解最新信息，接触家庭医学最新理论，促进家庭医学学科不断发展和病人照顾质量的不断改进。

3.《Australian Family Physician》 创刊于 1974 年，由澳大利亚皇家全科医师学院主办，月刊，已被科学引文索引（SCI）收录。办刊宗旨是：为澳大利亚全科医生提供有助于其提供优质病人照顾的指南、证据基础、正确医疗信息，引导全科医生从事全科医疗、研究、教育等工作时均需考虑社会和不同区域地理背景。

4.《Family Practice》 创刊于 1977 年，为牛津大学出版社旗下系列杂志之一，月刊，已被科学引文索引（SCI）收录。办刊宗旨是：为发达国家和发展中国家的全科医生、全科医学教师和研究者提供最新的医学信息，传播有利于全科医生诊疗实践的循证医学研究成果和其他相关研究成果。内容主要涉及卫生服务提供、流行病学、公共卫生、医学教育和医学社会学等领域。

5.《Family Medicine》 创刊于 1985 年，由美国家庭医学教师学会主办，月刊，已被科学引文索引（SCI）收录。内容主要侧重于家庭医学教育研究。

6.《Annals of Family Medicine》 创刊于 2003 年，由美国家庭医师学会主办，月刊，已被科学引文索引（SCI）收录。内容主要涉及临床医学、社会学、卫生服务研究等。

二、国内全科医学的学术组织和期刊

（一）国内全科医学的学术组织

1. 中华医学会全科医学分会 1993 年 11 月在北京正式成立，它是我国第一个全科医学学术组织，也是最大的学术组织，1995 年 8 月 10 日正式成为世界家庭医生组织（WONCA）会员，并于 1996 年、2003 年分别在上海和北京成功举办了"第一届国际农村全科医学会议"和"第 13 届 WONCA 亚太地区会议"。多年来，全科医学分会一直致力于发展国内全科医学事业、开展全科医学人才培训以及开展国际国内全科医学的学术交流工作。

2. 中国医师协会全科医生分会 该分会由首都医科大学与中国全科医学杂志社共同发起，并于 2003 年 11 月正式成立。其宗旨是："发挥专科协会的行业指导、服务、自律、协调、监督作用；维护医师的合法权益；努力提高医疗水平和服务质量；全面利用社区内外有限的卫生资源，为病人个体和家庭提供连续性、综合性、协调性、个体化和人性化的医疗保健服务，最大限度地满足广大居民追求健康生活的需求，为提高我国人民的健康水准和社会主义物质文明和精神文明建设服务。"该分会从成立至今，一直致力于全科专科医师制度建设和全科医生培养工作；于 2005 年组织全国的专家完成了中国全科专科医师（全科医生规范化）培养方案和基地标准的制定工作；协助国家卫生和计划生育委员会在全国进行全科专科医师培训基地的评审与认定工作。

3. 中国医师协会全科医生教育培训专家委员会 中国医师协会全科医生教育培训专家委员会成立于2016年2月，其下设政策研究、基地评估、师资培训、"5＋3"住院医师培训、"3＋2"住院医师培训、免费订单定向培养、转岗培训、数字教程和学术与对外交流等9个专业工作组。该专家委员会的工作职责包括负责为各地的全科医生规范化培训、助理全科医生培训、全科医生转岗培训、农村订单定向免费培养、全科医生继续医学教育培训工作提供咨询和指导，为政府的相关政策制定提供参考等。

（二）国内全科医学的期刊

1. 《中华全科医师杂志》 创刊于2002年，由中国科学技术协会主管，中华医学会主办并编辑出版的全科医学领域的国家级学术期刊，为中国科技核心期刊。主要面向全体医务工作者，重点是各级医疗机构的全科医生、关注全科医学发展的各专科医师、住院医师、社区卫生服务各类技术人员、医学院校学生以及全科医学和社区卫生的科研、教学及管理人员。

2. 《中国全科医学杂志》 创刊于1998年，由原卫生部主管，中国医院协会主办的国内首家公开出版发行的全科医学学术期刊，是全科医学学科引入国内以来创办的第一本全科医学专业性学术期刊，为中国科技核心期刊，目前为旬刊。刊物主要面向基层广大医务人员、医学院校广大师生，以及从事全科医学工作的科研人员。

该杂志目前有三个版本，分别为：①红色学术版，以全科医学和社区卫生服务的系列理论研究为主；②蓝色学术版，全科医学领域前沿进展及临床研究原著为主，另设基金论文发表绿色通道，最新研究成果3个月内发表；③黄色读者版，也称医生"读者"版，主要宗旨：淡化理论，突出临床，强调实用，专家指导医生临床技能，以病例为主线，网络与杂志相结合，真正成为临床一线医生工作需要的国家级继续医学教育读物。

本章小结

全科医学（general practice）又称家庭医学（family medicine），它是一个面向个人、社区与家庭，整合临床医学、预防医学、康复医学以及人文社会学科相关内容于一体的综合性临床二级专业学科；其范围涵盖了各种年龄、性别、各个器官系统以及各类健康问题/疾病。其主旨是强调以人为中心、以家庭为单位、以整体健康的维护与促进为方向的长期负责式照顾，并将个体与群体健康照顾融为一体。该学科起源于18世纪的欧洲和美洲的通科医生，正式建立于20世纪60年代的美国。20世纪80年代后期全科医学被引入国内，1993年中华医学会全科医学分会成立。不论是西方发达国家还是中国，促使全科医学产生的背景均离不开：各国面临的人口老龄化、疾病谱的改变、病人健康观的变化和医疗模式转变及医疗费用的增长的巨大压力。2011年7月《国务院关于建立全科医生制度的指导意见》出台，提出了全科医生制度的建设总目标、全科医生培养的途径和要求，为全科医学学科深入发展和全科医生队伍建设建立利好的政策空间。

思考题

1. 全科医学的定义和学科特点是什么？
2. 全科医学产生的历史背景有哪些？
3. 全科医学在我国发展的前景如何？为什么？

（路孝琴）

第二章　全科医生及其培养

全科医生是服务于全体居民的临床医生，可以为当地居民提供综合、协调、连续的医疗卫生保健服务，其服务宗旨是不断提高所有居民的健康水平。全科医生不同于过去的通科医生，是在20世纪医学的发展、影响健康因素的变化和民众健康需求的变化等因素下应运而生的新型医生。

第一节　全科医生及其素质要求

一、全科医生的定义

全科医生（general practitioner，GP）是经过全科医学培训，在基层医疗卫生机构主要承担常见病、多发病诊疗和转诊、疾病康复和慢性病管理、预防保健、健康管理等一体化服务的高素质新型临床医生。

全科医生在部分国家又称为家庭医生（family physician，FP），其概念与全科医生没有区别；但是与通科医生（general practitioner，GP）不同，家庭医生具有独特的态度、知识和技能，强调为家庭及其成员提供健康照顾，不仅服务于个人，同时服务于家庭和社区。总的来说，比过去的通科医生素质更高、技术更好、能力更强。

目前各国对全科医生的定义并不完全统一，但是通常包含三个共同点：一是要有毕业后全科医学的专门训练；二是能够为个人、家庭、社区居民等全人群提供综合方便的、连续负责的健康照顾，范围涉及生理、心理和社会等各方面的健康问题；三是能够协调卫生保健体系等各方面的资源，在所有与健康相关的问题上成为服务对象的健康代理人，通常被称为居民健康的"守门人"。

二、全科医生的素质

（一）全科医生应具备的基本个人素质

1. 人文情感　人文情感是指对人的价值、对生命价值的肯定和尊重。人文的核心是"人"，以人为本，尊重人，尊重生命。全科医学"以人为中心"的照顾理念，要求全科医生必须具有对人类和社会生活的热爱与持久兴趣；坚持人人平等和生命的价值高于一切的观念；具有服务于人和社会，与人交流沟通的强烈愿望和需求；具有了解不同人群和让别人了解自己的心态；具有对病人亘古不变的同情心、亲和力和责任感等友善行为。这些人文情感是当好全科医生的基本前提，不具备这些素养和心理行为的人不适合做全科医生。

2. 管理能力 管理能力指具有计划与组织、沟通与协调、实施与调整等管理工作的能力，其本质是提高效率和效果的能力。全科医生的工作中涉及病人管理，家庭与社区健康管理，以及社区卫生服务团队管理等管理服务，因此全科医生需要具有自信心、控制力和决断力；具有敢于并善于计划与安排、处理紧急事件、控制局面、承担责任的领导意识和能力；在团队中发扬团结合作的精神，具有灵活性、包容性、预见性和公平性等解决与处理问题的能力；与病人、家庭和社区等方面沟通人际关系的能力。全科医生的管理能力是顺利开展日常工作的基础，也是平衡个人生活与工作关系，维护自身健康和工作质量的保障。

3. 科学精神 科学精神是人们在长期的科学实践活动中形成的信念、价值标准和行为规范的总称，也是一个国家繁荣富强、一个民族兴盛进步必不可少的源泉和动力。全科医学既是新兴的科学，也是解决基层卫生服务的应用科学，迫切需要广大的全科医生去发展和研究。与其他专业学科一样，为追求和体现全科医学的科学性，全科医生必须具备科学精神和科学态度，用科学的方法工作和学习，既是提高服务能力，也是促进自我发展的关键素质之一。

（二）全科医生应具备的能力范畴

能力（ability）是顺利完成某种活动所必需的个性心理特征，也是生物体对自然探索、认知、改造水平的度量。依据分类方式不同，有不同的能力概念，例如一般能力和特殊能力，个人能力、职业能力和专业能力。人要顺利地、成功地完成任何一种活动，仅靠一种能力是不够的，必须要具有能够整合多种知识和经验的能力，这种整合运用能力称为才能（competency）或胜任力。

全科医生不仅需要专业能力，同时也要具有一般个人能力和职业能力，这三种能力的含义有交叉也各有侧重。专业能力是全科医生技术水平的核心，个人能力和职业能力是从事全科医生工作的基础。专业能力是在掌握专业知识的过程中形成和发展的，离开了专业学习和训练，任何能力都不可能发展。专业能力的基础是专业的知识结构，全科医生知识结构包括全科医学、基础医学、临床医学、预防医学和康复医学等专业知识，同时还包括"以人为中心、以家庭为单位和以社区为基础"的照顾，以及人文学科和社会学科知识；全科医生专业能力就是涵盖这些学科所要求的知识和技能。个人能力主要是指独立的工作能力、自我学习与自我发展的能力。职业能力主要指正确履行自身岗位职责的能力。

全科医生的能力通常具体概述为临床技能与医疗服务能力、公共卫生服务能力、医患沟通与团队合作能力、信息与管理能力、终生学习与学术研究能力五个方面。其中，最重要的是要具有全科医学理念相关的基本素养与能力，包括医患沟通与团队合作、信息与管理、终身学习等方面的能力要求。临床技能与医疗服务能力是最基本的专业能力，主要包括内科（含神经内科）、外科、儿科、妇产科、传染科、精神科、皮肤科、眼科、耳鼻咽喉科等临床常见病的评估和处理能力；危重症病人的识别，正确的急救、处理与转诊能力；以及临床各科相关诊疗技能，例如病史采集、体格检查、病历书写、常用基本操作技术和一般辅助检查技能。优秀的全科医生不仅能够独立完整采集信息，包括症状、体征，以及心理、精神、社会和文化因素，了解病人的想法、忧虑和对诊治的期望，还要保证信息的准确性、逻辑性和高效性，并始终善于进行科学的临床思维和判断。公共卫生服务能力通常包括疾病预防与康复、重点人群保健、健康教育、慢性病管理等方面的能力。

第二节　全科医生的工作

全科医生的工作场所、工作内容以及工作方式等，与专科医生有许多不同，这些也是全科医生发挥独特专业技能和作用的具体表现。

一、全科医生的工作范围

全科医生的工作范围包含工作的场所和工作的内容两个方面。

（一）全科医生工作的场所

全科医生工作的场所是由全科医疗服务性质决定的，通常是一个社区范围内的诊所（clinic）或社区卫生服务中心（community health center），也有相关卫生保健机构，例如公共卫生中心、心理咨询中心、护理院、老人院、临终关怀病房等场所，社区内家庭、企业、工厂等单位也是全科医生服务的场所。

全科医生在诊所、社区卫生服务中心或者医院门诊部通过门诊的形式提供服务。此外，全科医生也要主动到家庭、企业单位、医院住院部等场所上门服务，也要通过电话、网络提供服务。

（二）全科医生工作的内容

不同国家的全科医生，其工作内容或者服务范围的总体原则是一致的，但具体的内容有一定差异。通常工作内容有以下五个方面：第一，实施基本医疗。这是全科医生最主要和最基础的工作，要能够对社区 80%～90% 的常见病、多发病进行诊治，识别疑难重症，以及急诊、急救和转诊。第二，慢性病管理。能够对高血压、糖尿病等慢性、非传染性疾病实施筛查、随访等管理。第三，开展社区公共卫生服务，包括健康教育、预防接种、健康体检、卫生保健、康复训练、基本心理咨询等。第四，针对家庭及其成员开展健康服务。第五，提供其他获得许可的服务，例如具有产科接生资格和执业许可的全科医生，可开展接生服务。

我国全科医生工作的内容范围可概括为预防、治疗、保健、康复、健康教育和计划生育技术"六位一体"的服务，具体分为以下两个方面。

1. 提供基本医疗服务　包括：一般常见病、多发病诊疗、护理；诊断明确的慢性病治疗；现场应急救护；家庭出诊、家庭护理等医疗服务；双向转诊服务；康复医疗服务；经批准的其他适宜医疗服务。

2. 开展公共卫生服务　包括：①卫生信息管理，收集、报告卫生信息，建立和管理居民健康档案；②健康教育和疾病预防，重点人群及重点场所健康教育，对传染病、地方病、寄生虫病实施预防控制；③慢性病的预防控制与管理，对高危和重点慢性病人群进行筛查、干预和管理；④精神卫生服务，残疾康复指导和康复训练；⑤妇女、儿童、老年人保健，以及计划生育技术咨询指导；⑥协助处置突发公共卫生事件，以及国家规定的其他公共卫生服务。

我国社区卫生服务机构还提供与上述服务内容相关的中医药服务，中医全科医生是基层医疗卫生服务的有力补充。

二、全科医生的工作特点

全科医生工作采用团队合作方式，以全科医疗理念为指导，实施以人为中心、以家庭为单位、以社区为基础、以预防为导向的照顾，并与服务对象建立长期、和谐、稳定的医患关系，是全科医生工作的主要特点。

（一）实施以人为中心的照顾

"以人为中心的照顾"（person centered care）是全科医疗的宗旨，基本原则是重视人胜于重视病，重视伦理胜于病理，把个人看作是有感情、有个性、有社会关系的复杂生命，而不是疾病的载体（携带病菌、患病的人）。其内涵是全面考虑人的生理、心理和社会的影响因素和健康需求，既要解决健康问题，也要维护病人利益，维护和促进身体与心理的健康"全人照顾"。

全科医生实施"以人为中心的照顾"必须要有尊重人、照顾人的理念，必须规范自己的态度、行为和服务方式。比如重视与病人的交流与沟通，关注病人的感受与需求，了解和理解病人，尊重病人的权利，调动病人主动参与和配合健康维护及疾病控制的积极性，提供个性化的照顾，从而达到良好的服务效果。例如病人进入诊断室时，全科医生要起身迎接，互相握手。问诊时，医生始终保持与病人面对面交流，如果需要进行电脑操作，也要通过眼神、点头等身体语言与病人互动，不能忘记病人的存在。

全科医学贯彻生物－心理－社会医学模式，其关注的中心是人而不是病，无论其服务对象有无疾病或不适，都要关注其健康事宜，包括他的健康时期，或者发生一般健康问题、疾病早期，以及对无法治愈疾病的长期照顾，其价值取向既有医学的科学性，又延及相关的行为科学、社会学、人类学、伦理学、文学、艺术等人文学科，兼顾服务对象的身心感受，充分体现全科医学的艺术性。由于全科医学注重照顾（care，照顾、关心、关怀）的特性，所以又可称其为照顾医学（care medicine）。面对自然科学与现代医学的局限性，面对人类社会的日益老龄化和慢性非传染性疾病的严重威胁，全科医生应当成为照顾医学的实施者，成为医学照顾者或健康照顾者。

临床医学传统意义上是针对疾病形成以后的诊治，其本质是根据当时自然科学和医学对人体生命与疾病的认识来诊断和治疗疾病，价值取向是科学性，依靠时代的科学技术水平根除或治愈（cure，治疗、治愈、痊愈）疾病，所以又称之为治疗医学（cure medicine）。其显著的缺陷是受制于科学与医学的局限性，面对人们没有认识的，或不能解释的，或不能解决的许多疾病和健康问题束手无策。

（二）实施以家庭为单位的照顾

家庭是人类社会的最基本组织结构，是个人的归属和重要的支持体系，也是全科医生工作的重要场所和重要资源。

1. 对家庭成员的健康照顾 个人和家庭成员之间存在着相互作用、相互影响的关系。家庭可以通过遗传、社会化、环境和情感反应等途径影响家庭成员的健康，某个家庭成员的健康也可影响其他家庭成员的情绪和健康，甚至影响整个家庭的结构和功能。通过家庭，全科医生往往能了解病人的病因及恶化因素，有助于发现病人有意义的病史和真正的病因，可以改善、增强病人的就医、遵医行为。有时还能发现就诊者以外的病人——真正的病人往往并非局限于就诊者本人，而是其他家庭成员，甚至整个家庭。病人的治疗方案和治疗过程也会影响其家庭，更需要家庭成员的参与和支持。全科医生要学习婚姻与家庭、家庭心理学、家庭社会学等知识，要能够分析家庭的结构和功能，具有照顾家庭成员健康的能力。

2. 沿家庭生活周期的照顾 家庭从其产生到消亡，一般要经过新婚期、生育期、学龄期、孩子离家创业期、空巢期等不同的阶段，称为家庭生活周期（family cycle）。家庭成员在不同阶段有不同的角色和责任、压力和危机，也有不同的健康问题，需要家庭成员适应家庭阶段的变化和角色的转变，能够承受压力，妥善配合，积极处理危机和健康问题。全科医生应能辨识家庭的发展阶段与问题，适时对家庭成员提供咨询和健康教育，协助家庭进行生活周期的调适，不断解决所遭遇的各种健康问题，使其顺利过渡、成熟发展。

3. 对家庭整体的健康照顾 以家庭为照顾单位的特征是全科医疗服务特征之一，也为全科医生的有效工作奠定基础。针对各类家庭的情况，分门别类了解和关心健康问题，有针对性开展健康教育，提供健康及相关问题、心理问题的咨询与指导，为老年人、行动不便者等开设家庭病床，开展家庭治疗等服务，充分体现基本医疗卫生服务的公平性和可及性。

（三）实施以社区为基础的照顾

全科医疗是立足于社区的基层卫生服务，社区是全科医疗服务的区域范围，所以服务于社区是全科医生工作的主要方式。

以社区为基础的照顾主要有三个内涵:一是要了解社区概念,社区的自然、经济资源,社区的地理、生活、社会环境,社区的人群,以及历史、文化背景等要素;二是要明确社区主要健康问题,社区人群的健康需求,既要利用社区的背景去把握个体的健康问题,又要对从个体反映出来的群体健康问题有足够的敏感性,注重个体和群体健康照顾相结合的原则;三是充分发挥和调动社区的一切积极性因素,广泛利用社区资源,实施社区卫生干预。

(四)实施以预防为导向的照顾

以预防为导向的照顾(prevention oriented care)是针对服务对象的整体健康维护与促进,提供三级预防服务。一级预防(primary prevention),又称病因预防,主要是"无病防病",包括健康促进、健康教育,以及有针对性的疾病预防。二级预防(secondary prevention),又称临床前期预防,主要指早查、早诊和早治,防治疾病发展和恶化,避免和减少并发症。三级预防(tertiary prevention),又称临床期预防,包括防治残障,减少后遗症、合并症,提供康复与善终服务,最大限度地改善生命质量等。由此可见,三级预防属于综合性预防保健,涉及预防、医学、康复、心理、行为、社会等多个领域,需要多学科协作分担进行。

"预防为主"一直是我国卫生工作的基本方针,落实预防服务是全科医生工作的重要内容,具体任务一是要针对社区、群体和个体开展健康教育,在政府或社区组织的领导支持下推动健康促进;二是要开展周期性健康检查和疾病筛查;三是要在其日常临床诊疗活动中对个体病人及其家庭提供随时随地的个体化预防照顾。

(五)建立和谐稳定的医患关系

自古以来,人类社会一直强调和谐的医患关系,古有希波克拉底誓言,现有世界医学会《日内瓦宣言》作为全世界医生的道德行为规范维护医患关系,以适应社会与人类的进步需要。然而,随着医学科技的发展和仪器设备使用,医患关系存在冷淡与对立的趋势。主要表现在:①机械化的仪器设备代替了医生的手工操作过程,拉大了医生与病人之间的身体和心理距离;②医疗高新技术成为"双刃剑",在挽救许多生命的同时也产生了很多对生命不利的影响;③医患沟通越来越少,病人被视为疾病的载体,医生成为修理机器的高级技术工,失去了往日的人间温情;④人民群众的健康意识逐步增强,医疗卫生服务需求逐步提高,对医疗卫生服务提出了更高的要求;而现实的医疗资源的配置不能够满足其要求。

欧美发达国家的基层医疗卫生机构,无论是社区卫生服务中心(community health center, CHC)还是诊所(clinic),无论是公立还是私立,政府按照注册居民数量和服务质量给予补助或支付医疗保险经费。各机构都把提供优质服务作为基本准则,以吸引和留住服务人群。如英国对全科医生诊所的投入,每登记注册一名居民,即可获得65英镑/人的经费,如果年末考核良好,可再获得20英镑/人的经费。因此,居民的登记注册数量和医生所提供的优质服务是获得经费支持的重要保障,也是其生存与发展关键的要素,全科医生总是想方设法建立与维护和谐稳定的、长期良好的医患关系。

建立和谐医患关系的基础是加强医患沟通,前提是保障医患沟通的时间,没有足够的时间,任何沟通都可能成为无效沟通。全科医疗的性质和特征也决定了全科医生有条件、有时间、有责任与服务人群建立良好的人际关系,全科医生需要充分认识良好医患关系的重要性,用实际行为和效果,建立和塑造朋友般和谐的医患关系。

(六)采用团队合作的工作方式

团队合作(team cooperation)是指以全科医生为核心,由不同的医护人员组合,分工协作提供服务的工作方式。一个全科医生团队通常由3~5人组成,其中一人为全科医生,另外为护士、公共卫生医生等人员。团队合作成为许多国家大力提倡的全科医疗服务方式。

基层医疗卫生服务的团队合作,依据分工不同一般有门诊团队、社区团队、医疗-社会团队及康复团队等类别，团队成员构成有全科医生、社区护士、公共卫生护士、康复医生、营养医生、心理医生、口腔医生、中医医生、理疗师、接诊员、社会工作者、护工等人员。全科医生是团队管理和学术的核心，承担团队建设、业务发展等任务，培育团队精神，提高团队水平，共同实现团队目标。

国外全科医生团队合作中值得一提的是社区护士和社会工作者的重要作用。社区护士有"续方权"，对一些病情稳定的老病人（高血压、糖尿病等），可代替医生开处方，且处方药量可达到使用3个月，避免了病人频繁就诊配药的烦恼，在门诊就实现了慢性病管理。国外家庭病床服务，大多也由护士团队负责。社会工作者（social worker，通常简称"社工"），是国外比较普遍的一种职业，他们均经过正规学历教育，而且往往具有"社工"硕士学位，在各行各业均有从业。在医疗卫生行业，他们广泛活跃在社区卫生服务机构、诊所、医院、老人院、护理院、康复院等社会组织或社会福利机构，广泛参与社区卫生干预、人际关系、医患关系协调、心理问题咨询和帮助、一般妇女儿童保健、健康教育、劳动保护等方面工作，对全科医生团队合作给予有力支持和帮助。

三、全科医生与专科医生的区别和联系

1. 全科医生与专科医生的关系 专科医生（specialist）通常指除全科医生以外的临床医学二级学科的其他专科的医生，例如外科医生、内科医生，他们与全科医生在医疗卫生服务体系中分工合作，各司其职。

全科医生负责一般常见病、多发病的诊疗，慢性病管理和重大疾病后期康复，社区中80%~90%的健康问题属于此类，病人可以在社区卫生服务机构处理。此外，全科医生需要能够识别急危重症和疑难杂症以及对复杂健康问题的初步诊断，将此类病人转诊至专科医生处理。在对复杂健康问题或疑难疾病诊断识别中，遇到自己怀疑或不能识别的问题，要请专科医生会诊，明确诊断，再行后续处理。体现全科医生"守门人"角色，以及分级诊疗的作用。

专科医生负责处理由全科医生转诊的急危重症、疑难杂症和需要手术的疾病，以及由全科医生邀请会诊的健康问题。由此看出，专科医生是全科医生的坚强后盾，为全科医生处理复杂健康问题提供有力支持。专科医生处理了专科问题后，需要在较快的时间内把病人转回全科医生，由全科医生负责其后期治疗或康复训练。

2. 全科医生与专科医生的区别 全科医生与专科医生因为职责不同，处于医疗卫生服务体系的不同层级，虽然都是临床二级专业学科，但是在执业范围、服务方式、服务内容等方面表现出许多不同，两者主要区别见表2-1。

表2-1 全科医生与专科医生的区别

比较项目	全科医生	专科医生
1. 知识技能	全科医学及其相关理论知识与全科医疗及其相关技能	各专科的理论知识与技能
2. 服务对象	就诊的和未就诊的个人、家庭和社区人群，并与服务对象具有直接、和谐、长期的人际关系	经全科医生邀请会诊和/或转诊的病人，与服务对象是间接、间断、短期的人际关系
3. 服务内容	注重预防、保健、治疗、康复、健康教育等方面，对服务的全过程负责	针对复杂健康问题的诊断、治疗和愈后处理，仅对专科领域负责
4. 服务重点	生命的质量和人的需要	疾病、病理、诊断和治疗
5. 问题特点	早期未分化的健康问题为主，公共卫生和慢性病管理	以处理高度分化的疾病为主
6. 诊疗手段	以物理学手段为主	依赖高科技诊疗设备
7. 服务目标	满足病人的需要，维护病人的利益	诊断和治疗疾病，注重疾病的研究

第三节　全科医生的培养

不同国家的全科医生培养模式各有不同，但基本框架和培养体系大致相同。

一、全科医生的培养体系

1. 全科医生培养的基础——医学生全科医学知识教育　本科医学教育的重点是医学基础理论、临床医学、预防医学基本理论，基本知识和基本技能，以及医患沟通、基本药物使用等方面的基本能力培养，培养他们具有医疗实践的基本能力，例如诊断与鉴别诊断、基本技能操作、沟通与交流、疾病治疗与预防、健康促进、康复、临床思维及解决问题的能力，以及进行终身学习和在职进修的能力。

针对本科医学生的全科医学知识和理论学习的方式是开设全科医学的必修课和/或选修课，目的是使医学生了解全科医学概念与理念、全科医疗的原则和内容、全科医生的工作任务和工作方式，为专科医师与全科医生的相互沟通、协作奠定基础，也是培养全科医生的基础阶段。

2. 全科医生培养的核心——全科医疗住院医师培训　欧美发达国家培养全科医生均是采用临床医学本科毕业再经过 2~3 年全科医疗住院医师培训的方式，而只有培训合格且考取医师执业资格后才能成为全科医生。

住院医师培训（residency training），我国通称"规范化培训"，是欧美发达国家培养各类专科医生的必经阶段，全科医生也是作为专科医生的一种类别必须经历住院医师培训。其培训目标、培训内容与培训方式遵照全科医疗的目标和原则，重点是培养专业核心能力，包括临床医疗、预防保健和康复技能等能力，达到能够独立、正确、规范地处理临床常见问题，并为今后具备处理疑难问题的能力奠定基础，因此全科医疗住院医师培训是全科医生培养的核心阶段，也是全科医学教育体系的核心。

全科医学住院医师培训的时间一般为 3 年，通过在医院临床主要科室的轮转、社区全科医疗门诊和理论学习、小组讨论、讲座、教学查房、录像评估等形式完成。

3. 全科医生的提升与发展——继续医学教育　继续医学教育（continuing medical education，CME）是在职卫生技术人员适应社会医疗卫生服务发展需求、全面提升职业素质、实现终身教育和职业发展的一项基本医学教育制度，是专业教育的继续、补充和完善。

继续医学教育是许多国家的医生获得持续行医执业的一种终身教育形式，全科医生继续医学教育主要以岗位胜任能力为核心，以现代医学技术发展中的新知识和新技能为主要内容，强调培训的针对性、适宜性、协调性和有效性，以提高全科医生的职业素质。继续医学教育内容除了专业理论和专业技术以外，还包括医德医风、职业道德、医学伦理、人际沟通、团队合作等职业素养，卫生法律法规、基本医疗卫生制度、从业行为规范等政策制度，以及健康教育、重大传染病和慢性病防控、突发公共事件、院前医疗急救、医院感染控制、医药卫生科技创新等公共业务知识和技能。

二、我国全科医生的培养

1. 我国全科医学教育的定位　随着我国医学教育教学改革的不断深化，临床医学本科教育的主要任务是完成医学基础理论和临床医学、预防医学基本知识及基本能力的培养，同时进行全科医学理论和实践教学，强化医学人文教育和职业素质、医患沟通、基本药物使用、医药费用管理等方面能力的培养，提升医学生临床思维和临床实践能力。

我国全科医学教育的目标是培养能应用生物 – 心理 – 社会医学模式，开展融预防、医疗、保健、康复、健康教育、计划生育技术服务为一体的全科医学技术人才。发展全科医学教育的意义是培养从事社区卫生服务工作的全科医生等相关专业卫生技术和管理人员，以满足人民群众日益增长的卫生服务需求和提高人民健康水平。

我国正在建立与实施住院医师规范化培训和专科医师规范化培训制度，临床医学硕士研究生和博士研究生培养模式也在进行改革，并与前述规范化培训衔接。今后我国各类医生包括全科医生的培养，将形成院校教育、毕业后教育、继续教育三阶段有机衔接的具有中国特色的标准化、规范化临床医学人才培养体系。

2. 我国全科医生培养的定位　我国全科医生培养的定位主要是通过毕业后全科医生规范化培训进行培养。全科方向的临床医学专业学位研究生也按照统一的全科医生规范化培养要求进行培养。

我国全科医生规范化培养模式将统一为"5＋3"模式，即先接受5年的临床医学（含中医学）本科教育，再接受3年的全科医生规范化培养。在过渡时期，也有"毕业后规范化培训""临床医学研究生教育"，以及3年临床医学专科教育再加2年助理全科医生培训的"3＋2"模式为补充的全科医生培养方式。

全科医生规范化培养的目标是以提高临床和公共卫生实践能力为主，培训地点是经国家认定的全科医生规范化培养基地，培训年限为3年（36个月），实行导师制和学分制管理。培训结束达到规定的病种、病例数，临床基本能力，基本公共卫生实践能力和职业素质要求并取得规定学分，各项考核合格者，可取得全科医生规范化培养合格证书。

3. 我国全科医生培养的历史形式　为解决过去国内全科医学人才一时短缺的问题，满足基层医疗卫生机构人才队伍建设需求，我国曾经分别实施了城市社区全科医生岗位培训、全科医生骨干培训和社区护士岗位培训，以及基层医疗卫生机构全科医生转岗培训，这些都是过去一段时期加快全科医生培训的主要措施。

三、全科医生的职业发展

世界医学教育联合会新近颁布的医学继续教育全球标准，采用"持续职业发展（continuing professional development，CPD）"替换了过去的"继续医学教育"（CME），认为持续职业发展是一个更为广泛的概念，更加强调医学实践中应该坚持多方面能力的继续发展，例如医学的、管理的、社会的和人的学科。

全科医生需要不断更新知识、技能、态度、价值观和行为，坚持职业规范，增强自身职业能力，以适应社会发展和病人需求的变化，主要应在以下三个方面不断增强自身能力和水平。

1. 增强个人发展的专业领域　包括生物学、基础医学、临床医学、行为和社会科学、卫生经济与管理科学等。

2. 提升个人发展的能力领域　包括提升实践与研究能力、有效沟通能力、行业职业能力等方面，紧随医疗卫生行业的变化，保持对医疗卫生保健体系运行的反应，关注成本与效益。

3. 实现个人发展的多项任务　优秀的全科医生未来将担负医学专家、医学教育专家、医学咨询专家、医学科普工作者、公共卫生服务、心理咨询、健康促进、信息沟通与传播、团队合作、学者、行政管理者等多种角色或职责，成为人们心目中的良师益友，得到社会普遍的认可与尊重。

本章小结

全科医生（general practitioner）又称为家庭医生（family physician），是经过全科医学专

门培训的，面对个人、家庭、社区提供预防、医疗、保健等方面综合性、连续性服务的新型临床医生。全科医生坚持以人为中心的服务理念，采用团队合作的方式，建立与社区居民和谐、稳定的医患关系，处理社区大多数日常健康问题，协调与专科医生的会诊和转诊，起到居民健康代理人和医疗服务"守门人"的作用。

全科医生也需要不断学习和终身学习，丰富自身专业理论和专业知识，增强服务技能和服务水平，成为具有全科医学牢固理论基础和专业实践能力的、发展照顾医学及其相关领域的专家、学者。

思考题

1. 什么是全科医生？
2. 全科医生应该具有哪些基本素养？
3. 全科医生应该具有哪些能力范畴？
4. 与专科医生比较，全科医生工作的特点是什么？
5. 全科医生培养的重点阶段及其主要培养内容是什么？

（覃琥云）

第三章　全科医疗及其特点

全科医疗作为一种医疗卫生服务形式，具有自身的理论基础和技能要求，已形成了自身特别的服务特点。

第一节　全科医疗的定义及其特点

一、全科医疗的定义

全科医疗（general practice）是应用全科医学理论的医疗实践，由全科医生为个人、家庭、社区提供的，以解决常见健康问题为主的一种基层医疗服务。全科医疗是目前许多国家公认的基层医疗的最佳模式。

1. 全科医疗的服务对象　包括个体、家庭和社区。个体包括健康的、亚健康的、患病的、高危的或者是处于生命周期不同阶段或发病不同阶段的人。家庭对象可以是核心家庭、主干家庭、联合家庭或单亲家庭等各种家庭类型。社区对象指全社区人群、高危人群和重点人群等类别。

2. 全科医疗的服务方式　是以门诊服务为主的临床医疗照顾，通常解决常见问题，不设住院部。对于较复杂的问题由全科医生转诊到专科医疗进行处理。全科医疗门诊服务除坐诊的形式以外，还包括出诊（上门）服务、电话服务、巡诊服务、非营业时间服务（电话保持 24 小时开机）等形式。全科医疗强调主动服务，例如提前提醒照顾对象进行体检、复检、复诊，做好预约服务以及对临终病人进行临终关怀等服务。也有处于被动服务的时候，例如急诊急救、临时问题的处理等，此时要求全科医生在知道情况后进行及时的服务，变被动为主动。

3. 全科医疗的服务内容　包括预防、治疗、保健、康复、健康教育和计划生育技术 6 个方面。通过自身独特的知识与技能，体现综合性、整体性、可及性、协调性服务的特点，与临床其他专科医疗既有联系又有区别的一种"全面"的专科医疗。

4. 全科医疗的服务定位　定位于基层医疗，以满足居民的基本医疗服务为主，不仅诊疗疾病，同时提供基本公共卫生服务和对病人的整体健康负责，是实现防治结合的主要连接点。

全科医疗是社区居民首先就诊的医疗服务，这种公众解决健康问题时最先接触的医疗卫生服务，称为首诊制服务（first contact care）。首诊制服务在国外许多国家是与全科医疗服务紧密联系的服务形式，具体是指病人在需要就诊时，首先选择全科医生诊疗（危急重症除外），全科医生全权负责处理健康问题，特殊或严重问题在经其确认后可转诊至综合性医院诊疗。其首诊制服务有两个支撑点：一是有相应的门诊制度。综合性医院一般不设门诊部，不接受普通门诊，提供普通门诊的只有全科医生工作的诊所或基层社区卫生服务机构。二是有成熟配套的会诊、转诊及医疗保险体系。只有通过全科医生的诊疗或者转诊，医疗保险体系才认可其费用。因此，全科医疗成为医疗保健和医疗保险两种体系的基础，全科医生成为这两种体系的"守门人"。例如英国的国民医疗保健体制，病人需与全科医生诊所签约，如果转诊到综合医院一定要有全科医生的推荐信。这种分层医疗的效果是，90%的病人在全科医生诊所首诊，80%的慢性疾病在社区得到解决，但只花费了英国医疗保健约30%的预算费用。

全科医疗首诊制服务一般具有以下特点：①服务手段简便有效；②服务效果体现在要解决社区居民80%~90%的健康问题；③有配套的会诊和双向转诊机制；④长期稳定的一对一（每人均有一名自己签约的全科医生）合作式医患关系；⑤全科医生的高度负责式照顾；⑥实施24小时全天候服务，保证病人随时能够找到自己的全科医生。

全科医疗首诊制服务最显著的特征是引导病人合理分流，实施分级医疗。其重大意义是促进卫生资源的合理利用，避免过度服务和不合理就医形成的浪费，在一定程度上起到了降低医疗费用的作用；同时使大型综合性医院集中精力从事急危重症、疑难病症的诊疗和科研教学工作。我国目前正在推进首诊制服务的试点工作，也是我国建立全科医生制度的要求。

二、全科医疗的特点

全科医疗主要是由全科医生提供的，所以"以家庭为单位的照顾、以社区为基础的照顾、以预防为导向的照顾和采用团队合作的工作方式"也属于全科医疗服务的特点。只是两者略有侧重，全科医生工作特点侧重医生个体的因素和作用，而全科医疗侧重作为一种服务方式和服务机构体现出的特点，具体表现在实施综合性、连续性、可及性和协调性服务的特点，进一步体现以人为中心的服务。

（一）以人为中心的服务

以人为中心的服务既是全科医疗的一种服务理念，也是一种服务方式。全科医生个人不仅需要具有这种理念、态度和行为，提供全科医疗服务的机构和场所也需要具有这种理念和相应的服务方式。具体体现在以下三个方面：

1. 以人为中心的服务环境 全科医疗环境要整洁、舒适、温馨，包括房间布置、地面墙面颜色、灯光的明暗程度、文字或画像的装饰、各种设施设备的放置位置。各项细节均要考虑是否做到以人为中心的要求，否则就会引起病人的不适。例如医生办公桌上的电脑放在病人一侧，还是病人的对侧；病人是否可以看见电脑屏幕上医生的操作都是需要考虑的。

2. 以人为中心的服务设施 全科医疗的服务设施也要有温馨、舒适、安全，有保护个人安全和隐私等人性化的考虑。例如有没有无障碍通道，过道、墙面、卫生间等有没有扶手，桌椅、仪器有没有锋利尖角存在使他人受伤的潜在危险，座椅是否舒适，有没有保护隐私的设施和条件等。一些发达国家对急危重症病人以及冬天就诊的病人使用的毛巾、床单、被子都是37℃的，输液用0.9%氯化钠注射液也是37℃，避免给病人增加寒冷的感觉，充分考虑重症病人体温问题和体内各种酶的活性需要适宜温度。

3. 以人为中心的服务方式 全科医疗的服务方式更要采取周到、便捷、温暖、有效等优质服务，才能吸引和留住服务对象。预约或者上门服务、电话或面谈的语音语调、解释问题的沟通方式与技巧、服务时间与地点、医疗费用等方面均要体现为病人所想、为服务对象全面考虑的策略，从而得到对方的充分信任，为今后继续服务奠定坚实基础。

（二）综合性服务

综合性服务（comprehensive care）是全科医学综合性、整体性的表现，体现全科医疗提供"全方位的""整体性的""立体化的"服务。具体表现在以下方面。

1. 服务对象综合　不分年龄、性别、健康状况与疾病类型。从理论上讲，全科医生不能拒绝责任范围内任何人、任何问题的医疗保健服务要求。

2. 服务内容综合　包括预防、医疗、保健与康复。需要强调的是这些服务的一体化提供，即要有机结合，又要融合于对健康与疾病问题的处理中。

3. 服务层面综合　包括生理、心理和社会。要重视服务的个性化，要以"整体人"的角度，不仅要掌握其生理上的问题，还要熟悉其的心理特质与个性类型，以及生活、工作、社会背景和环境等状况，并全面、综合考虑这些因素在影响与解决健康问题中的作用。

4. 服务手段综合　根据病人需求可提供现代的也可提供传统的各种医学方法，如中医药、针灸等。

5. 服务范围综合　涉及个人、家庭和社区，提供以个人为中心、家庭为单位、社区为范围的全方位服务，同时要注重这三方面在健康与疾病管理上的相互关系与作用。

（三）连续性服务

连续性服务（continuing care）是全科医疗非常重要的原则和特点，也是区别于临床医学其他二级学科的主要特征。在连续性服务中，留住病人是连续性的关键，能否留住病人是全科医疗的责任，也是连续性的核心。

1. 连续性服务的内容　通常包括以下三个方面：①针对生命周期各阶段的服务。全科医疗提供婚育、出生、婴幼儿、儿童、青少年、中老年直到死亡的人生各个阶段的医疗卫生服务。②疾病周期（健康－疾病－康复）各阶段的服务。全科医疗为服务对象提供不间断责任的一、二、三级预防，从健康促进、危险因素的监控，到疾病的早、中、晚各期的长期管理。③任何时间地点的服务。无论何时何地，包括服务对象出差或旅游期间，甚至住院或会诊期间，全科医疗对服务对象都负有持续性责任，依据服务对象的需要，事先或随时提供服务。

2. 连续性服务的基础和保证条件

（1）固定的服务关系　全科医生要与个人或家庭签订服务协议或合同，以明确服务的内容与双方的职责、义务等关系。

（2）顺畅的联络渠道　有健全的预约、随访制度，良好的应急服务体系等。

（3）完整的健康档案　全科医疗健康档案有个人健康档案、家庭健康档案和社区健康档案三种类别，内容主要包括个人和家庭基本情况，医疗保健记录，转诊与会诊记录，个人、家庭及医生或医疗机构联系的信息等。长期累积记录的档案对实现连续性服务具有重要价值，即使医患双方的合约服务关系发生改变，只要完整的档案能够及时传递到新的全科医生，同样能起到承上启下的作用，保持服务的连续性。

全科医疗主张采用"以问题为导向的健康档案记录（problem oriented medical record, POMR）"，该方式是1968年由美国的Weed等首先提出来的记录方式，其优点是：以个体的健康问题为线索，简明、重点突出、条理清楚，便于计算机数据处理和管理等，已成为世界上许多国家和地区建立个人健康档案的基本方法。人人都有完整的、连续的健康档案是未来发展的必然趋势，是全科医生进行健康指导和及时、准确诊疗的基础。

（四）可及性服务

可及性照顾（available care）指全科医疗服务在地理位置上接近服务人群，使用方便，关系亲切，结果有效，价格比较便宜，是社区居民触手可及的基层医疗卫生服务方式，是奠定"老百姓能够看病、看得起病、看得好病"的基础。

地理位置接近通常指步行或者使用交通工具在15分钟内可以到达目的地，交通工具通常指当地居民经常使用的方式，可以是汽车，也可以是自行车。

可及性的含义还包括全科医疗主要采用基本的医疗技术，包括问诊、叩诊、触诊、听诊等方式、方法，尽量少用高新技术手段，其优势是费用比较低，减少不必要的支出，避免过度医疗，降低全社会医疗成本开支，这方面已经是发达国家多年实践的成功经验。

（五）协调性服务

全科医疗并非"全能医疗"，全科医生也不是"万能医生"。要承担好"健康代理人""守门人"的角色，以及持续性和综合性保健服务的责任，就必须以协调性照顾（coordinated care）为依托。如果没有协调性照顾，持续性和综合性照顾的实施也非常困难。由于全科医生是民众进入医疗保健系统的"守门人"和桥梁，自然有责任根据对象的不同需要，提供或安排适当的医疗卫生资源，包括动用家庭、社区及各有关医疗保健的资源，以更好地服务于人群和家庭。

协调性服务是指全科医生协调各级各类资源帮助病人及其家庭的服务，是医疗卫生等资源的协调人和枢纽。需要协调的资源有：①协调医疗资源，比如提供会诊、转诊的医疗机构和医疗专家的信息；②协调社区资源，联系社区相关机构、组织或人员，帮助病人获得支援或支持；③协调病人家庭资源，帮助病人家属了解病情、理解病人状况，指导病人家属看护和照顾病人，获得其家庭的支持。

全科医生有效协调的前提是：①对问题或疾病有较准确、及时的判断，才能尽量避免可能的漏诊、误诊，甚至延误或错误的治疗与处理；②充分掌握有关的资源信息，如相关专科医生与机构，家庭和社区的情况；③调动资源的能力与渠道，具有专科医生和医疗机构等关系储备，有健全的双向转诊机制等。

会诊与转诊是协调性服务的常用方法，善用转、会诊符合医患双方的利益。对病人来说自然能得到必要的诊治，对医生而言也是一种职责。另外，转诊资料应完整（包括目的、过程和结果），尤其是要对病人及家庭进行必要的说明，转诊只是将病人特定问题的照顾责任暂时转移给其他医生，全科医生仍负有连续性照顾的责任。

第二节　全科医疗与其相关领域

一、全科医疗与专科医疗

1. 医疗卫生服务的层次关系　在我国，城市和农村具有不同级别的卫生服务体系，城市的二级卫生服务体系中，一级是大、中医院，即现在的三级医院和部分二级医院；另一级是社区卫生服务机构，以社区卫生服务为基础，为居民提供全科医疗和公共卫生服务。农村三级卫生服务网是指以县级医疗卫生机构为龙头，乡镇卫生院为主体，村卫生室为基础的卫生服务体系。

全科医疗是医疗卫生服务体系的基础，主要针对社区人群的基本医疗卫生保健服务，处理常见病、多发病，利用方便、可及的资源，照顾大多数民众的健康。保证服务对象获得方便、及时、有效、适当的医疗卫生服务，可以避免过度服务和资源浪费。如有全科医疗不能解决的问题，则采取转诊的方式，让专科医疗处理。

专科医疗是医疗卫生服务体系中、上层次，不处理常见病、多发病，集中精力处理专科医疗问题和攻克疑难重症，利用高科技手段和仪器设备，开展各种手术治疗与研究、介入治疗与研究以及进行高新技术等医学研究。

2. 全科医疗与专科医疗的区别　全科医疗与专科医疗分别负责健康与疾病发展的不同阶段，涉其服务对象、病患类型、价值取向、使用方法与技术等方面具有很多的不同，主要比较其区别见表3-1。

表 3 – 1　全科医疗与专科医疗的主要区别

比较项目	全科医疗	专科医疗
1. 医疗层次	一级基础医疗	二级、三级分科医疗
2. 服务对象	健康、亚健康及患病个人、家庭与人群	患病的个人
3. 服务人口	范围局限，人数少而稳定	范围较广，流动性较大
4. 病患类型	社区常见健康问题	危重疑难症和需手术疾病
5. 方式方法	基本方法与常规技术	专科方法和高新技术
6. 服务领域	宽泛（生物、心理、社会）	局限（生物为主）
7. 服务范畴	多学科、跨领域、综合性服务	专科、亚专科专业服务
8. 服务宗旨	以人为中心，全面健康照顾	以生命为中心，救死扶伤
9. 价值取向	艺术性、科学性	科学性
10. 医患关系	直接、连续、稳定	间接、间断、欠稳定

二、全科医疗与社区卫生服务

社区卫生服务主要是指城市社区最基层的医疗卫生服务形式，是实施全科医疗的载体，全科医疗是社区卫生服务的主要组成部分。目前我国广大农村地区的基层医疗卫生服务是以乡镇卫生院为依托，参照城市社区卫生服务的模式。

1. 社区卫生服务的概念与特点　20 世纪 30 年代，以色列 Dr Sidney L. Kark 总结多年实践经验提出了"以社区为导向的基础医疗（community oriented primary care，COPC）"，英国在 20 世纪 40 年代的医疗卫生制度改革明确和发展了社区卫生服务（community health care）。随着我国医疗服务体系的建设和发展，社区卫生服务的定义及内涵也在不断完善。我国社区卫生服务的定义是：社区卫生服务是社区建设的重要组成部分，是在政府领导、社区参与、上级卫生机构指导下，以基层卫生机构为主体，全科医生为骨干，合理使用社区资源和适宜技术，以人的健康为中心、家庭为单位、社区为范围、需求为导向，以妇女、儿童、老年人、慢性病人、残疾人等为重点，以解决社区主要卫生问题、满足基本卫生服务需求为目的，融预防、医疗、保健、康复、健康教育、计划生育技术服务等为一体的，有效、经济、方便、综合、连续的基层卫生服务。

社区卫生服务具有公益性、主动性、全面性、综合性、连续性、可及性等特点。社区卫生服务除了提供基本医疗服务以外，还要提供预防、保健等"六位一体"的公共卫生服务。服务人群是社区全体居民，除了病人以外，健康和亚健康人群也是服务对象，包括从孕育生命到临终全程都提供服务。服务方式有主动上门服务，为公众提供家庭服务。使用的药品是基本药品，技术是适宜技术，这种服务是居民看病很方便的卫生服务。

2. 全科医疗与社区卫生服务的关系　实施社区卫生服务最大的优势是能够合理分流门诊病人。国内外的经验表明：发展社区卫生服务，形成以社区卫生服务为基础的、功能合理的、方便群众的区域卫生服务网络，是实现构建合理医疗卫生保健体系的基础。目前世界许多国家都把社区卫生服务作为医疗服务体系的一个重要部分。所以，社区卫生服务是一个国家医疗卫生服务的一种模式，而全科医疗是实现这种模式的手段和方式，是社区卫生服务的重要组成部分，全科医生是实现和发展社区卫生服务的骨干力量，全科医生的培养也是社区卫生服务人才队伍建设的核心。

三、全科医疗与初级卫生保健

"2000 年人人享有卫生保健（primary health care for all by 2000）"的号召，俗称"阿拉木图宣言"，是世界卫生组织于 1978 年 9 月在哈萨克斯坦的阿拉木图召开的国际初级卫生保健大会上提出的，作为当时的全球卫生战略目标，阿拉木图会议明确初级卫生保健（primary health care，PHC）定义为："依靠切实可行，学术可靠又受社会欢迎的方法和技术，通过社区、个人和家庭的积极参与，普遍能享受的、本着自力更生和自觉精神，在各个时期大众及国家能够负担得起的一种基本的卫生保健"。该宣言指出，初级卫生保健是实现"2000年人人享有卫生保健"目标的关键和基本途径。遗憾的是，到2000年，只有很少的国家实现了这个目标。为此，世界卫生组织在2008年再次重申初级卫生保健的重要性，出版了2008年年度报告《初级卫生保健过去重要，现在更重要》（the world health report 2008 – primary health care，now more than ever）。

初级卫生保健的目标和内容与全科医疗服务的目标和内容极为类似，主要包括以下四个方面：①健康促进（health promoting），包括健康教育、环境保护、合理营养、安全的饮用水、体育锻炼、促进心理卫生、良好生活方式养成等。②预防保健（prevention care）。采取积极有效措施，例如主要传染病的预防接种，预防疾病的发生、发展和流行。③合理治疗（rational cure）。及早发现疾病，及时提供医疗服务和有效药品，避免疾病恶化，促使早日痊愈，防止慢性发展。避免药物浪费，减少经济负担及不良反应发生。④社区康复（community – based rehabilitation）。对丧失正常功能或功能有缺陷者，通过综合措施，恢复其功能。1981年第34届世界卫生大会上，增加了"使用一切可能的方法，通过影响生活方式防治非传染性疾病和促进精神卫生"，强调重视工业发展和生活方式改变可能带来的职业病、慢性病、外伤和肿瘤的预防及精神卫生等问题都应包含在初级卫生保健之中。

初级卫生保健是全球卫生战略目标，是实现人人享有卫生保健的策略，只是它更注重基层、基础，一般列入国家最基本的医疗卫生服务范畴，包括应该提供基本药物、保障安全的饮用水等制度，以实现大众医疗卫生保健的公平性。发达国家的历史经验表明，全科医疗是实施初级卫生保健的最佳方式，全科医疗的服务方式和服务内容完全能够满足初级卫生保健的要求。实现人人享有卫生保健的目标和策略的手段或方式就需要依靠全科医疗。

本章小结

全科医疗（general practice）又称为家庭医疗（family practice），是由全科医生面向社区、家庭、个人提供的综合连续、方便可及、协调有效的基层医疗卫生服务。全科医疗是基层医疗卫生服务的主要形式，是一个国家构建医疗卫生服务体系的基础，也是全球实现"人人享有卫生保健"策略的主要方式。全科医疗实施以人为中心的照顾、以家庭为单位的照顾、以社区为基础的照顾、以预防为导向的照顾，采用团队合作的方式，提供综合性、连续性、可及性和协调性服务。

思考题

1. 什么是全科医疗？
2. 全科医疗有哪些特点？
3. 全科医疗与专科医疗的关系是什么？
4. 初级卫生保健的概念与目标是什么？

（覃琥云）

第四章 全科医学的研究

实践证明，科学研究为全科医学的不断创新和发展提供了重要依据，全科医学的基本理论、方法体系都是通过科学研究而逐步建立和完善的，科学研究揭示出全科医学的基本规律和特征，为解决全科医疗的实际问题奠定了基础。因此，全科医生应该掌握科学研究的基本思维和技术方法，能够运用科学方法解决工作中的问题，从而推动全科医学的不断发展。

第一节 全科医学研究的目的与研究范畴

一、全科医学研究的目的与意义

（1）确定和修订全科医疗服务的内容和范围，并为教学服务；

（2）发展和完善全科医学的理论体系，提高全科医疗的效率和品质；

（3）巩固全科医学的专业地位和专科地位，不断提高学科地位；

（4）确定和拓展全科医疗的学科领域，完善全科医疗的学科体系；

（5）指导全科医学教育与服务的开展，为持续改进提供科学支撑；

（6）评价全科医学教育和培训的质量和效果，满足对全科人才的需求。

二、全科医学研究的范畴

（一）全科医学研究中科学问题的分类

全科医学研究的领域很广泛，既可以针对某个健康问题、某种疾病或某类人群的健康状况开展调查，也可以针对社区卫生的服务模式、管理职能、运行机制、绩效考核等内容开展。按照研究的内容划分，可以分为以下五类。

1. 全科临床问题研究 包括全科医疗中常见疾病的预防、诊断、治疗、康复以及临床病例报告等。

2. 流行病学研究

（1）全科医疗中常见问题的现况调查、回顾性和前瞻性研究。

（2）与疾病发生及流行相关的情境、个人及家庭的功能状态及环境因素的研究。

（3）常见疾病诊断和治疗效果的评价。

（4）常见疾病危险因素的分析以及干预效果研究。

（5）全科医疗效率和效果研究。

3. 卫生服务研究 医疗保健服务需求和需要评估、卫生人力资源及设施的管理模式、病人对医疗服务的满意度、成本－效益分析、转诊与会诊情境及效果以及有关健康管理与政策的研究等。

4. 全科医学教育研究 包括全科医学的课程设置、教学方法与成效，全科医学教育的投入、产出分析，医学生及住院医师对全科医学的认知与态度，全科医学继续教育以及自学评估的方法等。

5. 社会学、行为学、心理学、经济学以及健康教育方面的研究 如社会与健康、居民健康行为、疾病行为、医患关系、沟通技巧、家庭动力学研究以及费用控制、疾病负担研究等。

6. 人类学研究 如全科医生工作的压力来源、全科医生如何利用家庭内外资源维护病人健康等。

（二）全科医学研究的内容

1. 人及其健康问题 以人为中心来理解病人作为完整的人的特征和需要；研究病人各类常见症状、疾病和健康问题的诊断、治疗、康复、预防和管理。

2. 家庭的健康问题 即以家庭为单位，理解家庭和个人之间的关系对健康的影响，进行家庭干预和居家照顾。

3. 社区健康教育与健康促进 有效利用社区健康资源，营造有利于居民健康的社区环境和文化氛围，加强社区重点健康问题的防治与管理。

4. 全科医学服务管理 主要包括对全科医疗提供者的培养教育、全科医疗服务机构内部（或工作团队）的组织与管理、服务运行（营销）管理、服务质量管理等方面的研究，还包括全科医学教育研究等。

三、全科医学研究的现状与发展

我国从 20 世纪 80 年代才引入全科医学概念，相关的文献也是在 1987 年才第一次发表，与世界发达国家相比，全科医学研究总体发表的文献数量较少，1987～2009 年 PubMed 收录我国作者发表的全科医学文献仅 103 篇，特别是内地仅有 23 篇。利用文献计量学统计分析 1993～2012 年在 CNKI 和万方数据库上发表的中文论文，共计 3872 篇，发表的数量和质量也发生着变化，20 年全科医学研究的发展大体可分为四个阶段。第一阶段是 1990～1996 年，国内对全科医学研究处于起步阶段，相关研究数量不多，质量不高。1997 年《中共中央 国务院关于卫生改革与发展的决定》中明确提出"加快发展全科医学，培养全科医生"，这标志着全科医学在我国的发展进入一个新的阶段。全科医学研究也逐渐步入正轨，发表的论文数量日益增多。1997～1999 年是第二阶段，研究较多的是有关全科医学基本范畴的澄清、学科体系的架构、学科的定位及其兴起的背景等。而 1999 年卫生部等十部委联合发布《关于城市社区卫生服务的若干意见》和 2000 年卫生部颁发《关于发展全科医学教育的意见》之后，2000～2006 年，全科医学研究的发展进入第三阶段，研究成果的发表数量急剧增加，尤其以全科医学教育的相关研究论文增加明显。2006 年国务院出台《国务院关于发展城市社区卫生服务的指导意见》后，我国全科医学相关研究论文的数量呈显著上升的趋势，全科医学与社区卫生服务、初级卫生保健的关系及与其他学科关系的研究数量也逐渐出现和增多，研究逐渐向深度和广度拓展，这表明全科医学研究已经完成了从理论宣传向学科建设与实践操作阶段的转变。

从研究主题来看，全科医学研究的主要内容包括：全科医学基本范畴的澄清和学科体系的架构，全科医学形成与发展必要性分析，全科医学教育和培训，国内外全科医学发展概况，全科医学与社区卫生服务、初级卫生保健的关系，社区卫生服务的现况，社区居民常见的健康问题等。总体来说,目前全科医学相关研究的领域呈现多样化发展,关注的重点主要集中在健康问题、卫生服务管理、心理社会行为等方面。

四、全科医学研究的学科基础

科学研究是学科建设的前提条件与驱动力。高质量、高水平的研究成果,会使学科水平得到提升,从而使该学科在学术界和社会上产生影响,使学科建设落到实处。而全科医学在学科建立之初就已经明确了它是一个学术型的临床学科,在全科医生的培养过程中强调了科研能力的培养,为开展全科医学研究奠定了良好基础。

第二节 全科医学研究的常用方法

全科医学覆盖的范围很广,开展全科医学的研究可能会涉及基础医学、临床医学、预防医学、社会学、教育学、心理学、社区医学、医学人类学、卫生经济学、卫生法学和管理学等相关理论和研究方法。

从全科医学临床实践需要和学科特性看,全科医学研究更多地需要临床流行病学(clinical epidemiology)、循证医学(evidence based medicine)、社区医学(community medicine)、社会医学(social medicine)、卫生经济学(health economics)等学科的理论、知识和研究方法。

(1)临床流行病学研究方法 流行病学研究方法是医学研究最基本的方法和工具,能够在很大程度上帮助全科医生科学地进行临床思维、临床决策、诊疗工作的评价。全科医学临床流行病学研究可以运用在:①病因和发病因素的研究;②诊断性试验效果评价的研究;③临床疗效的评价研究;④预后的判定研究等。

(2)卫生经济学评价方法 全科医疗服务的基本宗旨之一是使社区居民能够得到价格低廉的优质服务,如何充分合理地利用卫生资源,控制卫生费用过快上涨,成为发展社区卫生服务的核心思想。作为医疗保障的"守门人",全科医生应参与医疗保健费用的管理,依靠三级预防,通过卫生经济学评价控制不合理的、重复的、过度的临床医疗和服务,以节约卫生费用。常用的卫生经济学评价方法主要有:最小成本分析、成本 - 效率分析(cost - effectiveness analysis)、成本 - 效用分析(cost - utility analysis)、成本 - 效益分析(cost - benefit analysis)等。

(3)社会医学研究方法 立足于社区是全科医学有别于其他医学专科的显著特点之一。社区医学或社会医学均是社会学与医学相结合的交叉学科,通过综合研究人群健康和社会因素的关系,提出社会和社区存在的主要卫生问题,制定有效的防治措施,以促进社区人群健康。在全科医学研究中,常需要借助相应的社会学研究方法,通过定性研究与定量研究相结合的方式开展调查研究工作。常用的社会学定量研究方法,如流行病学方法;常用的定性研究方法,如观察法、访谈法、小组讨论等。

(4)循证医学方法 以循证为基础的全科医疗近些年来成为促进全科医学发展的新趋势。传统医学以个人经验为主进行临床诊疗活动,致使一些实际无效甚至有害的治疗方法被长期广泛使用。20世纪90年代开始,循证医学(evidence based medicine)开始在临床医学领域得到快速发展,尤其是在疾病的治疗过程中,循证医学是有意识地、明确地、审慎地应用当前所能获得的最佳研究证据,结合医生个人的临床经验与专业技能,在临床背景下,充分考虑病人的价值观和现有资源,进而和病人共同作出临床决策。系统评价(systematic review)通常在循证医学领域中被认为是临床决策的最佳证据,而 Meta 分析是系统评价中常用的统计学方法。全科医学的学科宗旨除了强调人性化服务外,更强调对病人健康问题处理的科学性,在全科医生的培养中,循证医学的理念和方法不断被强化。

一、全科医学研究中的定性研究

（一）定性研究的定义

定性研究（qualitative research）是一种广泛采用的研究社会现象的方法和手段，又称为"质"的研究，它要回答的不是数量上的多少问题，而是性质上的"是什么""属于什么"等问题，是为了确定研究对象是否具有某种性质或确定引起某一现象的变化原因、变化过程的研究。定性研究以问题开始，为了获得问题的答案，研究人员需要收集大量资料。定性研究侧重于用语言文字描述、阐述以及探索事件、现象和问题。定性资料通常是以文字、录音、图像的形式进行收集。

（二）定性研究的用途

（1）定性研究可作为提供解决方案或建议的工具。

（2）定性研究是产生新想法的工具。

（3）定性研究可以提高理解力。

（4）定性研究提供解释现象的新途径。

（三）定性研究的常用方法

定性研究常用的方法主要有观察法、访谈法、专家咨询法等。

1. 观察法 观察法（observation）是指研究者通过对事件和观察对象行为的直接观察，收集和记录研究对象日常生活信息的一种方法。

2. 访谈法 访谈法（interview）与观察法一样，是一种收集资料的重要研究方法，可以分为无结构访谈和结构性访谈。无结构访谈也称为深入访谈或自由访谈，根据事先设计好的主题，由访谈员与被访者围绕主题进行自由的交谈。结构性访谈要求访谈过程、访谈内容、访谈方式等方面尽可能统一，做到标准化。

（1）个人深入访谈 个人深入访谈（in-depth interviewing）是指一个访谈者与一个被访谈者面对面进行交谈。该方法应用范围不是很广泛，但适用于一些特殊的情况，例如访谈的内容为敏感性话题，或者被访谈者的居住地点很分散。可以利用没有问卷或提纲的开放式访谈，或是利用准备好的访谈提纲进行访谈，问题的顺序没有严格的限制。这种访谈可以在正式的情况下进行，也可以在非正式的情况下进行。在访谈中研究者的目的是了解被访谈者的认识和看法，特别要注意的是不要把自己的观点和想法强加给被访谈者，或是想当然地认为被访谈者对某一名词或术语的理解与你相同，在访谈中研究者要尽量使用被访谈者的词汇来构建所提出的问题。

（2）专题小组访谈 专题小组访谈（focus group interviewing）是根据研究目的确定好要讨论的主题和目标小组，在主持人用事先准备的提纲引导下进行开放式讨论。典型的专题小组讨论应由 5~7 人参加，专题小组访谈是最常用的定性研究方法。

（3）选题小组访谈 选题小组访谈（nominal group interviewing）是一种程序化的小组讨论过程，召集一组（约 10 人）人来讨论某个特定问题的各个方面及其种种原因。小组成员在相互不交流的情况下，根据问题列出自己认为重要的几项内容，汇总后排出优先顺序。该小组成员由各种不同利益相关者、不同思想意识和不同专业水平的人组成的，但访谈结果也受到小组成员文化水平的制约。

3. 专家咨询法 专家咨询法（expert consultation method）是以专家为索取信息的对象，请专家运用自己的知识和经验，对研究的问题进行分析总结，从中找出特征或规律。常用的方法包括德尔菲专家咨询法和头脑风暴法。

（1）德尔菲专家咨询法 德尔菲专家咨询法（Delphi consulting）依据系统的程序，发放一定数量的专家咨询问卷，请专家独立发表意见，之间不得讨论，然后将调查人员收集的每一轮专家意见进行汇总整理，并将整理过的材料再寄给每位专家，专家在此基础上提出新的意见。如此反复多次（通常2~3次），意见逐步趋于一致，得到一个比较一致的且可靠性较大的结论或方案。

（2）头脑风暴法　头脑风暴法（brain storming）是一种通过团队形式，聚焦特定问题，让每位发言者在开放、自由、愉快、轻松的环境中，提出自己的观点和想法，获得创新性想法的研究方法。

（四）定性研究的抽样

定性研究通常对小样本人群进行深入调查，不像定量研究的目标是通过对大样本人群进行调查以寻求统计学意义。定性研究的抽样是有目的性的而不是随机性的。定性研究的样本通常不是全部事先指定的，可以随着现场调查的开始而调整。

二、全科医学研究中的定量研究

全科医学的定量研究方法多采用流行病学的研究方法。流行病学的研究方法可以分为观察性研究和实验性研究。

（一）观察性研究

观察性研究是指在不干预研究对象的情况下，研究者观察是否存在多种可能的暴露因子，随后评价这些暴露因子对健康的影响以及影响程度。在目前的研究中，观察性研究所占的比例较大。观察性研究又分为描述性研究和分析性研究。

1. 描述性研究　描述性研究（descriptive study）是指在无对照组的情况下，仅观察所研究的对象在某时间所存在的与健康相关特定因素（如"三间分布"——时间、地点和人群），经量化后描述其分布的情况。

观察性研究多从描述性研究开始，通过收集常规记录资料或通过调查资料来描述疾病或健康问题在时间、地点和人群的分布特征。如"城市社区卫生服务中心全科医疗门诊疾病分布""城市社区居民卫生服务利用的研究"等均属于此类研究。描述性研究能提供某疾病或现象的流行病学特征资料，有时还可以提供一些病因的线索。但描述性研究只能提出假说，不能证实假说。描述性研究包括现况研究和生态学研究。

（1）现况研究　现况研究又称横断面研究（cross - sectional study），是流行病学研究最常用的一种方法。现况研究是研究特定时间（特定时点或时期）以及特定范围内人群中有关变量与疾病或健康状况的关系。即调查该群体中的个体是否患病，以及是否具有某些变量或特征的情况，从而探索患病情况和某种因素的相关性。如研究血脂、体重、食盐摄入量与高血压的关系。现况研究具有快速、经济的优点，但由于是同时测量暴露因素与患病的情况，故不能区分出何者为先，且疾病也可能影响暴露的程度。

现况研究的目的包括：①描述疾病或健康状况、因素的分布特点；②研究人群的有关因素与疾病或健康状况之间的关系，提供病因线索或建立病因假设；③疾病监测；④确定高危人群；⑤建立某些人体生理指标的参考值范围。

优点：①常用的流行病学调查方法；②有来自同一群体的自然形成的同期对照组，结果具有可比性；③可同时观察多种因素。

缺点：①难以确定暴露与疾病的时间顺序；②研究某个时点上的患病情况，不能获得发病率资料，除非在一个稳定的群体中，连续进行同样的现况调查；③难以调查死亡病例、病程短或者已痊愈的病例。

现况研究的方法包括普查和抽样调查。

①普查　为了早期诊断、治疗病人，在特定时间、特定范围内进行的全面调查称为普查

（census）。特定时间应当较短，甚至指某时点。特定范围指某个地区或具有某种特征的人群。

普查的目的除了早期发现和治疗病人之外（如各地开展宫颈癌的普查），有时还为了了解疾病和健康状况的分布而进行。前者如了解高血压、糖尿病、冠心病等疾病的人群分布；后者如对儿童生长发育状况、营养状况调查等。

优点：①理论上所有的病人都能查到，能够做到早发现、早诊断、早治疗；②无抽样误差。

缺点：①普查不适用于发病率很低、无简易诊断手段或者无有效治疗措施的疾病，因是横断面调查，故一般只能获得阳性率或患病率而得不到发病率资料；②调查范围较大，需花费大量的人力、物力和财力，会影响检查的速度和精确性；③由于普查的工作量大，调查的结果不容易细致，诊断可能不够准确。

②抽样调查　抽样调查是指按照一定的方法从总体中抽取一部分研究对象作为样本，通过对样本人群的调查结果进行分析，估计总体人群的特征。例如我们要研究某个地区某病患病率，该目标地区的总体人群即目标人群（target population）或叫抽样框架（sampling frame），按统计学原理从其中抽取部分人作为调查对象，即样本人群或研究人群（study population）。然后，可根据样本人群的结果推断目标人群的患病率。样本的选取要具有代表性，并且调查的资料要分布均匀，应当按照随机化、样本含量足以代表总体的原则进行抽样。

抽样方法包括随机抽样和非随机抽样。

随机抽样：遵循随机化原则，保证总体中每一个对象都有同等机会被选入作为研究对象。常用的随机抽样方法有：单纯随机抽样（simple random sampling）、整群抽样（cluster sampling）、系统抽样（systematic sampling）、分层抽样（stratified sampling）、两级或多级抽样（multistage sampling）。

非随机抽样：试验者根据试验调查的目的、要求和被调查对象的总体情况，有意识地选择某些对象进行试验。

抽样调查比普查费用少、速度快，由于调查范围较小，而使工作可以做到细致。其缺点是不适用于个体间变异过大的资料，同时也不适用于患病率低的疾病，当抽样比例大于75%是，不如进行普查。

知识链接

问卷调查法

调查最常用的方法是问卷调查法（questionnaire method），是调查者运用问卷向被选择的调查对象进行资料搜集的一种方法。一般情况下问卷多设计为书面形式，问卷的设计直接关系到调查的质量。定量研究侧重于用数字来描述、阐述以及揭示事件、现象和问题。

在问卷设计中，根据不同的填写方式，可分为自填式问卷和访问式问卷。自填式问卷是由调查对象自己填写，访问式问卷是调查人员根据被调查者的回答，填写问卷。根据问卷的结构不同，又可分为封闭型问卷、开放型问卷和混合型问卷。

封闭型问卷（closed questionnaire）又称为结构型问卷。在这种问卷中，要列出问题，同时在每个问题后备有可供选择的答案。被调查对象根据自己的实际情况选择填写。优点：答案具有标准化和统一性，调查的结果易于统计分析；回答方式简单，应答率高；问题明确，结果具有可信性，应用广泛。缺点：由于事先设计了备选答案，调查对象的创造性受限，不利于发现新问题；调查对象对所列举的问题不理解或不完全理解时，或者没有调查者所需要的答案时容易造成盲目回答，产生偏倚。

开放型问卷（opened questionnaire）又称非结构型问卷。在这类问卷中，只列出问题，不提供备选答案，被调查对象根据自己的情况做出回答。优点：用于探索性研究，适用于很难知道有几种备选答案的情况；调查对象可以发挥创造性，自由回答问题，可以收集到生动的、意想不到的结果；使用灵活，调查对象可以进行详细的说明和论证。缺点：由于调查对象自身的差异，对问题的认识和理解存在差异，所以收集到的信息不一定有用，而有用的信息未必能够收集到；调查结果不是统一和标准化，统计分析难度较大；回答需花费较多时间，易带来拒答率高、回收率低的问题。

混合型问卷（mixed questionnaire）既包括封闭型问卷，又包括开放型问卷，该类问卷可以弥补上述两类问卷的不足。

（2）生态学研究　生态学研究（ecological study）是描述性研究的一种。它是在群体的水平上研究某种因素与疾病之间的关系，以群体为观察和分析的单位，通过描述不同人群中某因素的暴露状况与疾病的频率，分析该暴露因素与疾病之间的关系。疾病测量的指标可以是发病率、病死率等；暴露也可以用一定的指标来测量，例如各个地区人群的烟草消耗量可以从烟草局等有关部门获得。生态学研究可分为生态比较研究和生态趋势研究。

2. 分析性研究　分析性研究（analytic study）分为病例对照研究和队列研究。

（1）病例对照研究　病例对照研究（case-control study）是一种分析性研究方法，又称回顾性研究（retrospective study）。是将人群中患有某种疾病的病人作为病例组，随机选取与病例组性别年龄等条件相似的非该病病人作对照组。在两组对象中用同样的方法，如询问、实验室检查或复查病史，回顾被调查的病人有无暴露在预调查的危险因素中及其暴露程度，对比两组的暴露状况，计算该因素与疾病是否存在统计学意义上的关联。病例对照研究是"由果推因"的研究过程。

优点：①特别适用于罕见病的研究，往往是罕见病病因研究的唯一选择；②较容易组织和实施，相对更省力、省时和省钱；③不仅可以应用于病因的探讨，也可广泛用于其他方面，如疫苗的免疫效果评估。

局限性：①不适用于研究人群暴露比例很低的因素，需要足够多的样本量；②选择研究对象时，很难避免选择偏倚；③暴露与疾病的时间先后难以判断；④获取既往信息时，难以避免回忆偏倚。

（2）队列研究　队列研究（cohort study）是将特定人群按是否暴露于某因素分成两组：暴露组和非暴露组；观察一定时期两组人群中某病的发病率和病死率并进行比较，以确定该暴露因素与疾病的联系。队列研究的特点是"由因及果"，其研究得到的结果比病例对照研究更为可靠。队列研究可分为回顾性队列研究（retrospective cohort study）和前瞻性队列研究（prospective cohort study）。

优点：①由于是前瞻性的，有可能使测量暴露的方法标准化，以减少观察者、观察对象和技术变异而引起的误差，又由于事先不知道谁将发病，回忆偏倚较小；②可以直接计算暴露组和非暴露组的发病率，从而计算出相对危险度（relative risk，RR）和归因危险度（attributable risk，AR）等反映疾病危险关联的指标，可以充分而直接地分析暴露的病因作用；③有助于了解人群疾病的自然史，有时还可能获得多种预计以外的疾病结局资料；④有可能观察到暴露和疾病在时间上的先后；⑤可按暴露水平分级，从而有可能观察到剂量-反应关系。

局限性：①不适用于发病率很低的疾病的病因研究，由于这种情况下所需要的样本量大，难以达到；②需要长期随访，容易产生各种各样的失访偏倚；③研究费时费力，其组织与后勤工作相当艰巨；④研究者虽然可预先根据暴露与否进行分组，但有时难以控制暴露以外的其他特征在两组中的分布，而造成混杂偏倚。

（二）实验性研究

实验性研究（experimental study）与描述性研究不同，它是在研究者直接控制条件的情况下进行的群体实验研究。实验性研究是将一组随机抽取的实验对象随机分配到两种或多种处理组（实验组与对照组），实验组人为地给予或控制某因素，而对照组不给予该因素或给予安慰剂，然后观察比较不同处理因素的效应（或结果）。如添加某营养元素促进生长发育的实验研究，随机抽取若干同一年级的小学生分配到甲、乙两组，甲组课间餐中添加营养元素，乙组仅给予正常课间餐，追踪观察一段时间后，比较两组学生身高、体重的增长情况。良好的设计是顺利进行实验和统计分析数据结果的先决条件，也是使实验研究获得预期结果的重要保证。

1. 实验性研究的特点 首先，研究者能人为设置处理因素。其次，受试对象接受何种处理因素或水平是由随机分配而定的。这两个特点使实验研究和调查研究相比，组间具有较好的均衡性。例如在小学生课间餐添加营养元素的实验中，通过随机分配使甲、乙两组的性别、家庭经济状况和心理状况一致，来研究某营养元素对儿童生长发育的影响。

2. 实验性研究的分类 实验性研究的分类方法很多，常根据研究对象进行分类，可分为动物试验、临床试验和社区干预试验。

（1）动物试验 很多试验首先在动物身上进行，取得肯定结果后再逐步过渡到人体。动物试验（animal experiment）持续的时间一般不长，多在一年以内。

（2）临床试验 临床试验（clinical trial）通常局限在患病人群中，持续的时间可以较长，目的是了解某种治疗措施的效果，例如研究某种新型化疗药物治疗肺癌的效果。

（3）社区干预试验 社区干预试验（community intervention trial）往往在某个地区的所有人群中进行，持续时间一般较长，目的是通过干扰某些危险因素或施加某些保护措施，然后了解它们在人群中产生的预防效果。例如在饮用水中加碘预防甲状腺肿的人群试验。由于社区干预试验中难以贯彻随机分配，故又有人称它为类实验（quasi – experiment）研究。

3. 实验性研究的优缺点 实验性研究是较为理想的研究方法，有许多优点，但也存在不足之处。

（1）优点 ①条件易齐同，可比性好；②研究对象能保证符合要求，研究者可据研究要求制定严格的纳入和排除标准，保证研究对象符合研究要求；③观察结果客观可靠，在结果观察中可制定反映实验效应实际的观察指标，加之盲法的应用使观察的结果可靠。此外，治疗方法给予人为控制，能使治疗法的给予时间、方式、剂量等做到标准化。

（2）缺点 ①与一般临床观察性研究相比，实验研究所需时间较长，特别是长期临床效果的观察或预后的研究；②研究设计严格，实际应用中有一定难度；③临床选择病例多是典型的入院病例，对总体的代表性有局限性。

本章小结

熟悉和运用全科医学及相关学科的研究方法，发现、分析和解决实际工作中的问题，是全科医生必须具备的基本技能。本章中在明确全科医学研究的目的与意义、全科医学研究的范畴、全科医学研究的内容基础上，对全科医学研究中经常使用定性研究和定量研究进行了简单的介绍。定性研究包括观察法、访谈法、小组讨论法等。定量研究主要采用流行病学的方法开展，常用的有描述性研究（现况研究、分析性研究和生态学研究等）和实验性研究。描述性研究包括普查和抽样调查在内的现况研究，以及病例对照、队列研究在内的分析性研究。实验性研究包括动物试验、临床试验和社区干预试验。在全科医生的教育中应该加强科研能力的培养，为不断创新全科医学理论和技术奠定基础。

思考题

1. 全科医学研究的范畴是什么?

2. 全科医学研究中常用的方法有哪些?

（席　彪　邵　爽）

第二篇

全科医学的基本工作方法

第五章 以人为中心的健康照顾

以人为中心的健康照顾是全科医疗的基本特征，它与专科医疗以疾病为中心的诊疗模式有根本的区别，是以生物 - 心理 - 社会医学模式为基础。以人为中心的健康照顾核心包括如下内容：一是维护病人尊严和尊重病人：全科医生需要听取病人及家属的观点，并尊重病人及病人家属的选择。病人和家属的知识范围、价值观、信仰和文化背景都应在提供医疗服务时候被考虑到。二是信息共享：整个治疗过程中，全科医生应与病人本人和病人家属共享完整的、无偏倚的信息，并使用病人及病人家属能够理解的语言（非专业术语），确保病人和家属接收到及时、完整和准确的信息，以便有效地参与医疗决策。三是参与：鼓励并支持病人和病人家属参与到整个治疗过程中，并在他们所选择的范围中参与医疗决策。四是合作：病人家庭、全科医生和医院领导共同进行合作，进行共同改善。

本章将就医学模式转变带动医生关注中心的转移、以人为中心的健康照顾指导原则、全科医生应诊的任务、全科医生问诊模式等内容进行详细的介绍。

第一节 医学模式转变带动医生关注中心的转移

一、医学模式和医生关注中心变化的历史回顾

医学模式的概念是在医学模式的科学发展和医学实践活动过程中逐渐形成的观察和处理医学领域中有关问题的基本思想和主要方法，是人们考虑和研究医学问题时所遵循的总的原则和总的出发点，包括健康观、疾病观、诊断观、治疗观等，影响着某一时期整个医学工作的思维及行为方式，从而使医学带有一定的倾向性、习惯化了的风格和特征。医学模式一经形成，便会指导医学实践。随着医学的进步、医学发展的进程和人类对健康需求的提高和变化，医学模式经历了多次转变。随着医疗科技的发展，医生的关注中心发生了重大的转移，医生关注中心的转移是医学模式转变的结果。

（一）以疾病为中心——生物医学模式

随着科学技术的进步，医学的研究逐渐从宏观步入微观，并已进入分子水平，这样使人

们逐渐产生了一种观念，即认为人体只不过是一部精密的机器，疾病则是某一部件出现故障和失灵，医生的工作就是修补和完善。19 世纪以来，随着哈维的实验生理学和魏尔啸的细胞病理学的出现，以及解剖学、生理学、微生物学和免疫学等生物科学体系的形成，加上外科方面消毒和麻醉技术的出现，将人作为"人体机器"的观点注入了新的研究成果，诞生了生物医学模式。

生物医学模式是指建立在经典的西方医学基础之上，尤其是细菌论基础之上的医学模式。由于其重视疾病的生物学因素，并用该理论来解释、诊断、治疗和预防疾病以及制定健康保健制度，故被称为生物医学模式。其基本特征是把人看作单纯的生物或是一种生物机器，即只注重人的生物学指标的测量，忽视病人的心理、行为和社会性，认为任何疾病（包括精神病）都能用生物机制的紊乱来解释，都可以在器官、组织和生物大分子上找到形态、结构和生物指标的特定变化。生物医学模式使医学由经验领域走向科学领域，为解决临床医学和预防医学的一些重大难题提供了理论基础。生物医学模式对现代西方医学的发展和人类健康事业产生过巨大的推动作用，特别是在针对急、慢性传染病和寄生虫病的防治方面，使其发病率、病死率大幅度下降；在临床医学方面，借助细胞病理学手段对一些器质性疾病做出定性诊断；无菌操作、麻醉剂和抗菌药物的联合应用，减轻了手术痛苦，有效地防止了伤口感染，提高了治愈率。

但随着医学科学的发展和疾病谱的改变，生物医学模式逐渐暴露出以下片面性和局限性：①仅仅从生物学的角度去研究人的健康和疾病，只注重人的生物属性，忽视了人的社会属性；②在临床上只注重人的生物功能，而忽视了人的心理功能及心理社会因素的致病作用；③在科学研究中较多地着眼于躯体的生物活动过程，很少注意行为和心理过程；④仅仅关注疾病相关的资料，忽视了病人的需求，病人常常是被动地接受医生的检查和处理，很少能参与诊疗过程，医患关系疏远，对医嘱的依从性降低。

（二）以病人为中心——生物—心理—社会医学模式

随着经济和社会的发展，影响人类健康的疾病由传染病转为慢性非传染性疾病，由于疾病谱和死因谱的改变，生物医学模式已无法完全解释和有效解决这些疾病的发生与发展。生物—心理—社会医学模式的产生背景主要有以下几点。

1. 疾病谱和死因谱的改变 世界各国先后出现了以心脏病、脑血管病、恶性肿瘤占据疾病谱和死因谱主要位置的变化趋势。例如，影响我国人群健康的主要疾病，也已由过去的以传染病为主而逐步转变为以慢性病为主。

2. 对保护健康和防治疾病的认识深化 随着人们对保护健康、防治疾病的经验积累，对其认识也有了深刻变化。对人的属性的认识，由生物自然人上升到社会经济人。对疾病的发生和变化，由生物层次深入到心理与社会层次。对健康的思维也日趋全方位、多层次。

3. 医学科学发展的社会化趋势 医学发展史证明，医学的发展与社会发展息息相关。人类保护健康和防治疾病，已经不单是个人的活动，而成为整个社会性活动。只有动员全社会力量，保持健康、防治疾病才能奏效。

4. 人们对卫生保健需求的提高 随着经济的发展，国民收入增加，人们对卫生保健的需求提出了更高要求。不但要身体好，还要有良好的心理状态和社会活动能力，从而提高生活质量，延年益寿。

美国罗彻斯特大学医学院精神病学和内科学教授恩格尔（O. L. Engel）1977 年在《科学》杂志上发表了题为"需要新的医学模式，对生物医学的挑战"的文章，批评了现代医学即生物医学模式的局限性，指出这个模式已经获得教条的地位，不能解释并解决所有的医学问题。为此，他提出了一个新的医学模式，即生物—心理—社会医学模式。他指出："为了理解疾病的决定因素，以及达到合理的治疗和卫生保健模式，医学模式必须考虑到病人、病人生活在其中的环境以及社会保障系统，即医生的作用和卫生保健制度"。

生物—心理—社会医学模式是对生物医学模式的补充与发展。认为在分析健康与疾病的关系时，应以生物因素为前提，同时强调心理和社会因素对健康的作用，心理因素和社会因素通过生理因素影响个人和人群的健康。疾病既是损伤的生理过程，也会对病人的情绪造成不良影响；同时，不良的情绪也会引起生理的负性反应，甚至引起疾病的发生。个人的社会实践、生活行为、社会角色、文化素养、职业等社会因素也会通过个体的生理及心理变化对个人的健康状况产生影响，生物—心理—社会医学模式把生物、心理和社会因素作为一个三维坐标系来理解、认识健康和疾病问题。

二、以疾病为中心与以人为中心的区别与联系

全科医疗以人为中心的健康照顾，或称之为以人为本的健康照顾，与专科以疾病为中心的照顾有着本质的区别，但是在临床的诊疗过程中两者又有密切的联系。

（1）在生物医学模式中，病人是待修理的机器，疾病是机器上损坏的零件，医师是负责修理各种零部件的工程师；而生物—心理—社会医学模式是以人的整体健康为最终目标，疾病是病人的一部分而并非全部，病人的需求和期望与生理疾病同等重要。

（2）以疾病为中心是一种集中思维，而以病人为中心却是一种发散思维；前者更注重实质，后者更注重背景和关系。当面对一个病人时，专科医生首先想到的是这个病人得了什么疾病，而全科医生首先想到的是这个病人是一个怎样的人，因此，先要看人，了解病人。全科医生在向病人提供以人为中心的健康照顾时就需要进入病人的世界中去，了解病人的宏观和微观世界，同时了解病人的个性，总之，全科医生要了解病人所患的疾病，更要了解所患疾病的病人。

（3）专科医生与全科医生之间非常需要进行合作，在专科医生对疾病进行深入、细致地分析之后，就需要全科医生对各种问题进行全面、系统地整合。

三、全科医生以人为中心提供服务的优势

1. 关注病人胜于疾病　全科医生在全科医疗中重视人胜于重视疾病，将病人看作有生命、有感情、有权利和个性的人，而不是疾病的载体，不是一架需要修理的机器或药物反应的容器，其照顾的目标不仅是寻找患病的器官和病因，更重要的是维护服务对象的整体健康。

2. 重视家庭与健康的相互影响　以家庭为单位的照顾是全科医学的重要特征之一，也是以人为中心的健康照顾的重要指导原则。家庭是个人生活的重要背景。家庭先天的遗传及后天的培养，健康观的建立，对医疗的态度，家庭成员彼此的情感支持，家人患病和家庭所处的发展阶段等，都会给家庭成员的健康带来不同程度的影响。因此，在条件允许的情况下，最有效的方法是对整个家庭也要提供医疗保健服务。

3. 突出社区工作为基础的服务　全科医生立足社区，应该充分了解社区的情况，包括运用流行病学和社会学等方法，调查、分析、掌握社区的社会人口学特征，健康状况，环境影响因素以及各种卫生资源的分配利用情况，并能协调社区各方面的卫生资源，对社区重点人群和重要的健康问题实施有针对性的干预。这不仅是全科医疗整体性和全局性的体现，而且也促进了全科医疗的科研工作。

4. 把握临床预防服务的优势　全科医生在提供医疗服务的同时，一体化地提供预防、保健等服务，是全科医疗综合性服务的特点。全科医生的服务对象既有病人，也有健康和亚健康者，了解他们的家庭及社区背景，使全科医生在提供预防服务方面具有以下独特优势：①能把与个人及其家庭的每一次接触都作为提供预防保健服务的良机；②作为教育与咨询者，能有效地开展一级预防，包括健康教育与健康促进；③能有针对性地提供个性化的预防保健，

提高病人的依从性；④有较多机会实施疾病的二级预防，即"早发现、早诊断、早治疗"，还大量承担慢性病管理等三级预防工作。

5. 尊重病人的权利 尊重病人的权利是以人为中心的健康照顾的重要原则。全科医生应尊重和维护病人的权利。我国现阶段病人享有以下基本权利：①病人享有人格权和得到尊重的权利；②病人享有必要的医疗和护理的权利；③病人有参与医疗和对疾病认知的权利；④病人享有自主和知情同意的权利；⑤病人享有拒绝治疗和实验的权利；⑥病人享有医疗保密权；⑦病人有监督自己医疗权利实现的权利。

6. 发挥团队合作的功效 以人为中心的健康照顾，需要为人提供全方位、多层面的卫生服务，这就需要发挥团队合作的功效。在各种类型的社区或全科医疗服务组织中，全科医生都是其中的核心与组织者，他要同其他人员包括公共卫生医生、全科护士、社会工作者等充分合作。只有发挥团队的优势，以共同的目标、良好的协调、互补的合作，才能提供优质高效的基本医疗与基本公共卫生服务。此外，全科医生与专科医生之间也可形成互补合作的团队，围绕全面改善个体与群体健康状况和生命质量的目标共同工作。

第二节 以人为中心的健康照顾的基本原则

一、既关注病人，也关注疾病

希波克拉底曾说过"了解你的病人是什么样的人，比了解他们患了什么病更重要。"

1. 病人的宏观世界和微观世界 病人首先是人，是在特定环境中从事物质生产活动和精神文化活动并能表现自己独特个性的存在物。其次，病人不仅是指患某种疾病的人，还包括有健康问题而需要医务人员帮助的社会成员。人有自然性和社会性两个方面属性，这两个方面属性构成了人的微观世界与宏观世界。人是由原子、分子、细胞、组织、系统构成的自然物质，这些自然属性即构成人的微观世界，人的微观世界可以采用自然科学的方法进行研究和精确测定；人的特定背景和各种关系构成了人的宏观世界，是一个复杂的、多元的、难以量化的世界。而人所处的宏观世界与自身的微观世界又是相互联系、相互作用的，人的健康与他的宏观世界及微观世界密切相关，病人的精神和躯体是不可分割的整体，是生命活动中相互依赖、相互影响的两个方面，这两个方面都会影响人体的健康。全科医生就应该向病人提供以人为中心的健康照顾。全科医生在提供以人为中心的健康照顾的过程中，不仅要了解病人的宏观世界和微观世界，还要了解病人的个性特征，不仅要了解病人的病理、生理过程，还要了解病人的心理过程；同时，还要了解病人的社会背景等其他影响因素。所以，全科医生只有全面了解病人的生理、心理和社会特征，才能对病人的健康问题作出评价，从而制定出有针对性的健康照顾方案。

2. 全科医生的"病人"范畴 现代医学将与人类疾病相关的"疾病""病患"和"患病"这三个概念区分开来，从不同角度进行了描述，表达了三种不同的概念。

(1) 疾病 属于生物尺度，指可以判明的人体生物学异常，疾病可以从体格检查、化验或其他特殊检查加以确定，是专科医生关注的对象。

(2) 病患 属于感觉尺度，即有病的感觉，指一个人的自我感觉和判断，认为自己有病；但实际既可能存在躯体疾病，也可能仅仅是心理或社会方面的失调。

(3) 患病 属于行动尺度，是通过病人对病患所采取的行动，使他人和社会知道此人处于不健康状态。

一个人可能有明显的"病患"，如头痛、失眠，但却未查出"疾病"，而他因此告诉别人，即是"患病"了，被别人视为"病人"。同样，一个人可能有某种"疾病"，如代谢综合征，但在早期并没有不适，即无"病患"，也未就医，别人不知情，因此别人不知道他"患病"，一旦病情进展，出现症状（病患）而就医，确诊为糖尿病、高血压、冠心病（疾病），那么他就"患病"了。所以，这三种情况可以单独存在，或同时存在，或交替存在。

"以疾病为中心"的生物医学模式过分强调了"疾病"的地位，却并未重视"病患"和"患病"这两种情况。而"以病人为中心"的生物—心理—社会医学模式则强调三者同等对待。在以人为中心的健康照顾过程中，全科医生应该用三种眼光看待健康问题：一是用显微镜检查病人身体器官上可能存在的病灶；二是用肉眼审视面前的病人，了解其患病的体验；三是用望远镜观察病人的身体后，了解其社会背景情况。全科医生应具备"全方位"或"立体性"全科诊疗思维方式，将这种思维模式与病人的三种需求联系在一起，向病人提供以人为中心的健康照顾。

二、理解病人的角色和行为

1. 理解病人角色 病人角色是指一个人被认为是病人后，这个人便拥有了病人角色或病人身份，原有的社会角色就会部分地或全部地被病人角色取代。病人角色是一种特殊的社会角色，患病是人的一生中必然会经历的一种现象，是一种生存状态的正常表现。患病的人的行为表现与健康人有所差别，将一个人看成病人的主要依据就是看他有无就医行为。虽然某些病患通常导致一个人寻求医疗帮助，但并非所有生病的人都成为病人，也不是所有的病人都必定是患病的。

病人角色使病人有暂时免除社会角色义务或减轻日常责任的权利。病人可以免除或减轻其在健康状态下所需要承担的社会角色义务。如工人患病后可以不去上班，学生生病后可以不去上学。免除的责任范围、持续时间与疾病的性质和严重程度相关。病情较轻时，不影响病人承担的社会角色或影响程度较小；病情严重时，如需要住院治疗的病人一般就失去了原有的社会身份，病人角色代替了一切其他角色。

同时，病人角色也使病人有使自己尽快康复的义务。病人应该认识到患病是不符合社会需求的状态，每个社会成员都应该能承担各自的社会责任，因患病减轻或免除社会责任应该是暂时的。所以，病人必须与他人合作，想办法尽快康复。病人应寻求有效的帮助，并在治疗过程中与医务人员合作。发生疾病后，大多数病人都不可能靠机体自身自愈而恢复健康，因此必须寻求有效的帮助。这种帮助一般情况下主要来自医务人员，病人有义务与医务人员配合，接受医务人员各种合理建议。

作为全科医生，应当理解病人角色的意义和病患的合理性，在工作中有针对性地提供以人为中心的全面的健康照顾。

2. 理解病人的患病体验 患病体验是指病人经历某种疾病时的主观感受。病人的患病体验是病人患病经历中最重要的体验过程，不了解病人的患病体验，医生对病人的理解也是不完整的。在生物医学模式下，专科医生要理解病人的患病体验是一件很困难的事，医生常常用没有时间去听病人诉说作为忽略病人患病体验的借口，甚至有医生因为找不到疾病的客观依据而否定病人的患病体验。这些都是生物医学模式只关心疾病、不关心病人的表现，医生的兴趣只放在能客观测量到的疾病上，并不关心病人的患病体验。而在生物—心理—社会医学模式下，全科医生必须了解病人的主观症状和体验，这有利于取得病人的信任，建立良好的医患关系，相反，医生直接否认或怀疑病人症状与体验的真实性时，会使病人产生不被接纳、不受尊重、不被信任的感觉，严重损害医患关系。全科医生在让病人了解疾病知识的同时，自己更应该了解病人的患病体验，并给予必要的解释与支持。只有这样，双方才能达成共识和谅解，建立良好的合作关系。

虽然每个病人的患病体验都不相同，但也有一些共同的特征。一般来说，病人患病后会有以下患病体验。

（1）一般的患病体验包括以下几种情况：①精神与躯体分离；②病人感觉到正与所生活的世界逐渐隔离；③恐惧和焦虑；④对健康充满羡慕；⑤疾患可能损害理性的本能；⑥容易被激惹；⑦失去时间变化的感觉；⑧拒绝接受现状，极度紧张。由于病人的生活经历和背景都不一样，每个病人都有自己独特的患病体验，因此全科医生需要用心去倾听、去感受病人的患病体验，帮助病人更好地适应和接受所患的疾病，促进疾病的康复，提高自身的健康状况和提高生命质量。

（2）疾病的疼痛与痛苦体验，是一种总体感觉，它只是疾患的一个方面，而不是疾患本身。疼痛是疾病常见的症状之一，是疾病对病人所带痛苦的来源之一。痛苦则包括躯体的痛苦、精神的痛苦和道德的痛苦三方面，有时这三方面痛苦却又很难分清。疾病所引起的疼痛会给病人带来痛苦，但相同的疼痛对于不同的病人痛苦的感受也不一致。在专科医疗中，往往只关注如何缓解躯体的痛苦，而忽视了躯体的痛苦、精神的痛苦和道德的痛苦这三方面的相互影响。作为全科医生，面对病人的痛苦，应该告诉病人，医生可以通过有效的药物或治疗措施来缓解他的疼痛，并尽可能减轻他躯体的痛苦，同时，在他经受痛苦的时候，医生将陪伴着他，给予他和他的家庭尽可能多的关心、支持和帮助。

3. 理解病人的患病行为 病人的患病行为与病人的生活背景、个性特征、健康信念模式、疾病因果观、占主导地位的需要层次和生活目的有关。如一个经济状况很差的人患了绝症，往往表现为不愿意接受任何治疗；而对于一个经济状况很好又享受医保的人，则希望在这有限的时间里能最大限度地体现自己的人生价值，因而在积极配合治疗的同时，可能对工作表现出极大的欲望。人总是依赖生活的意义而活着，如果已经丧失了生活的全部意义，个人对健康就会采取漠不关心的态度。如果我们完整地了解病人，就能理解病人因患病而表现出来的患病行为。

4. 理解病人的期望 病人总是带着对医生的期望来就诊的。病人对医疗的满意度取决于医生满足病人期望的程度。往往是病人的期望值越高，就越容易产生不满。从生物—心理—社会医学的角度去理解病人的期望，有助于全科医生不断改善自己的医疗行为与服务技巧，合理地满足病人的期望。

（1）理解病人对医生医疗技术的期望 病人就医第一位期望的是医生医疗技术，病人都希望医生能迅速作出诊断，并药到病除。

（2）理解病人对医生高尚医德的期望 病人就医最直接的期望就是医生能工作认真、耐心细致、医德高尚、平等和蔼，自己能与医生轻松交往，建立朋友式的互动关系。作为全科医生要理解病人对医生的医德期望。

（3）理解病人对医生服务技巧的期望 病人希望医生能让自己了解问题，并有机会参与讨论，发表自己的意见和看法，最后能与医生一起决定解决问题的方案。

（4）理解病人对就诊结果的期望 病人不希望听到医生说："你的问题不属于我这个专科，或我已经没有办法了"。更不希望医生说："你得了绝症，只能回家休息了"。

（5）理解病人对医疗条件与医疗环境的期望 病人往往希望就医环境舒适，就医流程方便快捷，希望使用先进的医疗仪器与设备、药物和新技术，期望较低的医疗费用支出。

三、提供个体化的服务

1. 全科诊室的环境设置 要提供以人为中心的医疗服务，诊室需要布置得使病人感觉舒适，一人一诊室。在全科医生诊室里，应有体现人文关怀的环境设施。诊室里的灯光要柔和，环境要宁静、整洁、卫生而优雅，有健康教育资料、报纸、杂志等，甚至还有专供儿童游戏的地方。

2. 提供以人为中心的个性化照顾 以人为中心的健康照顾是全科医学的核心理念之一，全科医生以生物—心理—社会医学模式为基础，根据病人的具体情况，在尊重病人的尊严、理解病人的期望与需求的前提下，充分了解每一个服务对象的家庭背景、社会背景，强调个性化的健康照顾，无论是基本医疗、基本公共卫生服务，还是康复、养生保健、健康教育，均需要综合考虑各方面的因素，提出最适合服务对象的建议与方案，真正体现以人为中心，体现个性化。

四、尊重病人的权利

病人的权利有如下几个方面：①平等的医疗权；②疾病的认知权；③知情同意权；④要求保护隐私权；⑤免除一定社会责任权；⑥诉讼权和赔偿权。要充分尊重病人的权利，需要做到以下几点：

1. 让病人参与到医疗实践中 在生物—心理—社会医学模式中，除药物和其他医学手段外，病人本身就是治疗疾病的重要资源，病人有权了解自身的健康问题、严重性以及处理方案，全科医生应利用病人本身的潜能和主观能动性，与病人一起协商处理方案，并征得病人同意，使病人能清楚治疗或处理的思路，使其成为治疗的积极配合者。

2. 做出的决策应符合病人的利益 无论如何，医生在做出疾病的处理决策时必须把病人的利益放在第一位，做出最有利于病人的临床决策。如果病人经济状况不好，就要权衡各种治疗对本人和家庭所带来的影响，选择最便宜、最可能、最方便、最符合病人经济利益的治疗方案，慎重考虑治疗效果和副作用的平衡关系，制定出最符合病人利益的临床处理方案。

五、以人的需求为导向，强调服务的健康结局

1. 以人的需求为导向 卫生服务需要和卫生服务需求是两个不同的概念。卫生服务需要是依据人们的实际健康状况与"理想健康状况"之间存在的差距而提出的，对医疗、预防、保健、康复等服务的客观需要，主要取决于居民自身健康状况，包括个人觉察到的需要和由医疗卫生专业人员判定的需要。卫生服务需求是从经济学价值观出发，指在一定时期内、一定价格水平上人们愿意而且有能力消费的卫生服务量。全科医疗服务以人的需求为导向，以家庭为单位，以社区为基础，协调利用团队的各种资源为病人提供连续的整体服务，做到防治结合，体现整体医学的要求。

2. 强调服务的健康结局 全科医生在为病人制订诊疗计划时应将医生的个人临床经验与科学证据相结合，疗效评价应以病人的最终结局（如死亡、功能丧失、生活质量及病人满意度等）为目的，选择的疗法应更安全、有效和经济，排除那些无效的、昂贵的和危险的医疗决策。全科医生提供的服务必须与这一总体目标紧密联系起来，力求公平、及时、经济、有效地利用各种资源维护居民健康，减少临床危险事件的发生，预防早死，提高生命质量。

第三节 全科医生应诊的主要任务及其问诊模式

一、全科医生应诊的主要任务

全科医生应诊时的主要任务可归纳为四个方面：①确认并处理现患问题；②对连续性问题进行管理；③根据时机提供预防性照顾；④改善病人的就医、遵医行为。

（一）确认并处理现患问题

确认并处理现患问题是全科医生就诊时的核心任务。一般而言，病人大多因近期身体不适或是由此怀疑患上某种疾病而就医。因此，全科医生在详细采集病史后就要分析病人就诊的原因。

全科医生不仅要追求生物医学问题的诊断，还要回答另外一个问题，即病人为什么在这特定时刻带着特定问题来就诊？健康问题的性质是什么，对病人的影响是什么？病人自己对问题的看法、顾虑和对医生的期望是什么？在弄清上述问题的基础上，全科医生的任务一是针对存在的生物学问题开一张处方；二是要从生物、心理、社会三维角度，全方位地对病人目前存在的问题给予关怀和照顾，包括：①要与病人对自身的问题达成共识——需要清楚地解释病情；②要与病人及其家属协商处理计划的细节，让病人充分了解各种处理方案的优点与不足，让病人充分参与决策过程，这样有利于调动病人的潜力；③要鼓励病人对实施处理计划的各个环节承担适当的责任。这会提高病人对服务的满意度及依从性，有利于改善病人健康。

（二）对慢性问题进行连续性管理

全科医生对服务对象的健康负有长期、全面的责任，医疗服务不仅限于确认和处理现患问题，还要把照顾范围扩大到病人那些已知的长期健康问题上以及急性问题对长期可能产生的影响上。全科医生在处理病人现患问题的同时，应注意对其慢性问题进行适当的检查与评价。如病人的慢性问题是否得到了规范化的治疗，其症状和体征、合并症是否得到有效控制，其生活、心理及社会压力是否已经适应或缓解等。全科医生要对病人的慢性病进行适当的检查和评价。这种连续性管理将会有效地提高病人对医生的信任与合作程度，并改善慢性病的管理。

（三）适时提供预防性照顾

预防性服务是以人为中心的健康照顾的内容之一。因此，病人每一次就诊都是全科医生向病人提供临床预防服务的机会。医生应该在处理现患问题的同时，根据三级预防的要求适时地向病人，尤其是某些疾病的高危人群开展健康教育，向他们传播健康知识，提供预防保健服务。一般来说，应诊时的这种服务总是受到病人欢迎。

如一位40多岁的中年男性来就诊，应考虑这个年龄段人群最主要的死亡原因包括恶性肿瘤、心脏病、脑血管疾病、呼吸系统疾病、伤害等，而这些死亡原因大多数可以通过改变行为和生活方式及早发现、早诊断、早治疗来避免，因此，全科医生针对该病人可以为他提供一些预防性服务，如检查他的血压、身高体重、血清胆固醇等，并对他进行戒烟、限酒、合理饮食和体育锻炼及防止伤害等方面的健康教育。

（四）改善病人的求医、遵医行为

改善病人的求医、遵医行为包括两个方面：一是教会病人适当利用医疗服务；二是提高病人对医生的依从性，即遵医行为。

1. 改善病人的求医行为　求医行为是指人们觉察到自己身体不适或出现了某些症状之后，寻求医疗帮助的行为。症状的质和量影响求医行为。求医行为与疾病、病人的社会经济状况、心理体验和生活经历等因素有关。病人在利用医疗资源的过程中，往往有不适当或病态的行为方式，表现为就医过少或过多。就医过多反映了病人的依赖心理和过于敏感、紧张的情绪，显然对保持个人的身心健康无益。

全科医生的一项重要任务就是让病人知道，什么情况下应该就医，什么情况下不应该就医，什么情况下应该利用哪一个层次及类型的医生和医疗机构，使其对自身的保健能力和需求有一个正确的理解，从而能主动与医生配合，使医疗服务达到最佳效果。

2. 改善病人的遵医行为　遵医行为是指病人遵照医生的指示及处方进行治疗的行为。病人的遵医行为是病人医疗行为中最重要的方面之一，常常决定着疾病的疗效和转归。全科医生对每个病人及家庭的遵医行为都应进行管理。

（1）影响病人遵医的原因

①病人对医生的满意度　病人对医生的满意程度高，病人的遵医性也越高；如果病人对

从医生那里得到的诊治不满意，就容易出现不遵医的现象。

②病人对医嘱的理解程度　病人对医嘱的内容不理解、记忆不清，就容易服错药物或药量，漏服药次，从而影响疗效。

③治疗方式特殊或复杂程度　如在治疗同时要求改变嗜好、生活习惯等越多，病人的遵医性越差。

④病人的主观愿望与治疗措施的一致性　病人的主观愿望与医生的治疗措施不一致时，病人就可能对治疗做出主动的改变。

（2）提高遵医性的方法　①改善服务态度，提高医疗质量，赢得病人的信任，这是提高遵医性的关键；②强化病人对医嘱的理解、记忆和执行；③治疗要抓住主要矛盾，尽量减少药物种类；④努力改善医患关系，尽可能让病人主动参与治疗过程，调动病人的主观能动性；⑤重视对病人心理行为的了解，有针对性地采取相应的措施提高病人的遵医性。

二、全科医生的问诊技巧

作为一名全科医生，既需要掌握所有医学领域的前沿知识，又要每天看一定数量的病人，因此，全科医生应该懂得，自己不可能掌握医学的所有方面知识，但应该掌握自己服务的病人群体的常见问题涉及的最先进的临床知识和技能。这就需要了解可能与病人及其家庭有关的所有方面的事情，包括所有可能影响健康和疾患的个人担忧，以及病人的既往病史、医疗史、家庭生活史、社会生活史和生活习惯等。要了解这些事情的全部内容就需要全科医生充分运用自己积累的知识和技能来帮助相对较多的病人，做到在病人就诊的有限时间内，对病人的问题进行全面评价。

全科医生在诊室或病房内与病人第一次接触时，应进行恰当的、循序渐进的询问，并将获得的信息进行分类，对于一个刚走上工作岗位的全科医生来说，这些做起来颇有难度；但对于一名有经验的医师，做起来会得心应手，毫不费力，问诊的过程极为顺畅，得到的信息恰如其分。经过长时间的实践，每位医师都会形成自己的问诊风格，将书本知识和临床实践相结合。

问诊需要掌握的技巧具体如下。

1. 开放式提问技巧　开放式提问技巧就是要引出病人此次就诊的目的，由病人描述症状和关心的问题。开放式提问技巧鼓励病人充分地表达自己的想法（例如，问题、情感、恐惧），而不是应付问诊者的想法。与之相反的是封闭式提问，封闭式提问集中于问诊者特定的问题（例如，诊断是什么？）主要用于以医师为中心的问诊过程中。

（1）非焦点性问题技巧　允许病人自由描述，对谈话内容不做限定。

（2）沉默　在问诊过程中适当保持沉默，注意聆听。注意：沉默时间过长会使病人感到不自在。

（3）非语言性鼓励　通过手势、同情的面部表情和（或）其他肢体语言鼓励病人继续说下去。

（4）中性的表达　简短、无评论色彩的语言，例如"哦…、是、嗯"来鼓励病人继续说下去。

（5）焦点性问题技巧　就病人的谈话内容，向病人提出特定的话题，这对于保持问诊的效果和效率很重要。

（6）回应　重读字或词鼓励病人详细描述。

（7）开放式提问　对特定的问题请病人讲得再详细些。

（8）总结或复述　简要复述病人所说的"故事"，进行确认或使病人再次回到问题上来。

2. 开放式问诊和封闭式问诊的比较　见表5-1。

表5-1　开放性问诊与封闭式问诊的比较

封闭式问诊	开放式问诊
症状什么时候开始的	请从头讲一讲你症状的发生、发展情况
你的症状随时间发生变化了吗	随着时间的变化，你的症状是如何变化的
是锐痛还是钝痛	请尽量准地描述一下你疼痛的情况
疼痛影响你的睡眠吗	你的睡眠情况如何
为缓解疾病，你在家里吃过药吗	为处理疾病，你采取了什么措施
家里人有高血压病史吗	能讲讲你家里人的高血压问题吗
你吸烟吗	能说说你最近一年吸烟的情况吗
你同妻子的感情好吗	你觉得这个问题对你家庭其他成员有什么影响

3. 倾听技巧　倾听是全科医生在接诊过程中的一个重要环节。良好的倾听可以拉近医患之间的心理距离，提高病人对医疗服务的满意度，是建立和谐医患关系的重要前提，也是体现人性化服务的重要特征。全科医生的倾听技巧主要有以下几个方面。

（1）适当的等待　在问诊开始时要给病人留出讲话的时间，这一点非常重要。有人建议：在打断病人之前留出90秒。

（2）引导回答　合理使用言语和非言语表达鼓励病人陈述，进行语言表达时尽量使用中性词语，尽量避免对病人陈述进行评价。通过目光接触、姿势、面部表情等非语言交流方式尽量引导病人陈述。在倾听时不仅注意病人的语言，也应仔细观察病人的非语言信号，便于收集到更真实、可靠的信息，帮助全科医生对病人问题做出更准确的评价。

三、以病人为中心的问诊流程

1984年，McWhinney和他的同事提出了"以病人为中心的临床应诊"。在收集到病人所陈述的问题后，医生要从疾病本身和病人两个方面开始探究。一方面，全科医生要通过症状、体征和辅助检查等考虑疾病的诊断和鉴别诊断，即生物学诊断；另一方面，要从心理、社会的多角度和多层面分析病人的问题，注意心理、社会因素对病人健康的影响。然后，综合这两方面的发现，用病人能够理解和接受的语言向病人解释病情，说明处理方案，了解病人的看法，与病人达成共识，协商调整处理计划的细节并鼓励病人对实施处理计划承担适当的责任，成为医生的搭档，承担起自我管理的责任。

目前，许多专科医生仍使用单一的以医生为中心的问诊方法，阻挠病人表达自身关心的问题。获取的信息偏向于病人的生理症状，同时由于忽略病人心理、社会方面的情况，常会曲解病人的信息。与之相反，以病人为中心的问诊方式，鼓励病人自由地表达自身关心问题的做法会得到更为有效的信息，并且会提高病人的满意度和依从性，会使病人获得更多的健康知识，回忆起更多的病情内容，甚至可以减少病人的求医次数以及医疗纠纷。

第一步：问诊的开始（30～60秒）

首先引进病人、称呼病人，确定病人已经准备好，然后开始问诊。这一步灵活掌握，通常控制在1分钟以内。

具体步骤：

（1）向病人打招呼，进行恰当的问候或握手；

（2）称呼病人的姓名；

（3）自我介绍并明确角色；

（4）确定病人准备好，注意私密性，必要时请第三方暂离开和（或）关门或拉窗帘；

（5）扫除焦虑的障碍，注意可能阻碍有效沟通的生理、情感或周围环境等因素；

（6）确保病人舒适、放松，可以采用交谈轻松话题的方式（例如，交谈天气或医院食物），使病人放松。

举例说明：早上好，王大妈。我是杨医师，是您今天的接诊医师。与病人握手；放置好座椅，以便与病人对视；关门，以保证病人的隐私；与病人聊家常，使病人放松。"希望您今天到这来没有遇到什么难题。"

第二步：了解病人此次就诊的目的，包括主诉（30~60秒）

向病人说明大概的时间和流程，问诊者简要地为病人此次就诊做一个安排。经过实践后，问诊者能够有效地在1分钟内做好安排。

具体步骤：

（1）表明需要的时间，这样使病人明确交谈的时间，提高医师和病人的效率；

（2）表明问诊者的要求，回顾问诊者需要的物品或事情，有效地记录病人需求；

（3）将病人需要沟通的事情列表，尽量避免病人抱怨没有时间谈论重要的事情。让病人提供需要沟通的事项的详单，询问"还有其他的事情吗？"直到完成这个详单。这一步中，问诊者需要告之病人不必提供过多的细节。

（4）总结并完成安排，如果不够明确，需要明确主诉，理清详单的先后顺序，并让病人决定此次就诊解决的问题，哪些可以顺延到下一次就诊。

举例说明：我们共有15分钟的时间。我需要5分钟给您做检查来了解您的体征。在此之前，我需要了解您这次就诊需要交流的主要事项……，还有其他的事情吗？所以您这次就诊主要是高血压，开些药；还有其他的吗？

第三步：开始现病史的记录（30~60秒）

这一步，全科医生应进行开放式提问，仔细倾听（采用非焦点性开放式提问技巧），并记录从病人的环境和非语言行为中得到的线索。

具体步骤：

（1）切入主题，进行开放式提问或请病人讲述"故事"；

（2）仔细倾听，了解病人个人生活环境，采用非焦点性提问技巧鼓励病人自由地交谈；

（3）通过非语言资源获得额外信息，记录病人的生理特征、外表、居住环境等其他信息。

举例说明："好的，跟我说说头痛的事情"。在病人说话时，问诊者不应打断；可点头、身体前倾，间歇时说"嗯"，鼓励病人继续说下去。聆听至少30秒，如果病人叙述的"故事"关系紧密、没有重复性，可以倾听更长时间。

第四步：继续记录现病史，以病人为中心（3~5分钟）

生物—心理—社会模式的内容包括症状（生理方面和心理方面的症状）、情绪反应（病人对于疾病的感受）、个人史（上述两个方面均不包含的内容）。第四步的目的是帮助病人说出独特的症状、个人史和情绪反应。经过临床实践，敏锐的问诊者能够运用焦点性开放式提问和建立良好医患关系的技巧，帮助病人说出自身最关心的重要事情。在问诊过程中，问诊者也能够得到丰富的诊断依据，这是在封闭式问诊中难以获得的。

具体步骤：

（1）记录病人的症状或问题，必要时采用焦点性提问技巧，鼓励病人说出生理方面的问题，避免使用以医生为中心的提问方式询问病人的症状，比如起始时间、持续时间，以便与病人继续交谈。目的是以病人自己的语言来了解其问题。

（2）记录病人的个人情况，采用焦点性提问技巧引导病人，从病人的陈述或非语言性资源中得到更多的病人个人情况。

（3）记录病人的情绪反应，鼓励病人说出自己的情绪反应。

（4）对病人表达的情绪有所反馈，对病人的情绪反应有所反馈，表达共鸣。

（5）拓展病人的故事，采用提问和建立良好关系的技巧领会病人的语言和非语言性资源，并与病人深入沟通。

举例说明：问诊者针对病人提出的一个症状："您提到头痛很剧烈……"使病人进一步描述该症状。然后问诊者就病人提到的个人问题："工作……您再多说说……"；问诊者适时地询问病人的情绪反应，"对此，您有怎样地感受？"当病人表现出某种情感（例如，害怕），问诊者使用以下方法处理：①复述（"害怕"）；②理解（"我能够理解您为什么会害怕"）；③尊重（"这对您来说确实很不容易"）；④支持（"我们共同努力解决这个问题"）；问诊者继续拓展病人的"故事"，开始集中于病人提到的另一个症状或个人事件："您提到您的儿子；跟我说说他的情况。"问诊者继续后面内容，深入下去。

第五步：过渡到以医师为中心的流程（30秒）

问诊者结束以病人为中心的问诊，开始以医生为中心的流程获得更多细节，完成病人的生物—心理—社会等方面的病史采集。

具体步骤：

（1）总结上述现病史，以两三句话总结病人的症状、个人史、情绪反应；

（2）核实准确性，询问病人总结是否准确；

（3）向病人说明，问诊内容和方法将发生变化，询问病人是否准备好回答其他特定的问题。

举例说明：您现在头痛，在工作时加重，担心失去工作……对吗？接下来我会问一些关于头痛的其他特定的问题，可以吗？

以病人为中心的问诊方式包含五步，第一、二步中，问诊者使病人做好沟通的准备；第三、四步中，问诊者采用非焦点性技巧、焦点性技巧、询问情绪反应和移情技巧鼓励病人说出症状、个人情况和感受，然后通过询问病人的其他情况和情感信息，拓展、深化病人的"故事"；同时注意病人对问诊过程的反应；第五步中，问诊者开始以医师为中心的问诊流程，获得现病史和其他病史资料的更多细节。

四、以医生为中心的问诊流程

尽管以病人为中心的问诊提供了重要的病理学信息，但是使用这些信息做诊断并不充分。在临床医生问诊过程中，需要了解更多的细节，如症状特征、家族史和社交活动等，需要从病人生活和经历等其他方面考虑疾病。

第一步：完善现病史

全科医生往往需要对病人自己提及的症状进行更多地了解。为了充分了解症状，全科医生需要清楚它的6个"根本特征"：发病的时间表、位置和辐射区域、质量、量化、相关症状、转换因子。

（1）发病的时间表　症状发病时间以及再发作时间的间隔、症状持续时间、症状周期性和频发性、症状病程（短病程、长病程）。

（2）位置和辐射位置　精确位置、深层或表面、聚集或扩散。

（3）质量　经常性描述、非经常性描述。

（4）量化　发作类型、强度或严重程度、障碍或残疾、数字描述（大小、容积等）。

（5）相关症状等。

（6）转化因素　加重因素、缓解因素。

第二步：获得既往史

在既往史中，需要询问与现病史（the history of present illness，HPI）并非直接相关的医学问题和事件。以开放式问题开始（比如，"你儿童时期的健康状况怎么样？"），继而着重使用封闭式问题得到病人详情（比如，"你患过水痘吗？患过麻疹吗？"）。

（1）询问健康和既往疾病的大体情况；询问过去的伤病、事故、心理治疗以及不能解释的问题，引出过去的住院情况（服药、手术、产科、精神病）。

（2）询问病人的免疫史。

儿童：麻疹、腮腺炎、风疹、脊髓灰质炎、乙型肝炎、水痘、百日咳/破伤风/白喉、嗜血杆菌 B 等。

成年人：破伤风加强针、甲型肝炎、乙型肝炎、流行性感冒、肺炎球菌肺炎等。

（3）获得病人产科史和月经史，初潮年龄，周期、月经量、持续时间，妊娠，并发症的数目，自然阴道分娩/剖宫产的活产婴儿数目，自发的和治疗性流产的数目，绝经的年龄。

（4）概括过敏史：环境、用药、食物等。

第三步：了解病人的社交活动

社交活动指行为以及其他的个人因素，它能够影响疾病风险，严重程度以及后果；它也能够帮助问诊者更好地了解病人。一些重要的社交活动如下：

（1）习惯　吸烟、饮酒、生活方式（饮食、体力活动/运动史、功能状态）、筛查情况（宫颈癌、乳腺癌、前列腺癌、结肠癌、高脂血症、高血压、糖尿病、艾滋病等）。

（2）个人生活　职业：病人的职业能够影响健康；家庭生活和性生活；健康信念以及重要的生活经历等。

第四步：了解家族史

家族史是一个重要的信息来源。询问病人直系亲属的年龄和健康状况以及引起死亡的原因和一级亲属的年龄。可通过询问疾病（例如，癌症、心脏疾病、糖尿病、肺结核、酗酒和哮喘等）的家族史对基因型和环境型疾病进行筛查。

以医生为中心的问诊可以帮助揭示诊断上的重要信息，但若与以病人为中心的问诊相结合，全科医生便可挖掘到病人的生物心理、社会故事，不仅可以了解到病人的疾病问题，而且可以了解到他经历中的心理和情绪。

第五步：病情说明与诊治方案的确定

这是在向病人解释病情或提供健康教育时需要掌握的技巧。可将要向病人说明的事情分成若干小问题，然后按确定的逻辑顺序采用清晰的分类语句或标记式语句进行告知，如"我想讨论三个重要问题，第一……，第二……"。使用简洁易懂的语言向病人进行说明，避免使用专业术语，可使用重复和总结的方法，强化重要信息，使病人更容易记住并了解信息，必要时可使用图表、模型等手段进行说明。此外，应随时检查病人对信息的理解程度，根据病人的反应决定如何继续进行下一步的说明。可让病人对重要信息进行复述，以确保病人记住了相关信息。

通过清晰的病情说明达到以下目的：①告诉病人对其健康问题的看法及相关的说明和方案，找到或发现病人对于所给信息的想法和感觉；②让病人了解决策过程，使病人在其希望的程度上参与到决策中来，增加病人在决策中的义务；③协商出一个双方都能接受的处理方案；④再次确认方案的被接受程度，病人所关注的问题是否得到了解决。

第六步：总结

问诊结束时，全科医生简要总结问诊情况，并明确治疗方案；向病人说明本治疗方案可能出现的非预期结果，如果该方案不起作用，则应采取什么措施，如何寻求帮助等；最终检查病人是否认可并满意所制订的方案，询问是否还有需要纠正的情况、需要提出的问题或需要讨论的事项等。可能的情况下可与病人商定下一步诊疗的有关细节，以确保制订的方案得到较好的实施。

第四节 临床实务——以人为中心的健康照顾的提供

全科医生作为社区医疗服务的提供者、居民健康的"守门人"，需为个人、家庭和社区提供优质、便捷、经济有效、一体化的基本医疗保健服务，进行生命、健康与疾病的全过程、全方位负责式的管理。因此，作为全科医生，首先，应掌握常见病、多发病的临床知识，能确认并处理现患问题，能准确识别疾病危险信号，掌握双向转诊指征；其次，能进行综合评估，给予病人而不是疾病一个更全面、更合理的诊治，能掌握慢性病管理知识和技能，通过定期随访、慢性病管理小组等方式，为慢性病病人提供连续性、综合性的医疗服务；最后，应定期开展健康体检、健康讲座等活动，增强与社区居民的互动，引导并培养居民正确的健康观和就医行为，适时为居民提供预防性照顾，真正实现疾病"早发现、早诊断、早治疗"。

案例讨论

临床案例 王某，男，66岁，丧偶，干部（已退休）。因"反复胸痛1个月余"来全科门诊就诊。病人近1个月出现反复胸骨后闷痛，多于劳累时发生，无放射痛，每次发作约10分钟，每周发作1~2次，伴气促，休息后可好转，无呼吸困难，不伴咳嗽、痰血、反酸、嗳气等其他不适。2周前就诊于某三级医院心内科，查心电图正常（当时无胸痛发作），疑为"冠心病"，予单硝酸异山梨酯缓释胶囊40mg，一日1次；美托洛尔缓释片23.75mg，一日1次治疗。查 TC 4.28mmol/L，TG 3.69mmol/L，HDL - C 0.84mmol/L，LDL - C 1.73mmol/L。

既往史： 有高血压，病史10余年，最高达到180/90mmHg，服硝苯地平控释片30mg，一日1次，现血压120~130/70~90mmHg。有高脂血症史10余年。

个人史： 吸烟20年，50支/日，戒烟10年；饮酒史20年，黄酒200~250g/日。

家族史： 父60岁因心肌梗死去世。

体检： 血压130/74mmHg；身高1.78cm，体质量83.0kg，BMI 26.20kg/m^2；神清，双肺呼吸音清，心率65次/分，律齐，未及杂音。腹软，肝、脾肋下未触及。双下肢无水肿，针刺觉、痛觉无异常，足背动脉搏动正常。眼底镜可见双眼底动脉轻度硬化，动静脉比例正常，眼底无渗出及出血。

问题 全科医生接触这名病人时，需要的临床思维是什么？

全科医生的临床思维，不是从单一的临床症状入手，而是应充分运用所学临床知识，调动全部感知能力，从病人的体型、姿态、面色、语调、表情和其生活变化等诸多方面，筛取各种可能有意义的病史资料，进行及时分析、思考和对症治疗，并兼顾其连续性、预防性治疗所需，引导建立合理科学的就医行为。

1. 确认并处理现患问题

（1）胸痛是临床常见症状，病因较多。该病人无皮疹、外伤史，故带状疱疹、肋骨骨折等胸壁疾病可排除；无咳嗽、痰血，故暂不考虑肺炎、肺癌等呼吸系统疾病；无反酸、烧心，故反流性食管炎可能性小。结合其年龄、冠心病家族史、超重、高血压、2型糖尿病、高脂血症等动脉粥样硬化基础疾病及较典型的劳累后胸痛，应考虑诊断：①胸痛原因待查（冠心病心绞痛）；②高血压3级（极高危组）；③高脂血症。

（2）建议先转诊上级医院行运动平板试验，因为这是一种很有价值的无创性诊断方法。

其敏感度 64% ~76%、特异度达 82% ~93%。虽然冠状动脉 CT（CTA）、冠状动脉造影对明确诊断最有帮助，应待其他方法无法确诊后，再予考虑。针对该病人，社区就医的可及性更高，若能在胸痛发作频繁时来社区行心电图或动态心电图检查，也将有利于诊断。

（3）治疗上，全科医生可维持原扩张冠状动脉、调脂、抗血小板和减慢心率治疗，同时加强宣教。建议病人：当有发作时，应立即坐下休息，精神放松；如几分钟后仍有胸痛，可舌下含服硝酸甘油片（0.25 ~0.5mg）；如不缓解可，每 5 分钟重复用药 1 次，直到症状消失；如含服硝酸甘油片 3 次后仍不缓解，应及时到上级医院就诊，待病情稳定后再转回社区。

2. 管理连续性问题 病人合并多种慢性疾病，平时在三级医院多个专科分别就诊，全科医生则应给予连续性、综合性的管理。

（1）针对高血压 3 级（极高危组）、高脂血症 应首选血管紧张素转换酶抑制药（ACEI）或血管紧张素受体拮抗药（ARB）降压，同时需监测血钾、肾功能，降压理想目标应为≤130/80mmHg；其次，应尽早启动强化他汀类药物治疗，继续阿托伐他汀降脂稳定斑块，目标 LDL - C < 2.07mmol/L 或下降 > 40%；同时继续采取阿司匹林抗血小板二级预防治疗。

（2）加强生活方式干预 对病人应进行个体化的健康教育，强调正确生活方式的重要性，制订详细健康的生活方式指导：建议低盐、低嘌呤饮食，多饮水；增加蔬菜、水果、低脂奶制品摄入；建议逐渐减轻体质量指数（BMI < 25kg/m²）、减少腰围（男性 < 102cm）；规律锻炼，暂以不引起胸痛强度为宜（走路）。

3. 适时提供预防性照顾 临床预防是一项基本的、不可缺少的卫生保健服务，也是全科医生应诊内容之一。

（1）该病人高血压、高脂血症等多种慢性疾病未得到早期诊治，最终发生脑梗死，因此作为全科医生应为居民提供三级预防，特别是高危病人，应建议其定期监测血压、血糖、血脂等指标，实现疾病的早发现、早诊断、早治疗。

（2）针对其长期高血压及慢性并发症预防，我们应完善心电图检查，评估有无心肌缺血，眼底镜检查评估眼底血管病变，足背动脉搏动检查评估有无下肢血管病变，尿微量蛋白、肾功能测定评估有无高血压肾病等并发症。

（3）针对其是 65 岁独居老人，鼓励并建议其参加社区开展的 65 岁以上老人免费体检，并详细告知其参加方式及检查的具体项目。

4. 改善病人的就医、遵医行为 针对慢性疾病病人，诊治过程中应告知长期控制血压、血糖、血脂的意义和防止心、脑、肾、眼、血管等靶器官损害的重要性。另外，建议其定期去进行身高、体重、血压测量、视力检查及每月一次的眼底照相等项目，并将其纳入高血压的慢性管理，鼓励其参加病人自我管理小组及定期健康讲座。

📖 本章小结

以人为中心的健康照顾是全科医生需要掌握的核心技能，是以生物—心理—社会医学模式为基础的。其核心在于维护患者尊严和尊重患者、信息共享、鼓励并支持患者和患者家属参与到整个治疗过程中，鼓励患者家庭、全科医生和医院共同进行合作、共同进行改善。医学模式转变带动了医生关注中心的转移，以人为中心的健康照顾的指导原则是：既关注病人也关注疾病，理解病人的角色和行为，提供个体化的服务，尊重病人的权利，以人的需求为导向，强调服务的健康结局。全科医生应诊的主要任务是确认并处理现患问题，对慢性病问题进行连续性管理，适时提供预防性照顾以及改善病人的求医遵医行为。全科医生问诊需要掌握技巧，如开放式提问技巧、倾听的技巧，全科医生的问诊模式包括以病人为中心的问诊流程与以医师为中心的问诊流程。通过本章的学习，全科医生具备一定的以人为中心的健康照顾能力，掌握生物—心理—社会医学模式概念；以人为中心的健康照顾的概念、基本原则与方法；初步具备全科医生应诊的能力；具备以人为中心的医患交流能力。

思考题

1. 以人为中心的健康照顾的核心是什么？

2. 生物—心理—社会医学模式与生物医学模式的区别是什么？

3. 以人为中心的健康照顾的基本原则是什么？

4. 全科医生应诊的主要任务及其问诊模式是什么？

5. 全科医生的"病人"范畴指什么？如何理解病人角色、患病体验、患病行为？

(李琰华)

第六章 以家庭为单位的健康照顾

学习要求

1. **掌握** 家庭的定义、结构、功能及家庭生活周期的概念；家访的适应证及家庭咨询的主要内容。
2. **熟悉** 家庭对健康的影响；家庭生活周期各期面临的主要健康问题；家庭评估方法和意义。
3. **了解** 家庭资源、家庭生活压力事件、家庭危机、家庭病床主要的服务项目及家庭康复的原则。

以家庭为单位的健康照顾是全科医疗的专业特征，也是全科医学的基本原则之一，这是由全科医生的执业性质所决定的。随着社会的发展，人们的家庭观念也发生着变化，家庭的类型从以传统的大家庭为主转向了以核心家庭为主，家庭的许多功能逐步向社会转移，所以人们对社会化服务和医疗保健服务提出了更多、更高的要求。与此同时，现代家庭面临的问题越来越多，如家庭关系不稳定、家庭资源缺乏等。而全科医学自其产生就密切关注家庭对其成员的身心健康和生活质量的影响，家庭与健康和疾病的关系以及提供以家庭为单位照顾的重要性。随着生物医学模式向生物—心理—社会医学模式的转变，全科医学更加充分认识到家庭结构特点、功能状况等与家庭成员健康和疾病之间有着重要联系，家庭保健服务呈现了广阔的社会需求。因此，开展以家庭为单位的健康照顾，提供完整的家庭保健服务，不仅是社会发展的需要，也是全科医学赖以生存和发展的需要。

本章将对家庭的定义、家庭的结构与功能、家庭对健康的影响、家庭生活周期理论、家庭评估以及提供以家庭为单位照顾的方法等家庭的相关知识进行详细介绍。

第一节 家庭与健康

一、家庭的定义和结构

（一）家庭的定义

随着社会的不断发展，家庭的定义也在不断更新和完善。传统的家庭定义为："在同一处居住的，靠血缘、婚姻或收养关系联系在一起的，两个或更多的人所组成的单位。"但是随着社会的发展与变迁，1980年Smilkstein将家庭的定义进行了延伸："家庭是能提供社会支持，其成员在遭遇躯体或情感危机时能向其寻求帮助的，一些亲密者所组成的团体。"这个定义更加强调了家庭的功能，几乎覆盖了这些年来社会上所出现的各种各样形式的家庭，包括同性恋家庭、同居家庭、单身家庭等，但似乎忽略了家庭的法律特征。随后又有学者提出了一个现在被大多数人认可的家庭定义："家庭是通过生物学关系、情感关系或法律关系连接在一起的一个群体。"

从家庭发展的历史来看，关系健全的家庭应包含以下8种家庭关系，即婚姻、血缘、亲缘、感情、伙伴、人口生产与再生产、经济和社会化关系。事实上，社会中存在着大量关系不健全的家庭，如单亲、单身、同居、同性恋等家庭。这些关系不健全的家庭往往存在的问题也较多，也更需要全科医生的重点关注与照顾。

（二）家庭的结构

家庭的结构是指家庭组成的类型和家庭各成员之间的相互关系，包括外部结构（家庭类型）和内部结构两部分。

1. 家庭的外部结构

（1）核心家庭　又称"小家庭"，是指由父母及其未婚子女组成的家庭（图6-1）和无子女夫妇组成的家庭，也包括养父母及养子女组成的家庭。

在现代社会中，核心家庭逐渐成为主要类型。核心家庭的特点是人数少、规模小、家庭关系简单，只有一个权力和活动中心，便于作出决定，也便于迁移，适合现代化、城市化的社会。核心家庭对亲属关系网络的依赖性比其他类型的家庭要小，所受的控制和影响也小，但同时可利用的家庭内外资源也有限，成员可获得的支持也少。核心家庭的家庭关系具有亲密和脆弱双重性，一旦夫妻间出现情感危机，常会引起关系破裂，最终导致家庭解体。

（2）主干家庭　又称"直系家庭"，是指由一对已婚子女同其父母、未婚子女或未婚兄弟姐妹组成的家庭，包括父和（或）母和一对已婚子女及其孩子所组成的家庭，以及一对夫妇同其未婚兄弟姐妹所组成的家庭，如图6-2所示。

图6-1　核心家庭示意图　　　图6-2　主干家庭示意图

主干家庭在我国仍是一种主要的家庭类型。调查显示，我国这种类型的家庭占家庭总数的35%～55%。主干家庭的特点是往往除了有一个权力和活动中心外，有一个次中心存在，在决定家庭事务时容易造成权力分散，意见不一致，但家庭关系没有联合家庭那样复杂。

（3）联合家庭　又称"复式家庭"或"大家庭"，是指由至少两对或两对以上同代夫妇及其未婚子女组成的家庭，如图6-3所示，包括由父母同几对已婚子女及孙子孙女组成的家庭，或两对及两对以上已婚兄弟姐妹组成的家庭。

联合家庭的特点是家庭成员较多，同时存在着一个或几个权力活动中心及几个次中心，家庭结构

图6-3　联合家庭示意图

相对松散、不稳定，关系错综复杂，决策受多方面影响，出现问题常引起连锁反应。这种几代同堂的大家庭曾是我国传统的家庭类型，而现在这种家庭已为数不多。

联合家庭和主干家庭统称为扩展家庭。虽然这种家庭类型具有人口多、结构复杂、关系不易相处等缺点；但这种家庭也有其优势，因为家庭内外资源丰富，所以在家庭遇到压力和危机时，易于应付压力和渡过危机。

（4）家庭的其他类型　包括同居家庭、同性恋家庭、单亲家庭、单身家庭、群居体等家庭形式。这些家庭虽不属于传统家庭范畴，但其功能、所出现的问题及解决的方法均与传统

家庭类似，具备家庭的主要特征。

2. 家庭的内部结构 家庭的内部结构是指家庭成员之间的相互作用和相互关系。这种相互关系表现为家庭角色、家庭权力结构、沟通方式和家庭价值观四个方面。家庭成员之间的相互关系决定着家庭的内部结构。

（1）家庭角色 家庭角色是指个人在家庭中的地位及其在家庭关系中的位置，这种地位和位置决定了个人在家庭中的权利、义务和责任。家庭角色也同其他社会角色一样，要按照社会或家庭为其规定的特定模式规范其角色行为，这些特定模式的行为称为角色期待。家庭成员要实现角色期待，就要通过不断学习来完成相应的角色行为，包括学习角色的责任与特权、学习角色的情感与态度。当一个家庭成员适应不了角色的转变或实现不了家庭对其角色期待时，便会在内心产生角色冲突。角色冲突常常会导致个人心理功能的紊乱，严重时会出现躯体功能障碍，甚至影响到家庭正常的功能。

（2）家庭权力结构 家庭权力结构反映了权利在家庭内部的分布情况，可分为以下四种类型：①传统权威型，由传统文化"规定"而形成的权威，如父亲通常是一家之主，家庭成员都认可他的权威，而不考虑他的社会地位、收入、职业、健康和能力等。②工具权威型，把负责供养家庭、掌握经济大权的人看作是家庭的权威人物。③分享权威型，家庭成员权利均等，共同协商作出决策。这是一种比较理想的家庭权利形式，现代社会比较推崇这一类型。④感情权威型，由家庭感情生活中起决定作用的人担当决策者，其他的家庭成员因对他（她）的感情而承认其权威。

（3）家庭成员的沟通 沟通是家庭成员间相互交换信息、沟通感情、调控行为和维持家庭稳定的有效手段，也是用来评价家庭功能状态的重要指标。很多时候家庭缺乏沟通或家庭沟通不良，是导致出现家庭问题的根本原因。全科医生观察家庭沟通的意义在于通过它了解家庭功能的状态，是处于家庭功能不良的早期还是家庭功能障碍已经相当严重。

（4）家庭价值观 家庭价值观是指家庭判断是非的标准，以及对某件事情的价值所持的态度。家庭的疾病观与健康观将直接关系到成员的就医、遵医行为以及不良行为的改善等方面，因此全科医生必须了解家庭的价值观，如此才能确认健康问题在家庭中的地位，才能同家庭成员一起制定健康问题解决的方案。

二、家庭的功能

家庭功能是指家庭作为社会的一个基本单元本身具有的或应该发挥的效能。总体来说，家庭的功能可归纳为以下六个方面。

（1）抚养和赡养的功能 抚养指夫妻间或家庭同代人之间及对下一代人的供养和照顾。赡养指子女对家庭中长辈的供养和照顾。

（2）满足情感需要的功能 家庭成员之间以姻缘和血缘为纽带生活在一起，通过成员间相互关怀和支持，相互理解和交流深层情绪来满足爱与被爱的需要。

（3）生育和调节生理需要的功能 生儿育女、延续种族是自家庭产生以来就有的功能，同时也满足人对性的需要，并借助法律和道德的约束限制了家庭以外的性行为。

（4）社会化和经济的功能 家庭具有引导其成员学习社会规范，树立正确的生活目标，传授给成员社会和家庭生活的知识和技能，把其培养成合格的社会成员的社会化功能。家庭的经济功能体现在家庭必须为其成员提供充足的经济资源，才能满足家庭成员的医疗保健、健康促进等需要。

（5）赋予家庭成员地位的功能 父母的合法婚姻本身就给予其子女一个合法的社会地位或身份。

（6）健康照顾的功能 家庭不仅有维护和促进成员健康的功能，更有在其成员患病时提供各种所需照顾和支持的功能。

三、家庭对健康的影响

家庭是个人健康和疾病发生、发展过程中最重要的背景，McWhiney 指出，家庭对其成员健康的影响可归纳为以下六个方面。

（1）在遗传方面的影响　许多疾病以及影响健康的生理或心理特征可通过基因遗传。全科医生虽然不是遗传病专家，但其应知道适时利用遗传学知识和研究成果为照顾者提供服务，并在合适的时候将易感家庭转给遗传专家，让家庭听取遗传专家的建议。

（2）对儿童成长和社会化的影响　家庭是儿童生理、心理、社会化成熟的重要场所，儿童个人（0~14 岁）最重要的阶段是在家庭内完成的。大量研究表明，不健康或病态的家庭环境与儿童躯体、心理和行为方面的疾病有着密切的联系。如长期缺失父母照顾与自杀、抑郁和社会病态人格三种精神障碍存在明显关联。

（3）对疾病传播的影响　疾病在家庭中的传播多见于感染和神经官能症。如细菌和病毒性感染在家庭中有很强的传播倾向，另外，有神经性疾患的母亲其孩子更有可能患上神经症。

（4）对成人发病率和病死率的影响　很多疾病在发病前往往都伴有家庭生活压力事件的增多。Arthur S. Kraus Sc. D. 和 Abraham M. Lilienfeld（1959 年）研究表明，年轻鳏夫多种疾病的病死率都比普通对照组高 10 倍左右，其中结核病高 12 倍，心血管疾病高 5~10 倍，神经性疾病高 8 倍。

（5）对疾病恢复的影响　家庭的支持和照顾对患病成员（尤其是患慢性病和残疾）的治疗和康复有很大的影响。家庭成员的精心照顾可使植物人苏醒，反之，家庭成员的冷漠可使本能够治愈的病人失去对康复的渴望，甚至导致死亡。

（6）对求医与遵医行为及生活习惯与方式的影响　家庭的健康观直接影响其成员的健康信念。家庭成员的求医和遵医行为受整个家庭的影响。家庭成员的频繁就医和对医生的过分依赖往往是家庭功能障碍的表现。同一个家庭的成员会有相似的生活习惯与生活方式，不良的生活习惯可能会影响所有家庭成员的健康。

四、家庭资源

家庭资源（family resource）是指家庭为维持基本功能、应付紧张事件或危机状态所需要的物质和精神方面的支持。家庭资源的多寡，直接影响家庭应对压力事件及解除危机的能力，如果资源不足以应对压力，家庭就有可能运转不良并出现危机，产生各种心理与生理的问题。家庭资源可分为家庭内资源和家庭外资源（表 6-1）。

表 6-1　家庭内资源和家庭外资源

家庭内资源	1. 经济支持：指家庭对成员提供的各种金钱和财物的支持
	2. 维护支持：指家庭对其成员名誉、地位、权利和健康的维护和支持
	3. 医疗支持：指为家人提供及安排医疗照顾
	4. 情感支持：指家人对成员的关怀及精神支持，满足家人的感情需要
	5. 信息和教育：指为家人提供医疗咨询、建议及家庭内部的健康教育
	6. 结构支持：指家庭住所或设施的改变，以适应患病成员需求
家庭外资源	1. 社会资源：指亲朋好友及社会团体的关怀与支持
	2. 文化资源：指文化、传统、习俗教育等方面的支持
	3. 宗教资源：指来自宗教信仰、宗教团体的支持
	4. 经济资源：指来自家庭之外的收入、赞助、保险、福利等
	5. 教育资源：指教育制度、方式、水平等
	6. 环境资源：指居所的环境、社区设施、公共环境等
	7. 医疗资源：指医疗保健机构、卫生保健制度及卫生服务的可及性、可用性

全科医生可通过家访等方式，了解病人家庭资源的状况，当家庭内资源不足或匮乏时，全科医生应当充分发挥其协调者的作用，帮助病人及其家庭寻找可利用的家庭外资源应对家庭压力事件，或渡过危机。

五、家庭生活压力事件和家庭危机

1. 家庭生活压力事件　作为提供生活资源的重要场所，家庭也是绝大多数人遭受压力事件的重要来源。Thomas Holmes 和 Richard Rahe（1967 年）调查了 43 个最常见的生活压力事件，要求被调查者按事件给个人和家庭造成压力感的大小，以及适应的难易进行排序，结果发现绝大部分生活压力事件来源于家庭内部，即使来自家庭外部，多数仍然会作用于家庭成员。生活压力事件可粗略地分为四类。

（1）**家庭生活事件**　如丧偶、离异、家庭成员的健康变化、家庭矛盾与和解、新家庭成员的加入等事件。

（2）**个人生活事件**　包括伤病、生活环境与习惯的变化、获得荣誉或有违法行为等。

（3）**工作生活压力事件**　包括退休、失业、工作调动等。

（4）**经济生活压力事件**　包括经济状况的较大变化、大额贷款或还贷款等。

生活事件压力的大小通常难以测量，可通过观察重要生活事件对家庭、个人及健康状况发生、发展的影响来反映压力的程度。研究发现，积极生活事件同样可以产生重大压力，而同样的生活事件对不同家庭和个人可产生不同的影响，另外，不同的社会文化背景对生活事件的压力会有截然不同的评价。

2. 家庭危机　当生活压力事件作用于个人和家庭，而家庭内、外资源不足时，家庭会陷入危机状态，称为家庭危机（family crisis）。引起家庭危机的常见原因有家庭成员的增加与减少、不道德事件发生和社会地位的改变（表 6-2）。家庭危机通常可分为耗竭性危机和急性危机两种。当一些慢性压力事件逐渐累积到超过个人和家庭所能获取资源的应对限度时，家庭便出现耗竭性危机。当一种突发而强烈的紧张事件迅速破坏了家庭的平衡时，即使能及时得到新的资源，家庭也不可避免的出现急性危机。家庭资源相对缺乏的核心家庭更易遭受各种危机的影响。

表 6-2　引起家庭危机的常见原因

家庭危机的原因	一般情况	异常情况
家庭成员的增加	结婚、孩子出生、领养幼儿；亲友搬来同住	意外怀孕；继父、继母、继兄弟姐妹搬入
家庭成员的减少	家庭中老人去世；家人因病住院；孩子离家工作；家人按计划离家（如孩子入学、外出工作）	子女离家出走；家人意外死亡；夫妻离婚或分居；家人从事危险活动（如战争）
不道德事件发生	违反社会、社区、家庭道德规范的事件	酗酒、吸毒；对配偶不忠、通奸；被开除或入狱
社会地位的改变	家庭生活周期进入新的阶段；加薪、职位改变；搬家、换工作、转学；政治及其他地位的变化；事业的成败；退休	代表社会地位的生活条件的改变（如汽车、住宅）；失去自由（如沦为难民或入狱）；失业、失学；突然出名或发财；因患严重疾病失去工作能力，没有收入

第二节　家庭生活周期及其健康照顾

一、家庭生活周期的概念

家庭与个体一样，有其产生、发展和消亡的过程。家庭生活周期（family life cycle）是指家庭遵循社会与自然的规律所经历的产生、发展和消亡的过程。通常包括恋爱、结婚、怀孕、抚养孩子、孩子成年离家、空巢、退休、丧偶独居等时期。

二、家庭生活周期阶段的划分及其特点

Evelyn Duvall（1997年）根据家庭在各个发展时期的结构和功能特征将家庭生活周期分为八个阶段，对各阶段的具体划分和各阶段可能遇到的主要问题及特点见表6-3。

表6-3　家庭生活周期的划分及其特点

阶段	定义	主要家庭问题及特点
新婚期	男女结合	各种家庭角色的学习与适应；性生活协调；遗传问题等
第一个孩子出生期	最大孩子介于0~30个月	父母角色的适应；养育和照顾孩子的压力；生活节律变化产生的压力；母亲产后恢复等
有学龄前儿童期	最大孩子介于30个月到6岁	儿童的身心发展问题；孩子的教育问题；孩子的安全保护问题等
有学龄儿童期	最大孩子介于6~13岁	儿童的身心发展问题；上学与学业问题；性教育问题等
有青少年期	最大孩子介于13岁至离家	青少年的教育与沟通；青少年的性教育；与异性的交往问题与引导等
子女离家期	最大孩子离家至最小孩子离家	父母与子女关系转变为成人间关系的适应问题；父母与子女分离的适应问题等
空巢期	父母独居至退休	家庭关系重新调整和适应问题；空巢期父母自我兴趣发展问题；与孩子沟通的问题；计划退休后的生活及老化带来的健康问题等
退休期	退休至死亡	社会角色的转变及适应问题；经济与赡养问题；应对老化与各种健康问题；面对老伴和亲友死亡等问题

需要说明的是，在实际生活中并不是每个家庭都会经历上述的所有八个阶段，比如独生子女家庭一旦子女离家上学，家庭就会进入空巢期。家庭可在任何一个阶段开始或结束，比如离婚和再婚。而且离婚和再婚家庭往往存在更多的问题，需要全科医生更多的关注。

三、家庭生活周期不同阶段的健康照顾

1. 新婚期　新婚时期的健康照顾要从婚前健康检查开始，包括性生活知识、遗传性疾病的咨询与教育；介绍家庭与健康的关系，正确引导新婚夫妇逐步进入全科医生的家庭保健系统等。婚姻问题是这一阶段心理问题的重心，但不能只考虑到夫妻两方面，必须把他们原来的家庭与人际关系甚至社会因素考虑在内，以便帮助新婚家庭平安的度过这段既甜蜜又充满危机的时期。

2. 第一个孩子出生期　此期的健康照顾主要包括两个方面：①婴儿方面，要掌握婴儿营养与发育相关知识，定期进行营养评价；掌握婴儿预防接种时间表，按时接种疫苗；指导父母掌握正确的喂养方法；密切观察婴儿有无发育异常。②父母方面，母亲要注意产后身体恢复，注意加强营养和适当休息，并主动学习育儿知识；同时，夫妻要处理好新成员加入后夫妻关系和适应自己的新角色，确保家庭新的生活模式尽快建立。

3. 有学龄前儿童期　此期健康照顾重点是学龄前儿童的健康保健和教育。健康保健的重点在于预防和控制感染性疾病，防止意外发生，养成良好的饮食和卫生习惯。对儿童进行环境安全教育，避免接触危险品和有毒、有害物质。此期，幼儿的心智发育特别快，语言学习和智力开发都很关键，要及时提供必要的学习条件和启发性游戏。全科医生要指导家长在语言、思想、行为等各方面进行言传身教，并提供咨询和其他切实可行的保健措施。

4. 有学龄儿童期　随着儿童的入学，与家庭之外的人联系越来越多，通过学习知识和社

会规范，在认知领域和思想感情上都向社会化发展。所以，这个时期更要注意儿童的躯体和心理的健康发展与保健，培养正确的思维方式与习惯，培养乐观向上的情绪，适当增加户外活动和体育锻炼。

5. 有青少年期　青少年期是人的一生中身心变化最为显著的阶段，此期家庭面临的主要问题是青少年心理、身体发育及学习能力培养。在心理方面，青少年开始追求独立自主，常做出叛逆、不愿妥协的行为，全科医生应指导家长理解其行为并平等与其沟通，不要严加指责，否则适得其反。另外，此期青少年性器官发育，出现第二性征，青少年的保健工作要在心理保健的基础上进行性教育，引导青少年正确与异性交往，要从生理、心理、社会三方面提供保健服务。

6. 子女离家期　子女离家求学、创业、结婚，家庭结构和家庭关系均发生较大变化。子女的离开可使父母产生失落、无所依靠的感觉，严重时可演变为各种心身疾病，所以此阶段的工作重点是对中年父母的照顾。全科医生要充分了解子女离家、离开父母可能给双方带来的心理和感情上的冲击与影响，应引导双方都积极面对，逐渐适应新环境。另外，全科医生还需注意给进入中年的家长定期体检，多进行卫生宣教，开展慢性病的筛检和防治工作。

7. 空巢期　此期健康照顾的重点是排解因子女离家后给父母亲（尤其母亲）带来的心理和精神上的压力。同时，此期家中仅剩二老，又回到"二人世界"，双亲易出现心理、社会障碍，孤独感、寂寞感加重，因此，此期家庭保健工作应以心理疏导、积极安排退休后生活、摆脱孤独感等心理保健为主，另外，需开展老年相关疾病的一级预防工作。

8. 退休期　此期男女均已超过 60 岁，步入老年期，身体老化明显，疾病多，残障多。此期老人最需要熟悉自己身体状况的全科医生，应多上门随访、指导服药、检查安全、营养咨询等。加之由于退休导致的一系列变化，如社会角色和地位、经济收入改变等，必然会对退休人员产生心理和感情上的影响，容易导致某些行为、心理相关疾病的发生。所以，全科医生要及时开展慢性病的防治，协同子女加强对老人孤独心理的照顾，提高老人生活自理能力，必要时做好老人的临终关怀照顾，并帮助丧偶者家庭度过艰难时期。

第三节　家庭评估

家庭评估（family assessment）是系统性家庭照顾的重要组成部分，是根据家庭有关资料对家庭结构、功能、家庭生活周期等做出评价。家庭评估的目的是了解家庭的结构和功能，分析家庭和个人存在的健康问题，找出家庭问题的根源，评价家庭内外资源的可利用度，进而得出调适个体及家庭问题的解决途径。

需要说明的是，并不是所有家庭都需要进行家庭评估，系统的家庭评估应仅用于有适应证的家庭（表6-4）。

表6-4　家庭评估的适应证

◆频繁的急性发病	◆儿童行为问题
◆无法控制的慢性病	◆婚姻问题
◆经常主诉身体不适	◆住院
◆遵医嘱性不良	◆绝症
◆精神疾患	◆怀孕
◆滥用药物及酗酒	◆遗传病咨询
◆肥胖症	◆过度使用医疗服务

注：引自《全科医学》（62 页），梁万年，高等教育出版社，2004.

一、家庭评估的方法及其应用

家庭评估的方法有很多，目前在全科医疗中广泛应用的家庭评估方法有：家庭基本资料的收集、家系图、家庭圈、家庭关怀度指数（APGAR 问卷）、P. R. A. C. T. I. C. E. 评估模型等，分别介绍如下。

1. 家庭基本资料 家庭基本资料包括各家庭成员的姓名、性别、年龄、家庭角色、职业、文化、主要健康问题，以及家庭类型、内在结构、经济状况、生活环境等。这些资料可以通过多种方式记录下来，如病历、表格等，以便社区卫生服务团队中的其他成员共享。

2. 家系图 家系图（genogram），又称家庭树（family tree），是用线条和符号表达家庭成员基本情况及其之间相互关系的家庭客观评价工具。家系图是一种树状结构，可以表示家庭的结构、家庭成员之间的关系和家庭周期，通过家系图还可以了解该家庭既往医疗史、家庭成员间疾病有无遗传联系等，是客观了解家庭基本情况的重要资料。

家系图可作为家庭档案的基本资料存于病历中。具体绘制时应遵循以下原则：①一般包含至少三代人；②可从最年轻的一代开始向上追溯，也可从病人这一代开始分别向上下展开；③长辈在上，晚辈在下；同辈中，长者在左，幼者在右；夫妻中，男在左，女在右；并在每个人符号旁边标注上出生或死亡日期、慢性病或遗传病等资料；也可根据需要标注家庭成员的基本情况、家庭重要生活事件、结婚和离婚日期等，如果家庭成员中有死亡者，需注明死亡日期、年龄及死因；④用虚线圈出在同一处居住的家庭成员；⑤要使用简明扼要的符号，并说明所使用的所有符号。

通过家系图可以使全科医生快速了解家庭的情况，识别家庭成员中存在的危险因素以及不良的生活习惯，促进生活方式的改变，并指导高危病人进行早期筛查。家系图中常用符号见图 6-4。家系图绘制范例见图 6-5。

图 6-4 家系图常用符号

图 6-5 家系图绘制范例

图 6-5 表示这是一个三口之家，户主吴刚患有高血压；其母李素琴患有肥胖症，50 岁死于癌症；岳父周卫海患有糖尿病，65 岁死于脑血管意外；大女儿吴梦婷和女婿徐胜利于 2002 年结婚，但目前婚姻不和谐；二女儿吴妮妮患有肥胖症和糖尿病；吴刚与妻子周桂枝于 1976 年结婚，目前与二女儿生活在一起（住在一起的家庭成员用虚线圈起来）。从这张家系图中还可以了解其他家庭成员的情况。对家系图绘制和相关信息的记录是一个连续的过程，随着全科医生对病人及其家庭照顾的延续，还会了解、记录更多的家庭相关信息。

3. 家庭圈 家庭圈（family circle）是由某一家庭成员绘制的关于家庭结构与家庭关系的圈形图，主要反映一个家庭成员对家庭关系的主观认识、情感倾向、家庭成员间关系的亲疏程度等（图 6-6）。图 6-6 中家庭以大圈表示，成员以小圈表示，用箭头或符号标注画图者。小圈的大小表示家庭重要性的大小，小圈的距离代表其亲密度。生活中其他重要的角色如朋友、宠物等，只要画图者觉得其也是家庭的一部分，也可画在其中。

家庭圈应由病人独自完成（一般 5~10 分钟），随后让病人自己解释图的含义或由全科医生向病人提问，从而使全科医生了解病人的家庭情况。通过家庭圈全科医生可以了解病人的情感反应和可能存在的与家庭有关的心理、社会问题。但家庭圈会随个人观点的改变而变

（病人为22岁男性，性格自卑，很少请求家庭帮助）　　（病人为26岁女性，全家关系融洽）

P：病人
F：父亲
M：母亲
S：姐妹

图 6-6　家庭圈范例

化，所以，每次画完图必须标明时间，当情况发生变化后需要重新绘制，以便全科医生获得新的资料及开展下一步咨询。

4. 家庭关怀度指数　家庭关怀度指数（APGAR），是由 Gabriel Smilkstein（1978 年）设计用于评价家庭功能的问卷，主要测量家庭成员对家庭功能的主观满意度（表6-5）。因为问卷的问题较少，回答和评分容易，可以粗略且快速的评价家庭功能，比较适合全科医生在基层工作中使用。

APGAR 问卷分两部分：第一部分是测量个人对家庭功能的整体满意度，共5个条目，分别代表 5 项家庭功能，包括适应度（adaptation）、合作度（partnership）、成熟度（growth）、情感度（affection）、亲密度（resolve），各条目的具体含义见表6-5。在 APGAR 问卷中，每个条目的对应问题都有 3 个答案可供选择，若答"经常这样"得 2 分，"有时这样"得 1 分，"几乎很少"得 0 分（表6-6）。将 5 个问题的得分相加，分数在 7~10 分表示家庭功能良好，4~6 分表示家庭功能中度障碍，0~3 分表示家庭功能严重障碍。另外，通过分析每个问题的得分情况，可以粗略了解家庭功能障碍的基本原因，即可以大概得知是哪一方面的家庭功能出了问题。

表 6-5　APGAR 问卷的项目和含义

项　目	含　义
适应度	家庭遭遇危机时，利用家庭内、外资源解决问题的能力
合作度	家庭成员分担责任和共同做出决定的程度
成熟度	家庭成员通过互相支持所达到的身心成熟程度和自我实现的程度
情感度	家庭成员间相爱的程度
亲密度	家庭成员间共享相聚时光、金钱和空间的程度

表 6-6　家庭功能评估——APGAR 问卷

家庭档案号：　　　病历号：　　　填表人：　　　　　　填表时间：

	经常 （2分）	有时 （1分）	几乎 （0分）
1. 当我遇到问题时，可以从我的家人处得到满意的帮助	□	□	□
2. 我很满意家人与我讨论各种事情以及分担问题的方式	□	□	□
3. 当我希望从事新的活动或发展时，家人都能接受且给予支持	□	□	□
4. 我很满意家人对我表达感情的方式以及对我的情绪的反应	□	□	□
5. 我很满意家人与我共度时光的方式	□	□	□

以下由医务人员填写

问卷评分：　　　　　　家庭功能评估：

签字：

引自：李孟智. 家庭医学与家庭医业管理. 13 版. 台湾：哈佛企业管理顾问公司，1988.

APGAR 问卷第二部分是了解测试者与家庭成员之间的个别关系，采用开放式的回答方式，测试者将与每位家人相处的亲密关系及亲密程度从良好、较差、恶劣三个等级中做出选择。

5. P. R. A. C. T. I. C. E. 评估模型　P. R. A. C. T. I. C. E. 是以问题为中心的家庭评估工具。每一个字母代表评估中的一项独立内容，为全科医生进行家庭评估时组织和记录家庭资料提供了一个基本的结构性框架。此工具常被用于评估医疗、行为和人际关系等相关问题。

P. R. A. C. T. I. C. E. 评估工具具体含义和内容如下。

（1）P（presenting problem）展现问题　描述家庭中存在的问题，如家庭成员所患健康问题或疾病及其管理中的相关问题。

（2）R（role and structure）家庭角色和家庭结构　家庭成员各自在家庭中扮演的角色以及其在成员健康问题/疾病控制中的角色。

（3）A（affect）影响　家庭成员所患健康问题/疾病对家庭的影响，家庭成员对患病成员的健康问题/疾病影响与感受。

（4）C（communication）交流　家庭成员间的语言表达和相互交流状况。

（5）T（time in life cycle）家庭生活周期　家庭所处家庭生活周期中的阶段。

（6）I（illness in family, past and present）家族的疾病史（既往史和现病史）　家族疾病史、家庭成员的患病状况、家庭成员对患病成员健康状况的理解和担心情况。

（7）C（coping with stress）应对压力　家庭成员适应婚姻、家庭以及所患健康问题/疾病等带来的压力情况。

（8）E（ecology）生态学　家庭生态学情况，如家庭内外资源的情况、家庭的支持度等。

二、家庭评估工具使用中的注意事项

绘制家系图所收集的资料一般比较客观，但在收集时要注意资料的完整性和真实性，以免影响评估结果。家庭圈、APGAR 量表及 FACES 量表属于主观性评估，所以要注意其主观性和时效性。在使用汉化版的 APGAR 量表和 FACES 量表时，应注意在不改变其本意的前提下尽可能让问题本土化和通俗化，此外要正确看待和使用测评结果。

第四节　以家庭为单位的健康照顾方式

以家庭为单位的照顾是对个体和家庭提供健康照顾的过程，是全科医生工作的重点之一，也是区别于其他专科服务的特点之一。其方式主要有家庭访视、家庭咨询、家庭病床及家庭康复等。

一、家庭访视

家庭访视，简称家访，是为了促进和维护个体与家庭的健康，在服务对象家中进行的有目的的访视活动，是全科医生开展家庭保健的重要形式。

1. 家访分类　家访可分为三类：①评估性家访，是对照顾对象的家庭进行评估，通常是一次性的，常用于有家庭问题或心理问题的病人，以及年老体弱病人的家庭环境考察；②连续照顾性家访，是为病人提供连续性的照顾，常定期规律地进行，主要用于患有慢性病或行动受限的家庭病床病人，以及临终病人；③急诊性家访，是对突发疾病的病人或家庭紧急情况的临时处理，多具有随机性。

2. 家访的适应人群　家访的适应人群包括：①某些急症病人；②行动不便的特殊群体和病人；③新成为服务对象的、患有多种慢性病的老人；④有心理社会问题或不明原因不遵医嘱的病人；⑤临终病人及其家庭；⑥有新生儿的家庭；⑦需要做家庭结构和功能评估者；⑧需要实施家庭咨询和治疗的家庭。

二、家庭咨询

1. 家庭咨询的概念　家庭咨询是一种面对面的交往过程，咨询者在这个过程中需要运用自己的交往技巧和相关知识来帮助人们认识问题，做出明智的决定，最终有效地解决问题。家庭咨询的对象是整个家庭，而不是家庭中的某一个人。

2. 家庭咨询的主要内容　目前，我国开展的家庭咨询主要包括以下内容：①家庭遗传学咨询，如遗传病在家庭中发病的规律、婚姻限制、预测家庭成员的患病可能等；②婚姻咨询，夫妻之间的相互适应问题、感情发展问题、性生活问题、角色扮演问题、生育问题等；③其他家庭关系问题，如婆媳关系、父子关系、母女关系、兄弟姐妹关系、继父母与领养子女的关系等；④家庭生活周期问题，家庭在不同的生活周期阶段及由一个阶段向下一个阶段过渡所面临的问题和保健重点等；⑤子女教育和父母与子女的关系问题，儿童青春期的生长发育问题、与父母的关系适应问题、角色适应与交往方式问题、独立性与依赖性的平衡问题、人生发展与父母期望等；⑥患病成员的家庭照顾问题，家庭成员的患病过程和预后、家庭应做出什么样的反应、家庭照顾的作用和质量等；⑦严重的家庭功能障碍，往往是家庭成员间较严重的关系障碍或家庭遭遇重大的生活事件。

三、家庭病床

1. 家庭病床的概念　家庭病床是指对适宜在家庭或社区养老机构中进行连续治疗、又需依靠医护人员上门服务的病人，在其居所设立病床，由指定医护人员定期查床、治疗、护理，并在特定病历上记录服务过程的一种社区卫生服务形式。家庭病床服务对象是居住在辖区内的提出建床需求，且符合家庭病床收治范围的病人。

2. 家庭病床的收治范围　家庭病床的收治对象应是诊断明确、病情稳定，并经医生确认适合在家庭条件下进行检查、治疗和护理的病人。具体包括：①诊断明确，需连续治疗的慢性病、老年病及多发病病人；因行动不便，到医疗机构就诊确有困难的病人；②经住院治疗病情已趋稳定，出院后恢复期仍需继续观察、治疗及康复的病人；③其他诊断明确、病情稳定的非危、重症病人，需连续观察和治疗的病人，也包括适合在家庭治疗的部分妇科病、传染病、职业病及精神病病人；④处于疾病终末期需姑息治疗的晚期肿瘤病人。

3. 家庭病床的服务项目　服务项目应为适宜在家中开展的诊疗服务，其提供应以安全有效为准则。应是在家庭中医疗安全能得到保障、治疗效果较确切、消毒隔离能达到要求、医疗器械能拿到家庭使用、非创伤性、不容易失血和不容易引起严重过敏的项目。

具体包括：①检查项目，一般有血常规、尿常规、大便常规三大常规检查，心电图，血糖等；②治疗项目，一般有肌内注射、静脉输液、皮下注射、换药、压疮护理、导尿、吸氧、康复指导、护理指导、针灸、推拿等。

家庭病床服务虽然有弥补专业医疗机构病床相对不足、避免医院交叉感染、降低医疗费用、方便病人诊疗、利于病人康复等诸多优点，但同时也存在增加医疗风险的可能，所以需要做好家庭病床的管理和转会诊工作。

知识链接

家庭病床的建床和撤床条件

（1）建床条件　①病人（或家属）提出建床申请。社区卫生服务机构根据收治范围和病人情况确定是否建床。确定予以建床的，应指定责任医师和护士。②责任医师、护士详细告知病人（或家属）建床手续、服务内容、病人及家属责任、查床及诊疗基本方案、收费和可能发生意外情况等注意事项，给予家庭病床建床告知书。责任医师或护士指导病人（或家属）按规定办理建床手续，签订家庭病床服务协议书。③责任医师首次访视应详细询问建床病人病情，进行生命体征和其他检查，并作诊断，对建床病人制订治疗计划。④责任医师应完整填写相关信息，规范书写家庭病床病历。⑤病人居住房间应安静明亮，通风良好。房间、桌面、病床、床单被褥和病人衣服应清洁。为避免感染，需进行输液、换药等治疗的病人的家庭环境应具备相应卫生条件。

（2）撤床条件　建床病人符合下列情况之一的予以撤床，包括：①经治疗疾病得到治愈；②经治疗病情得到稳定或好转；③病情变化，受家庭病床服务条件限制，需转诊至本社区卫生服务机构病房或上级医院进一步诊治；④病人能自行到医院就诊；⑤病人由于各种原因自行要求停止治疗或撤床；⑥病人死亡，责任医师应开具家庭病床撤床证，指导病人（或家属）按规定办理撤床手续，并书写撤床记录。——上海市《家庭病床服务规范》［编号 DB31/T487—2010］

四、家庭康复

1. 家庭康复的概念　家庭康复是以家庭为基础进行康复的一种措施，是指对临床治疗后或急性期后病情稳定的慢性病病人、老年病人、身体有残疾或精神有障碍的病人，在家中提供一些适宜技术进行治疗及康复训练。其目的是控制或延缓疾病的发展，减少疾病给病人带来的包括生理、心理和社会功能的负面影响，帮助病人适应家庭生活环境，参加力所能及的家务劳动，以家庭一员的身份与家庭其他成员相处，提高病人的生活自理能力和生命质量。

2. 家庭康复的原则　家庭康复一般应遵循以下原则：①家庭康复以病人及其家属为主体，开展康复的主要场所为病人家中；②需要根据康复对象的疾病种类、病情程度及自理程度等不同而制定合理的康复计划和时间表；③应正确使用康复知识和技术，定期观察家庭康复治疗效果，进行功能评定，并根据病人自身情况的改变，随时调整康复内容；④康复工作越早开始，效果则越好，且需要持之以恒。

3. 家庭康复的内容　家庭康复主要包括以下内容：生活自理能力训练、家庭劳务能力训练、家庭作业疗法、康复体操、语言能力训练及理疗等。

第五节　临床实务——以家庭为单位的健康照顾的提供

下面以一个新诊断为高血压的病人家庭访视记录为例，说明 P. R. A. C. T. I. C. E. 评估工具在实际工作中的具体应用。

案例讨论

临床案例　周先生，42岁，在某三甲医院被确诊为高血压，接受口服降压药治疗。病人于第二天到社区卫生服务中心要求接受全科医生的照顾，包括长期随访、治疗、咨询、预防服务及高血压健康管理等。

　　问题　为了能够给周先生提供全方面的健康照顾服务，全科医生还应了解周先生及其家庭哪些方面情况？如果通过家庭访视的方式来了解，请试用 P. R. A. C. T. I. C. E 模式将访视结果记录下来。

　　全科医生为了深入了解初次就诊的周先生及其家庭对疾病的认知，了解家庭成员对其开展健康照顾的相关情况，以便有利于对其进行饮食控制和提高遵医行为，有利于对其开展长期有效的高血压健康管理，全科医生应约对周先生家庭进行了一次家庭访视，并在访视过程中使用 P. R. A. C. T. I. C. E. 模式记录了家庭访视的资料结果，具体内容如下。

　　1. P（presenting problem）展示出来的健康相关问题

　　（1）周先生的妻子反应丈夫近一年来吸烟过多（平均 30 支/天），饮酒频繁（平均 5 次/周，250g 白酒/次）。

　　（2）周先生从确诊为高血压后，并未意识到遵医嘱服药、进行饮食控制、戒烟及限酒的重要性。

　　（3）周先生的生物学层面诊断是"高血压"。心理学层面诊断是"神经质"，主要原因为夫妻不和，借烟酒消愁，夫妻不和的原因为三代同住一室，夫妻为琐事而经常争吵，且婆媳关系紧张。社会学层面诊断为"住房拥挤"。

　　2. R（role and structure）家庭结构和家庭角色

　　（1）周先生、妻子及女儿三口人一直与周先生的父母同住，属于主干家庭。

　　（2）周先生的妻子在家里负责买菜做饭，口味重，做菜时重盐。

　　（3）在家庭成员中，周先生收入最多，有较高的家庭地位。

　　（4）在其他家庭角色方面，周妻和周母都强调自己是家庭的女主人，两人对自己的角色定位有些不准确。

　　3. A（affect）健康问题与家庭之间相互影响

　　（1）周先生的父母因担心儿子的疾病控制不稳定，常常入睡困难，甚至焦虑。

　　（2）周先生的妻子告诉全科医生，其丈夫经常不按时服药，而且吸烟、饮酒同从前一样。

　　（3）周先生对妻子向医生抱怨其不遵医嘱，表现得很气愤。

　　（4）周先生上初三的女儿向医生反应，母亲常会为了住房小、与老人同住拥挤、不方便等琐事与父亲争吵不休，然后父亲就生闷气，抽烟、喝酒。

　　4. C（communication）家庭成员交流情况

　　（1）周先生和父母间表现出愿意相互听取意见，都表现出担心对方的健康，虽然周先生与妻子间也表现出相互关心，但谈话的口气有些生硬。

　　（2）在家访谈话中，周母多次打断周妻谈话，并几次否定了周妻的一些观点。

　　5. T（time in life cycle）家庭生活周期　有青少年期（独生女儿在上初三，面临中考）。

　　6. I（illness in family, past and present）家族疾病史　家人对所患疾病的理解和认同

　　（1）周先生的父母目前没有高血压，但其承认爷爷患有高血压，52 岁时死于突发性心肌梗死。

　　（2）周先生认为自己还年轻，病情也不严重，父母和妻子的担心有些多余。

　　7. C（coping with stress）家庭压力

　　（1）周先生否认在工作、赡养老人、抚养孩子过程中存在困难，但周妻表示全家老小生活开支都靠周先生一人的工资维持，有一定经济压力，并且一直想存钱换个大点的房子，又因为周先生患病医药开销变大，购房压力又增大了。

（2）周先生觉得妻子和母亲之间时常有小矛盾，自己夹在中间左右为难，感到有压力。

（3）周妻表示对周先生高血压的诊断给他们全家带来了一定的压力。

8. E（ecology）家庭生态学（家庭关系与社会支持）

（1）周先生夫妻都来自农村，大学毕业后留在城市工作并结婚、生了小孩，女儿出生后就把农村的父母接来同住，方便互相照顾。

（2）周先生夫妻双方最初工作稳定、收入中等，买了现在的小住房，除女儿外，没有其他亲属。但5年前，妻子因公司裁员而下岗，妻子就没再找工作，以陪孩子读书和照顾家庭为主。

（3）周先生夫妻平时与同事和朋友来往较多，拥有一定的社会资源。

在这个案例中，全科医生通过采用 P. R. A. C. T. I. C. E. 模式记录和呈现了周先生一家对健康问题的态度和处理，有助于全科医生准确地介入家庭干预，但使用该工具并不能展示病人家庭的所有问题，有些问题还需要采用特殊访谈技术来发现。

本章小结

以家庭为单位的健康照顾是全科医生服务的特点之一，全科医生应该了解家庭系统理论，掌握最基本的家庭照顾技能。家庭是通过生物学关系、情感关系或法律关系连接在一起的一个群体。家庭类型主要包括：核心家庭、主干家庭、联合家庭及其他类型的家庭。家庭的功能包括六个方面：抚养和赡养的功能、满足情感需要、生育和调节生理需要、社会化和经济的功能、赋予家庭成员地位、健康照顾的功能。家庭可以通过遗传、环境、感情、支持、社会化等途径来影响个人的健康，个人的疾患也可以影响家庭的各方面功能。家庭资源包括家庭内资源和家庭外资源，当生活压力事件作用于个人和家庭，而家庭内、外资源不足时，家庭就会陷入家庭危机中。全科医生可以通过家庭基本资料收集、家系图、家庭圈、家庭关怀度指数、家庭适应度及凝聚度评估量表及 P. R. A. C. T. I. C. E. 评估模型等评估方法评价家庭的结构和家庭功能。全科医生以家庭为单位健康照顾的主要方式包括家庭访视、家庭咨询、家庭病床及家庭康复等。

思考题

1. 家庭的定义、结构、功能及对健康有什么影响？
2. 家庭生活周期的概念及各期所面临的主要健康相关问题有哪些？
3. 家庭评估的方法及其应用是什么？
4. 家访的适应证及家庭咨询的主要内容是什么？
5. 家庭病床的收治范围及家庭康复的原则是什么？

（王良君）

第七章 以社区为基础的健康照顾

随着医学现代化的发展，环境对健康的影响越来越受到人们的重视。社区是人群聚集地，是个人和家庭日常生活、社会活动和维护自身健康的重要场所，也是影响个人和家庭健康的重要因素。社区是全科医生进行医学实践活动的主要场所，全科医生对社区环境进行分析、诊断、管理，消除影响人群健康的各种隐患，营建良好的社区氛围环境，使人群在社区范围内得到健康照顾。

第一节 社区中的各种因素与健康

一、社区的定义及要素

（一）社区的定义

社区（community）最早源于德国社会学家 F. 汤尼斯（F. Tonnies）在《社区和社会》（1887 年出版）一书，他认为，社区由共同生活在一个区域内的一群人组成，这些人关系亲密、守望相助、防御疾病、富有人情味；社区是以家庭为单位，血缘和地缘共同体的结合。1933 年，我国著名社会学家费孝通将英文"community"译为"社区"引入我国，他认为，社区是若干社会群体（家庭、氏族）或社会组织（机关、团体），聚集在某一地域里所形成的一个生活上相互关联的大集体。世界卫生组织（WHO）于 1978 年在阿拉木图召开的国际基层卫生保健大会上将社区定义为："社区是以某种经济的、文化的、种族的或某种社会凝聚力，使人们生活在一起的一种社会组织或团体"。我们通常将社区分为两类：功能型社区，如企事业单位；生活社区，如街道、乡镇、村等。

多年来，在不同的历史时期、不同的研究和应用领域，对社区的定义有所不同。从社区卫生服务的角度看，目前国际上对社区概念采用最多的是世界卫生组织对社区的定义，而国内多采用费孝通对社区的定义。不管采用哪一种社区的定义，其最核心的内涵是社区中的人们具有某种内在的联系。

（二）社区的构成要素

1. 一定数量的人群 人群是社区的主体，他们是以一定社会关系为基础组织起来共同生活的人群。社区人口的数量可多可少，并无一定的要求。世界卫生组织认为，一个有代表性的社区，其人口数量在 10 万 ~ 30 万。

2. 一定范围的地域 一定的地理区域范围，为社区人群进行生产和生活活动提供场所。至于其面积的大小无一定的标准。世界卫生组织提出的社区面积为 $5 ~ 50km^2$。

3. 一定的社区服务设施 社区生活服务设施既满足居民的物质需要，也是精神需要的基础，是社区成熟度的重要指标，包括住房、学校、医院、文化市场、商业网点、交通、通讯等。

4. 特定的生活方式和文化背景 由于长期生活在同一地域，社区居民有某些共同的需要，如物质生活、精神生活、社会生活等；也有某些共同的问题，如生活状况、卫生服务、教育水平、环境污染问题等。他们往往有一些相同的生活方式，因此他们不仅具有一定的共同利益，而且具有特有的文化背景、行为准则，以维持人际关系的相互协调。

5. 一定的生活制度和管理机构 为满足社区居民的需要和解决社区面临的问题，社区应建立一定的生活制度和规章制度。社区管理机构如街道办事处、居委会以及各种社团组织，是保障制度落实的组织，是开展社区医疗保健的组织保证。

社区的五个要素中，人群和地域是两个关键要素。社区人群、地域的大小往往有较大的不同，但任何社区一般都具有以上几个要素，使社区成为一个有组织的社会。

二、社会因素与健康

人们想到健康问题，不仅考虑到疾病和伤害，而且关心所在社区可能威胁到自身健康的各种因素。20 世纪中期之前，影响人类健康的突出问题是传染病。而传染病基本控制后，同时疾病谱也发生了转变，迎来了慢性病时代。悄然而至的慢性病，往往在人们还未觉察时，就不知不觉侵犯到人体健康。因此，重新认识健康，认识社区生态环境的隐患及影响健康的因素，有利于对慢性病的预防。现代医学界认为，影响社区人群健康的主要因素包括环境因素、生物因素、生活方式和健康照顾系统。从 1977 年美国卫生部门的统计资料发现，疾病的影响因素发生了悄然地变化，仅有 10% 的疾病是由微生物引起，10% 为遗传因素，30% 起因于环境因素，而 50% 与生活方式有关，目前新的调查显示，生活方式对疾病影响已上升到 60%。可见行为生活方式因素已成为影响人群健康的主要因素。

（一）环境因素对健康的影响

随着社会的发展，环境因素对社区人群健康的影响息息相关，世界卫生组织报道，全球近 1/4 死亡源于不健康环境。社区环境包括自然环境和社会环境因素两个方面。

1. 自然环境因素对健康的影响 自然环境因素主要指地理和气候因素。一些传染病及自然疫源性疾病，都有较严格的地域性和季节性，如寨卡病毒、血吸虫病、钩端螺旋体病、出血热等，都因其生态环境适合于病原体的繁殖或传播媒介的生存；又如布氏菌病、包虫病流行于畜牧社区，是因为中间宿主牛羊成群的牧区环境。卫生环境差的农村社区会有蛔虫病、蛲虫病的流行。

现代的城市社区，环境中的物理、化学和生物因素均是影响健康的重要因素。环境污染已成为影响健康的重大问题，如生活用水是否安全，空气质量、噪声、排污设施是否健全等，都可直接或间接地影响社区居民健康。所以，全科医生考虑病人生活的社区是否有各种环境污染、是否有地方病；考虑病人的职业环境，以判断其是否有与特定职业相关的健康问题。据世界卫生组织《通过健康环境预防疾病：对环境风险疾病负担的全球评估》报告显示，空气污染（包括二手烟烟雾）造成的非传染性疾病死亡人数高达 820 万。脑卒中、心脏病、癌症和慢性呼吸系统疾病等非传染性疾病死亡人数现已占不健康环境造成的死亡总数的近 2/3。可见环境因素对健康的影响是广泛且惊人的！

2. 社会环境因素对健康的影响 社区是社会的一个缩影，影响健康的社会因素包括社会制度、经济、文化、人口、社会心理因素等方面。

（1）社会制度　社会制度包括政治制度、经济制度、家庭婚姻制度、思想文化制度、医疗保健制度等。社会制度关系到社会对公众健康的经济投入、关心程度以及社会对健康维护活动的参与程度，也是影响医疗保健体制和社区卫生服务的组织形式。

（2）社区经济　社区的经济资源是搞好社区健康教育与健康促进的重要因素之一。经济发达，可以提高公共卫生设施和卫生保健服务水平，有利于提高人们对健康的认识水平，改变人们的思想观念，进而改变人们的行为。

（3）社区文化　每个社区都有其特征性的文化背景，这种文化背景在某种程度上决定着人群对健康和疾病的信念、对健康维护的态度及就医行为，也影响人群的行为方式、自我保护能力和生活习惯。

（4）社区人口　社区人口的基本构成直接影响社区居民的健康状况。没有人群也就无所谓社区，人口过剩或人口老龄化，被赡养人口比例增大、对医疗服务需要量增多所致的卫生资源分配不均衡，人际关系紧张、家庭问题增多等都可引起社区的健康问题。

（5）社会心理因素　社会心理因素包括社会角色、社会竞争等，社会心理因素是导致心理疾病和躯体疾病的重要原因，对人群健康至关重要。全科医生应对心理因素导致健康的影响有深刻透彻的认识，从而促使社区居民树立积极的人生观，保持良好的心态，具有较强的心理承受能力，获得真正的健康。

（二）生物因素对健康的影响

1. 传染性疾病对健康的影响　虽然传染病已不再猖獗流行，但乙型肝炎、丙型肝炎等仍是各社区的高发病，导致慢性肝炎—肝硬化—肝癌，严重危害社区的健康。在农村社区，结核病近年亦呈上升趋势，多发于青少年及老人。新生 ZIKA、SARS、H5N1 禽流感及疯牛病等，依然威胁着世界不同地域社区的健康。现今传染病依然威胁着世界 1/2 的人口，对于传染病的预防和管理，是社区内实施健康照顾的重要内容，也是全科医生的主要责任。

2. 慢性疾病对健康的影响　心脑血管病，肿瘤，糖尿病，慢性阻塞性肺疾病，风湿病，红斑狼疮等慢性非传染性疾病和退行性疾病，成为当代人群的主要疾病谱，使人们长期遭受疾病折磨，严重地影响生活质量，此类疾病缺乏有效的治疗，唯一的途径是及早预防。因此，全科医生在社区范围内实施健康照顾，让人们通晓防病知识并进行慢性病的三级预防是极为重要的工作内容。

3. 遗传性疾病对健康的影响　遗传性疾病给健康带来严重危害，医学科学的发展对遗传病的发现越来越多。据估计，人群中 25%～30% 的人受遗传病的危害，单基因遗传病占10%，多基因遗传病占 14%～20%，染色体引起的约占 1%，但却造成了严重的疾病或畸形。遗传疾病造成弱智儿童，给家庭和社会带来了负担。许多常见病，如精神病、糖尿病、动脉粥样硬化、恶性肿瘤都与遗传相关。近亲繁衍导致遗传病，在偏远社区、山区并未完全消亡。社区卫生服务应实施有效措施，传播婚前检查、生育指导、围生期保健、宫内诊断等信息，预防遗传病的发生。

（三）生活方式及行为对健康的影响

生活方式，是在维持生存、延续种族和适应环境的变化中形成的行为模式。因此，传统的生活习惯较难改变，但不是不能改变。社会进步使人们越来越认识到，不良的生活方式是影响健康的重要因素。就行为与健康的关系而言，行为影响健康，健康又反作用于个体的行为。据世界卫生组织调查，人类 50% 以上的死亡是由不良行为生活方式引起的，其中影响较大的有吸烟、酗酒、饮食不当、缺乏运动、赌博、性行为紊乱等，在我国 60% 的死亡是由不良行为生活方式引起的。大量研究表明，许多慢性疾病发病率增高，与不良的生活方式及不健康行为密切关联。因此，应采取全人群策略和高危人群策略促进健康，改变已知慢性病的生活方式。慢性病重在一级预防，即针对其病因及危险因素的预防，这是赋予社区医疗的艰巨任务，也是大医院和专科医生无法做到的。据统计，改变人们的生活方式可起到70%的作用，而医疗技术只起到30%的作用。全科医生应重视矫正群体的偏离行为，使社区内居民建立良好的健康生活方式。

（四）健康照顾系统对健康的影响

人群的健康状况与社区的健康照顾系统密切相关，社区的健康照顾系统，是指集社区的卫生、医疗和卫生人力的统筹安排等为一体。人群能否得到有效的健康照顾，与社区有无高水平的全科医生及医疗的可及性极为相关。社区卫生服务机构对人群健康影响的大小，显示了人们在那里是否能够得到及时、有效的治疗，且治疗措施的花费是否与病人的经济承受能力一致。当前我国缺乏高品质的全科医生和有效的廉价药物及真诚的卫生服务态度是社区健康照顾的瓶颈。

三、社区常见的健康问题及特点

随着社会和经济的发展，生活和医疗保健水平的提高，人群疾病病死率和发病率大幅度下降，疾病谱和死因谱发生了很大改变。我国在人口老龄化问题上面临严峻考验，不良生活习惯、环境压力及慢性病带来了新的健康问题。医疗手段的高科技化、不合理大处方药等，使医药费用上涨过快，产生了经济方面的压力；绝大多数社区核心家庭占社区家庭类型的60%以上，核心家庭规模小，对社区化、家庭化卫生服务的需求较迫切，社区常见的健康问题也具有了时代特征，因此带来了社区健康服务方式的变化。

（一）社区中健康问题的流行病学特征

根据2008年国家卫生服务调查结果显示，城乡居民两周患病率排在前十位的疾病是：高血压、急性上呼吸道感染、急性鼻咽炎、胃肠炎、类风湿关节炎、椎间盘疾病、糖尿病、脑血管病、流行性感冒、慢性阻塞性肺疾病。社区健康的问题种类繁多，但常见的健康问题相对集中，据统计，一个全科医生工作量的60%左右是用来解决常见的健康问题，如腿部不适、咽喉痛、腰痛、咳嗽、要求进行体格检查，关于药物的咨询、感冒、手臂问题、腹痛、妊娠检查、头痛、疲劳、血压高、体重增加、创伤等。White KL 和 Green LA 等分别在1961年和2001年对卫生服务生态学进行了调查研究，得出相似的结果：社区医疗服务能覆盖80%～90%的居民健康问题。White KL 等调查的对象为16岁以上居民，Green LA 等调查的对象为所有年龄段的居民，结果表明，平均1000名社区居民在1个月期间，分别有33.3%（250/750）和40.9%（327/800）有自觉症状的人到医疗机构就医（有5人转诊，8人住院，只有1人需要转到综合医院住院治疗）。值得关注的是，有60%左右有自觉症状的人没有利用任何卫生服务，依靠自我保健或亲人朋友的帮助得以康复，自我保健在维护个人健康中非常重要。

全科医生对社区常见健康问题的构成及其发展规律的研究，对于了解病人的主要就诊原因及社区疾病谱的基本特征有帮助，也可使全科医生了解本社区全科医疗服务的主要范围。全科医生还可根据社区健康问题的流行病学特征来确定社区人群和个体化预防保健的重点，以及全科医疗服务团队的专业技能提高和改进的方向。此外，全科医生应该了解社区健康问题、疾病的流行特征不是一成不变的，其会随着社会经济发展、医疗技术水平、社区环境等因素的变化而变化。因此，全科医生应该不断根据社区健康问题的变化特点，来调整卫生服务的重点和方式。

（二）社区常见健康问题的特点

由于不同社区影响健康的因素分布不同，所以不同社区的常见健康问题也存在差异。全科医生必须清楚其所在社区人群的健康问题，有针对性地开展工作，才能满足社区居民不同的需求。如第三次国家卫生服务调查显示，城市社区疾病的排列顺序，高血压排在首位；而在农村地区，高血压排在第四位，城乡社区差异明显。因此，全科医生提供社区卫生服务时要满足不同的需求。

1. 社区常见健康问题多处于早期未分化阶段 社区居民在出现健康问题的早期阶段，只有一些轻微的、不典型的、非特异性的症状或体征，在疾病与临床表现之间不易建立明确的逻辑联系，如性情暴躁、情绪低落、记忆力减退等；或个人只是在整体上感觉病了；或仅表现出夫妻关系紧张等生活方面的问题，都会因社区就医方便或者和全科医生关系密切而就诊。这些早期未分化的疾患症状，不能明确地建立逻辑关系，即使就诊于综合性医院的专科医生，也很可能到最后也无法明确诊断或其问题无法用疾病的概念来定义，而被忽略或疏于处理。所以，社区全科医生应着重掌握认识和处理早期未分化的健康问题的基本技能，一是在疾病早期阶段将严重的、威胁生命的疾病从一过性的、轻微的疾病中鉴别出来；二是鉴定健康问题的性质是心理和社会源性，还是生物源性的，以达到早期诊断、早期治疗的目的。

2. 疾病具有很大的变异性和隐匿性 全科医生的服务对象是社区内所有居民，包括不同年龄、性别以及生物、心理社会等多因素导致的健康问题和疾病。因此全科医生面对疾病与健康问题有很大的变异性。而我国的全科医生大多在专科医院完成专业技能训练，专科医疗面对的疾病特点与社区内的健康问题有很大的差异，这就要求全科医生不断充实理论知识和实践经验，从而把握不同个体、家庭社区中的健康问题。社区居民中患有健康问题且主动来就诊的病人只占所有真正患病者的1/3，还有更多的病人因种种原因未能就医，这些病人需要全科医生主动去发现。有时，来就诊的可能不是真正的病人，真正的病人是家庭的其他成员或这个家庭；病人提供的线索可能不是真正的原因，而与问题的性质有关的重要线索却始终未被提及；问题可能不像表面上所表现的那样，关键性的问题可能隐藏在更深的层次之中；心理、社会问题常常通过躯体化以躯体症状表现出来；同时，有些人群患有健康问题但不主动就医，常习惯性否认有心理、社会方面的问题，这不仅具有很大的变异性，而且具有明显的隐蔽性。建立健全社区的健康档案和信息，了解掌握疾病的诱因、流行病学和不同临床表现的知识，是全科医生有效应对疾病的变异和不确定性的有效方法和措施。

3. 健康问题的广泛关联性

（1）社区内就诊的人群经常是多种疾病健康问题共存 特别是社区病人的健康问题往往涉及多个器官、系统，与多种因素有关，诊疗和照顾多涉及多个专业学科领域的知识和技能，需要多学科合作来处理。全科医生多通过转诊、会诊或组成多学科照顾团队来应对此种情况。

（2）健康问题的原因和影响因素通常是多维和复杂的 社区中健康问题的原因和影响因素可能涉及生物、心理、个人、家庭、人际关系、社区、社会、政治、经济、文化、医生和医疗保健水平等多种因素和多个方面，以上因素之间又存在错综复杂的相互作用。全科医生在社区中提供医疗服务能够接触到问题的所有方面，对于把握问题的整体性极为有利，但要掌握相应的技能来解决这些健康问题。

（3）疾病的分科不明确，需要全科医生进行全面整体的诊疗服务 全科医生接触的问题多处于未分化阶段，难以确定症状或问题的性质及所属的专科。病人的问题往往涉及身体的多个器官、系统，并与多种因素有关，需要全科医生整合多个专科和领域的知识与技能才能为病人提供理想的服务。

4. 健康问题多于疾病，常见病多于罕见病 随着疾病谱的改变，环境因素、心理因素、生活行为方式对人群健康的影响越来越大，现代社会中导致疾病的危险因素广泛存在，吸烟、饮酒、高热量膳食、缺乏运动等不良行为和生活方式在社区内流行和大量积聚，导致健康问题成为全科医生日常工作中的主要内容。患有慢性疾病的人群，大多处于稳定期，这些人群就诊频繁，不以治愈为目的，而是重在控制疾病的发展。病人可以带病生活，涉及广泛的心理、社会问题，需要连续性、综合性的医疗保健服务，而社区、家庭是其治疗、康复的最佳场所，所以这些病人是全科医生日常服务的主要对象。总之，全科医生在社区范围内面对的疾病谱，与世界范围内的疾病有所改变，健康问题多于疾病，常见病多于少见病及罕见病。

第二节　以社区为导向的基层医疗及其产生历史

一、以社区为导向的基层医疗的概念

以社区为导向的基层医疗（community - oriented primary care，COPC）是一种把以个人为单位、治疗为目的的基层医疗与以社区为单位、重视预防保健的社区医疗相结合的基层照顾工作模式。COPC 要求在基层医疗中，重视社区、环境、行为等因素与健康问题的关系，将服务的范围由狭小的临床治疗，扩展到采用流行病学和社区的观点来提供照顾。

COPC 的概念最早由 Sidney 提出。20 世纪 50 年代，Sidney 在南非政府资金的支持下，通过对多种医疗相关从业人员进行有计划的培训，组织医疗团队，提供包含医疗、保健、预防医学等多层面的医疗服务，证实 COPC 的医疗模式可以有效促进社区居民的健康状态。Sidney 认为，社区的健康问题与社区的生物性、文化性、社会性特征密切相关，健康服务不应局限在病人和疾病上，而应注意与社区环境和行为的关系。20 世纪 70 年代以后，COPC 的发展主要局限在美国，多所著名大学医院在政府基金的支持下，在亚利桑那州的印第安人保留区、肯塔基州、密西西比州、马萨诸塞州的贫穷社区开展了 COPC 的大型研究，结果证明，有显著成效。之后，COPC 作为基层医疗的成功经验被推广使用。

COPC 是在传统的医疗实践中产生的，是基层医疗实践与流行病学、社区医学的有机结合，它体现了多学科间的相互交叉与融合，打破了原来基层医疗仅为个人主动求医的病人提供诊疗服务的传统医疗模式，拓宽了基层医疗的范围。基层医生在实施 COPC 时，首先要搜集社区的健康信息，通过社区诊断发现社区的主要健康问题，分析社区内影响该问题的各种因素，设计可行的解决方案，动员基层医疗单位和社区的力量实施并评价。COPC 对现代基层医生提出了新的要求，要求一线的基层医生必须以生物—心理—社会医学模式为指导，必须掌握临床医学、流行病学、社区医学、卫生统计学、社会医学、卫生经济学和社会科学等多种相关学科的方法与技术，立足于社区，针对社区的健康问题，以预防为导向，同时关心就医者和未就医者，强调对社区全体居民的长效健康照顾责任制。

COPC 的模式一般包括三个基本要素：基层医疗机构、特定的人群和确定及解决社区主要健康问题的过程。

二、以社区为导向的基层医疗的意义

（1）通过以社区为范围的服务，了解人群健康问题的根源，获得健康问题的完整因素。因此，维护个人、家庭的健康必须以社区为导向。

（2）社区是健康隐患的重要背景。以社区为背景观察健康问题，以系统论将健康问题还原于原位，暴露涉及的全部因素。如果忽视社区背景因素，疾病观便会狭隘，也就不可能科学地诊治慢性病和提供合理的照顾。

（3）以社区为范围，医生关心社区内所有服务人群，完整地维护居民健康。社区预防相比个体诊治对人群更具意义。

（4）以社区为范围的服务，有效地控制疾病在社区的流行。

（5）以社区为范围的服务，能合理利用有限的卫生资源，动员群防群治，最大限度满足

居民的健康需求。维护社区人群健康，是整个社区及社会的责任，社区积极参与可弥补卫生资源的不足，使维护健康的活动在政策、制度、行政干预下，成为全体居民参与的群众行为，获得纯粹医疗无法取得的效果，是"人人享有卫生保健"的途径。

三、以社区为导向的基层医疗的实施步骤与条件

（一）以社区为导向的基层医疗的实施步骤

COPC 的实施是从个人疾病的诊疗服务扩大到社区医学服务的过程。一是在服务的社区确定主要的健康问题，并找出影响这些健康问题的各种因素；二是设计合适的具有可操作性的方案，利用社区内的各种资源实施、追踪、评价及改进方案，以此提高社区人群的健康水平、提高社区居民的生命质量。

1. 确定社区以及社区人群　实施 COPC 时首先要确定社区的范围，如确定某个街道或 1 个村为一个社区。

2. 确定一个基层医疗单位　基层医疗单位是 COPC 的基本要素，是 COPC 的主要执行者，是必不可少的。如确定由某市某区的一个社区卫生服务中心为负责实施 COPC 的基层医疗单位。

3. 确定社区主要的健康问题　社区卫生诊断过程采用流行病学、人口统计学的方法评价社区人群的健康状态与特征，找出存在的主要健康问题。根据确定的社区、人群和一定的步骤，基层医疗单位进行社区卫生诊断，确定社区里存在的主要健康问题，按优先原则确定优先解决的问题，然后制订解决问题的计划，并不断地评估修订计划，实施初步计划，评估实施计划。

4. 确定应优先解决的问题并制订解决方案　在同一时期、一个社区或人群，所面临的卫生问题往往是众多的。因为大多数社区都不具有同时解决社区居民所有健康问题的人力、物力和财力，因此应根据具体情况确定优先解决的问题并制订解决方案。在制订方案时应同时考虑居民的需求和社区的客观需要及社区现有的和潜在的资源，并结合相关部门和社区居民的意愿。在确定优先解决的问题时，应遵循以下五个原则：一是普遍性，即所要优先解决的健康问题在社区的居民中普遍存在，而不仅仅存在于某一区域或人群；二是严重性，即该健康问题对人群的健康状况影响很大，所造成的后果较为严重；三是可干预性，即该健康问题能够通过某些特定的活动或措施加以解决或得到改善；四是紧迫性，即该健康问题已经引起了政府的强烈关注，国家有相应的政策支持，要求必须在近期内解决的问题；五是效益性，即在相对固定的资源条件下，解决该健康问题所取得的社会效益与经济效益均为最佳，也就是具有较高成本效益。

5. 执行解决方案并进行评价　方案或项目的实施评价是指根据预先确定的目标，对整个项目的各项策略活动的发展和实施、适合程度、效率和效益等进行分析比较，来判断目标是否达到以及达到的程度，为方案制订者提供有价值的反馈信息，以进一步改进和调整方案的实施。

（二）以社区为导向的基层医疗的实施条件

COPC 模式作为改善基层医疗服务质量的一种较理想的方法，在全科医学发展、研究和实践中不断发展，但也遇到很多挑战和困难，如是否具备足够的资金、技术的支持及相关人员的观念、认同感等。

1. 筹资问题　COPC 模式是以社区为基础的基层医疗服务，实施中一般需要提供外部资金，主要需要来自政府、基金会或个人所投放的项目资金支持。

2. 对 COPC 模式缺乏认同感　近年来，我国医药卫生事业改革的不断深化和社区卫生服务的进一步发展，为 COPC 模式的教育和应用带来了新的机遇。

3. 观念问题　在 COPC 模式的实施者和教育者中，仍然存在对它的概念认识不清或理解

不到位及实施过程存在问题，提供基层医疗服务的能力不足等。因此，应对全科医生积极开展COPC模式的教育和培训，并提供足够的时间保证。

4. 需一定的学术力量支持　COPC模式的实施不同于一般的流行病学研究，它需要评估或做其他与健康有关的调查，需要有一定学术力量的支持，需要有一支知识结构合理、能够开展COPC社区医疗服务的团队。因此，开展COPC工作需要全科医生的协作，作为一名全科医生至少应具备如下能力：①理解COPC模式的核心内容和过程；②掌握流行病学等方法，识别和明确社区主要健康问题和需优先解决的问题；③掌握社区人群的健康促进和干预技术，解决社区健康问题；④能组建COPC工作团队；⑤能通过评价说明COPC实施的价值；⑥能建立和使用电子健康档案；⑦具备检索相关卫生资料和信息的能力。

四、以问题为导向的个体和群体服务

1. 以问题为导向的个体服务　全科医生在日常诊疗的理念上应该以解决或协助病人解决其健康问题为诊疗目标，即实施以问题为导向的健康照顾。全科医生面对的问题广泛而多样，涵盖了从健康到疾病过程中可能出现的各种问题，很多是疾病转化前期或潜伏期，具有潜隐性和不确定性。这就要求全科医生要全面了解服务对象的问题所在，从生物、生理和社会等多个维度综合考虑分析其问题所在，准确把握问题的成因，系统、全面和联系地分析、诊断、处理疾病问题，而不是只从疾病局部来看待问题，避免误诊、漏诊和误治情况的发生。当遇到病因不清或由于疾病症状给病人带来很大痛苦时，首先要对症治疗，稳定病情，待危急情况解决后，再进一步找到病因，从根源上解决问题。全科医生要遵循以人为中心的思维，对于病人，充分了解他们的就医目的和期望，了解他们对自己问题的看法；同时，全科医生也要对病人详细说明对问题的看法，拟采取处理的方法、目标及可能的结果，通过详细有效的沟通使病人更好地参与疾病治疗工作。在疾病治疗中，要对病人进行健康教育、心理疏导，指导他们实施自我保健和自我照顾，教会他们各种健康策略和方法。在疾病的长期管理过程中建立、健全健康档案，充分利用社会资源，动态跟踪、观察疾病发生。不断地获取新资料、新证据，通过健康档案提供的背景资料和诊断依据，对社区个体、群体健康照顾中不断深化对疾病的认识，调整对疾病的判断，更好地提高诊断准确率，做出正确的健康服务决策。

案例讨论

　　临床案例　男性，58岁，某企业高管，因感觉头痛就诊，表情焦虑。经过询问了解，经常头痛，服止痛片可以缓解，伴有失眠、疲劳等不适症状。临床检查后，血压140/84mmHg，心肺功能正常，腹部未见异常，神经系统体征阴性。眼底检查发现轻度动脉硬化，眼压正常，老花眼，鼻腔、鼻窦及鼻咽部检查未见异常，脑电图检查、脑血流图检查及颅脑CT检查示轻度脑供血不足，故以脑供血不足、脑动脉硬化作为诊断，给予服用丹参片等药物，却未能见效。

　　问题　根据以上诊断治疗的信息，作为一名全科医生还应关注哪些问题？进一步做哪些处理？

以上是以生物医学模式的诊疗方式进行处理，全科医生在未能达到明确的生物学诊断标准的情况下，要充分考虑到病人心理及社会层面的不适或疾患，而并非疾病。经过进一步询问，了解到该病人因面临马上退居二线，离开领导工作岗位而失眠、头痛，吃药后又担心长期服药有副作用，影响肝、肾功能，因此疼痛不减轻反而严重。此种情况，如果完全套用生物医学模式下的标准进行治疗，便无法进行准确的生物学诊断，只有运用现代医学模式的理念，多维度地进行疾病判断，瞄准导致头痛产生的社会因素、心理症结，才能从根本上解决病人的头痛问题。

2. 以问题为导向的群体服务　以问题为导向的群体健康服务，主要指服务于社区、家庭内的人群健康问题。家庭的结构、功能及所处的不同周期对家庭内成员均具有不同程度的影响，家庭生活中的压力或危机事件（丧偶、失业、离异等）都会影响家庭成员的健康。而家庭支持度好、温馨和睦会对家庭成员的健康问题起到积极的作用。因此，全科医生应该运用知识帮助诊断每个家庭的健康影响因素及各种隐患，帮助家庭成员预防规避不良因素对健康的影响，调动家庭成员的力量解决家庭成员的健康问题。每个社区人群都生活在相似的地理环境、文化背景和生活方式的区域内。每个社区都有自己的特征和健康问题。全科医生要对社区的健康问题做出诊断，即社区诊断，了解社区内居民的总体健康状况、社区环境状况、社区的经济、人力资源等，通过综合分析找出社区人群健康的主要问题及产生根源，并加以解决。

第三节　社区诊断

一、社区诊断的概念

社区诊断（community diagnosis）就是把社区作为一个被照顾者，用流行病学、卫生统计学、社会医学、心理学等定性和（或）定量的方法收集并分析资料，明确社区及其与健康相关的特征，并掌握社区卫生服务资源的过程。社区诊断的名词最早出现于1950年，是引用国外社区医疗的经验，将疾病的诊断从个体扩展到群体，在我国又称为社区卫生诊断，或叫社区需求评估。每个社区都拥有自身的特征和健康问题。因此，社区诊断是围绕社区疾病和疾病隐患而服务于临床，其基本的目标是预防、控制和消除疾病。社区诊断与临床诊断不同，社区诊断着眼于人群，临床诊断则针对就医的个体病人，社区诊断是社区卫生工作者主动地对社区健康状态进行描述，并确定社区内主要的卫生问题的过程；临床诊断则是临床医师在疾病发生之后，对病人进行物理检查和实验室检查后得出的结论。

二、社区诊断的目的与意义

（一）社区诊断的目的

（1）发现社区的健康问题，明确社区的需要与需求。

（2）判断造成社区健康问题的原因，了解解决问题的程度和能力，确定社区中需要优先解决的卫生问题。

（3）提供符合社区需求的卫生计划资料。

（4）动员全社区的力量参与社区卫生服务计划的制订与实施。

（二）社区诊断的意义

社区诊断是社区卫生服务工作周期的重要环节，是制订社区卫生计划的基础，通过实施卫生服务计划，不断推动社区卫生服务工作的开展。其意义可以概括为：

（1）为卫生行政管理部门及有关部门编制卫生计划和决策提供科学依据。

（2）有利于有针对性地开展社区防治和自我保健。

（3）有利于评价卫生工作的成效，寻找今后工作重点。

（4）有助于将有限的卫生资源用于解决主要的卫生问题，提高卫生资源的利用效益。

（5）有助于树立大卫生观，推进医学模式的转变。

三、社区诊断的主要内容

（一）社区的自然环境状况

社区的地理位置、范围、地貌、地质矿藏、地震等自然灾害发生情况、江河湖泊、绿化、耕地、一般气候、生活水源、具有传染性的动物密度、人口居住情况、自来水普及率、环境污染（空气、水、土壤、噪声、射线）、生活环境和工作环境、卫生设施和卫生条件等。

（二）社区人口学的特征

总人口数、年龄及性别分布、出生率、死亡率、人口自然增长率、平均寿命、种族特征、遗传危险、智力发育情况、计划生育实施情况、老百姓的生育观念等。

（三）社区人文、社会环境状况

当地的传统习俗、宗教、迷信、文化遗产、思想渊源、教育水平；社区的管理机构及模式、领导观念及威信；当地的经济产业结构、主要的经济来源、消费水平、经济水平、消费意识、发展潜力；其他社会团体的发展情况、作用、影响；文化活动、娱乐场所、公众的精神面貌、精神文明建设；家庭结构、婚姻状况、家庭功能、家庭文明建设；民事纠纷、刑事犯罪、公共秩序、社会治安等情况。

（四）社区健康状况

1. 健康问题的分布及严重程度 各种疾患或疾病的发病率和患病率、社区疾病谱、年龄、性别、职业构成比；各种疾患或疾病的病死率、死因、社区死因谱、年龄、性别、职业构成比，婴儿死亡率、孕产妇死亡率、两周发病率、总的发病率和患病率、病残率、因病缺勤率、就诊率和医疗费用支出情况；因病致贫率和因贫致病率。

2. 健康危险因素 营养发育状况、吸烟、酗酒、高盐饮食、肥胖、消瘦、高脂饮食、药物成瘾、缺乏体育锻炼、缺乏定期健康检查、延误就医、免疫接种率低、紧张的工作环境、生活事件、不良的防御机制、不戴安全帽、违章作业、违章开车、居住空间拥挤、人际关系紧张、行为类型、性功能障碍、性变态、获得卫生服务障碍、人格障碍。

（五）社区资源

1. 机构资源 ①医疗机构：医院、医学院校、私人诊所、村卫生室、医疗站、乡镇卫生院、疗养院、爱卫会等；②非医疗机构：政府机构、工厂、学校、宗教团体、妇联、社会福利机构、养老院、幼儿园、文化娱乐场所等。应了解机构的可用程度和可得性，必要时要建立密切的联系。

2. 经济资源 政府对卫生事业的投入、占国民生产总值的比例；个人对卫生经费的投入、占个人收入的比例；集体或企业对卫生事业的投入、其他公共福利基金、合作医疗基金等，应考虑这些资金的到位情况和可用程度。

3. 人力资源 包括社区内、外医疗和非医疗人力资源，如专家、领导人员、组织人员、实施人员、参与人员、备用力量等。

4. 社区动员潜力 指社区内可动员来为医疗卫生保健服务的所有人、财、物、信息、技术等资源，包括居民的社区意识、社区组织的活动、社区居民对卫生事业的关心程度、社区人口的素质与经济能力等。

5. 争取有关组织和机构的支持 社区卫生服务工作不仅是卫生部门的事，还应是全社区的责任。卫生工作者应善于开发领导层，积极争取社区有关组织和机构的理解与支持；建立必要的机制，使"健康为人人，人人为健康"的目标成为现实。

四、社区诊断的步骤

（一）确定社区卫生诊断的目标

社区卫生诊断的目标可以是诊断社区的卫生需要或需求，也可以是较特异的目标，如促进新生儿的健康或预防治疗高血压等。

（二）确定所需要的信息

社区卫生诊断所需信息应包括社会人口学、流行病学、环境与行为、教育与组织、管理与政策等。

（三）信息的收集

社区资料是进行社区卫生诊断的基础。只有在完整、可靠的信息基础上才能发现社区的卫生问题，作出正确诊断。

1. 现有资料的收集　现有资料包括统计报表、经常性工作记录和既往做过的调查，如从卫生行政部门和政府机构可以得到许多统计资料，如免疫接种卡、儿童保健卡、妇女保健卡、传染病报告卡、死亡证明或登记表、人口普查资料等。从派出所可以得到与人口有关的资料，从政府机构可得到社会、文化、经济等方面的资料。这些资料方便、易得，适用于初期的社区诊断，但比较肤浅，无针对性。利用现有资料应首先对其进行资料质量评价，经确定为可靠、可用资料后再进行进一步的数据分析。

2. 现场资料的收集　现场资料是进行社区卫生诊断的基础，它是根据一定的调查目的，选择合适的调查方法，收集有关社区卫生的资料，并进行统计分析。资料收集的主要方法包括观察法、访谈法、专题小组讨论法、问卷调查法等。

（四）分析所获信息

对收集到的社区卫生诊断资料，在开始分析之前应先完成资料的质量评价工作。即评价收集到的数据可靠性，并通过数据的整理、逻辑检错、垃圾数据处理等手段，把数据变为可供分析的数据库。数据收集的来源不同，质量评价的内容也各异。

（1）现有资料应用时应注意评价　①不同年代的资料所选择的诊断标准是否一致；②原来收集资料的目的是什么，与本次社区卫生诊断目的是否一致，收集资料有无先天缺陷，如缺失指标或缺失数据；③现有资料的完整性；④数据覆盖的人口面和代表性等。

（2）定量资料在应用时应从调查表设计、调查员质控、被调查者应答态度和调查环境控制四个方面进行评价，以确定收集到的数据质量是否合格、可靠。

（3）定性资料的评价比较简单，重点看访谈对象的态度与合作程度、访谈环境、主持人访谈技巧及记录的质量，以此来评价访谈资料的质量。在数据质量评价的基础上，就可以进行数据分析了。对收集资料的分析包括卫生统计分析、流行病学分析、归纳综合分析等。

（五）撰写社区卫生诊断报告

社区卫生诊断内容包括社区优先卫生问题、社区重点干预对象、社区重点干预因素、社区综合防治策略与措施。社区在同一时期所面临的卫生问题往往是众多的。研究者应从中决定优先解决的问题，只有这样才能集中资源和精力达到预期目标。利用社区卫生诊断所获得的资料发现本社区的主要健康问题，包括：①引起大量死亡的疾病或死亡百分比中占前几位的疾病；②潜在寿命损失的主要原因和疾病；③本社区发病、死亡情况严重于全国平均水平的疾病；④与这些疾病和死亡相关的主要危险因素，包括行为和非行为危险因素。例如，某社区有人口187520人，男性、女性各占51.8%和48.2%。居民前五位死因为脑血管疾病、恶性肿瘤、呼吸系统疾病、损伤和中毒、心血管疾病。社区35岁以上人群高血压发病率为28.2%，管理率为51.0%；糖尿病患病率为25.0%，管理率为42.0%，社区主要健康问题是高血压、糖尿病。影响社区居民整体健康水平的主要因素是：居民对高血压、糖尿病知识的知晓率低，不参加体育锻炼，不吃或少吃奶制品，吸烟，口味偏咸。

（六）考虑干预的可行性

社区卫生诊断一旦确定，就应制订目标，确定从哪些方面着手改善卫生服务，最应该受到卫生服务单位照顾的对象是谁，何时提供这些服务等。制订和实施目标计划，要考虑可供利用的资源——人力、物力、财力，并进行效果评价，了解所制订的计划是否有效，是否已达到了预期目标，然后再回到社区卫生诊断，再一次寻找出新的卫生问题，重复上述流程，如此往复来推动社区卫生服务工作的开展。

五、社区诊断的工作流程

社区诊断的工作流程见图 7 - 1。

图 7 - 1　社区诊断的工作流程

六、社区诊断及其结果的应用

社区诊断是制订社区卫生干预计划的基础，并为评价干预效果提供基线资料，还能为政府及卫生行政部门等制定社区卫生相关政策、合理配置卫生资源提供重要参考。

第四节 临床实务——以社区为基础的健康照顾的提供

以社区为导向的健康服务中，既包括个体层面的干预服务，也包括社区人群层面服务的提供，社区人群包括病人、特殊人群及健康人群。特殊人群包含高危人群（单亲家庭、吸毒酗酒者家庭、精神病残疾者、家庭及职业危险因素、家族遗传等）及重点保健人群（妇女、儿童、老年人、慢性病、贫困居民等）是关注的重点，全科医生针对每一类人群所实施的健康照顾的内容方式应有所不同。

案例讨论

临床案例 某全科医生接诊了来自同一社区的 12 位 2 型糖尿病病人，其中男性 8人，女性 4 人，病人的年龄从 45~68 岁，查看健康档案发现，12 位糖尿病病人中有 6 位病人的血糖水平在近 3 个月内控制不理想，有 3 位病人出现了不同程度的并发症。

问题 针对社区目前患者就医情况，全科医生将如何处理？遵循哪些原则？

针对糖尿病个人，全科医生应遵循社区糖尿病病人个体层面的管理原则对其进行照顾。

全科医生对社区糖尿病病人个体层面的管理原则是：提供详尽和全面的病人教育、支持关怀和保持心情平和；控制主要症状；控制血压（平卧时，≤130/80mmHg）；强调合理膳食的重要性：充足营养，充足的复合糖类，限制脂肪和糖；及时诊断和治疗泌尿系统感染；预防和治疗危及生命的并发症：酮症酸中毒或高渗性昏迷；使用胰岛素和口服降胰岛素药物预防和治疗低血糖；培养自我检测技术，最好是血糖监测；监测和治疗糖尿病并发症，如神经病变、肾病、视网膜病变、血管疾病等。对于糖尿病病人实现管理目标：空腹血糖，4~6mmol/L；糖化血红蛋白≤7%；胆固醇<4.0mmol/L；低密度脂蛋白胆固醇<2.5mmol/L；高密度脂蛋白胆固醇≥1.0mmol/L；血压，无蛋白尿时，<130/80mmol/L，有蛋白尿时（1g/d）时，≤125/75mmHg；体重指数，最好≤25；尿蛋白排泄量，收集前夜尿量，排泄量<20μg/min；即刻尿，排泄量<20mg/L；男性<2.5mg/mmol，女性<3.5mg/mmol；吸烟，不吸烟；酒精摄入量，男性≤2 标准杯，每日少于 20g；女性≤1 杯标准，每日少于 10g；运动量，每周至少有5 次或更多次步行，每次至少 30 分钟，每周至少运动 150 分钟。

而对于社区中的糖尿病人群、糖尿病的高危人群和健康人群，在糖尿病防治中则会采取不同的策略进行干预。如针对社区中糖尿病病人人群，将根据门诊糖尿病病人管理中发现的一些问题，对该人群进行深入的调查研究，找出影响糖尿病控制的共同因素，做出群体的干预计划并进行干预，采取适当的临床方法定期检测其眼底、肾功能等，以早期发现糖尿病并发症的发生。对于高危人群则可以进行危险因素筛检和评价，必要时可以进行糖尿病的筛检服务。如果社区人群中糖尿病患病率较高，可以对社区健康人群进行糖尿病健康教育活动。在糖尿病的预防项目中，全科医生还应针对具体情况，在不同人群中研究下列问题：什么因素与人群中糖尿病的发病率和病死率有关；人群对于防治糖尿病、肥胖、体育锻炼的知识和态度；有多少糖尿病病人已经得到了治疗，有多少人的病情已经被控制良好等。

上面案例中，全科医生不仅要针对病人个体做病人管理，还要针对病人管理中存在的共性问题和社区人群做群体的干预，其最终目的是提高糖尿病病人的生活质量，降低人群中糖尿病的患病率和病死率。全科医生在糖尿病防治实践中运用了 COPC 模式中个体与群体服务相结合的理念。

本章小结

以社区为基础的健康照顾，是全科医生需要掌握的重要基本方法。社区是人群的居住地，它也同人一样会有各种健康问题，所以需要像对待人一样对其进行分析诊断管理，降低消除影响社区内人群的健康问题和隐患，营造最佳的社区环境，使人们在社区内得到健康。学习本章内容后，学生需要明确社区的基本概念、特点，了解社区内环境因素对人群健康有哪些影响，掌握社区调查及诊断的含义、步骤及方法，树立大卫生的观念，把预防医学的观念、流行病学的方法与为个人及其家庭提供连续性、综合性和协调性服务的日常诊疗活动进行了有机结合。全科医生具备以社区为导向的基层医疗的基本理论基础和技能，通过实施 COPC 使传统的公共卫生与临床医学实践的结合，主动服务于社区中的所有个人和家庭，从而维护社区的健康。

思考题

1. 什么叫社区以及构成要素？请举例你周围的社区有哪些，并尝试说明它的类型。
2. 在社区范围内，影响人群健康的因素有哪些？从目前的社区人群健康状况考虑，哪些因素是主要因素，为什么？
3. 什么是 COPC？作为一名全科医生，如何理解它的内涵？
4. 社区诊断的内容和流程有哪些？
5. 请阐述以社区为导向的健康照顾的实际意义。

（李森晶）

第八章 以预防为导向的健康照顾

全科医生的主要任务是在基层为居民提供基本临床医疗服务，同时，提供一体化的、综合的预防保健、健康管理服务。以预防为导向的健康照顾（prevention - oriented care）是指全科医生在全科医疗服务过程中，针对健康期、无症状期、未分化期、临床前期和康复期提供主动、有针对性的预防服务，如健康教育和健康促进、计划免疫、周期性健康检查、筛检、临床营养指导等服务。全科医生应该树立现代医学模式观念，以我国当前的卫生工作方针为指导，秉承积极健康观和大卫生观，树立以预防为主的思想，以促进人的整体健康为宗旨，将环境观念、群体观念和预防观念引入到基本的临床治疗和康复实践中，采取疾病防治结合的策略和措施，促进实现临床与预防相结合，个体和群体相结合，个人、家庭、社区和社会相结合，社区卫生服务和医院卫生服务相结合，为居民提供连续的、综合的、长期的负责式照顾。全科医生以预防为导向的健康照顾的主要任务是提供临床预防和机会性预防，同时也参与社区预防与公共卫生服务。

本章将就预防医学、三级预防的概念和策略，临床预防的概念、特点和常用方法，个体和群体疾病的三级预防服务等内容进行详细介绍。

第一节 预防医学概述

一、预防医学的概念

预防医学（preventive medicine）是医学的重要组成部分，是一门应用性的医学学科，它以人群为研究对象，以环境—人群—健康为模式，运用生物医学、社会医学、卫生管理学、环境医学、行为医学、流行病学、卫生统计学和毒理学的有关理论和方法，应用宏观与微观的技术手段，研究自然和社会因素对健康的相互影响及其作用规律，并依此制定公共卫生策略与措施，以达到预防疾病、增进健康、延长寿命、提高生命质量为目标的一门综合医学学科。

在人类经历的三次卫生革命中，预防医学经历了由个体预防扩大到群体预防，再转向两者相互结合，并正在向人类预防医学和分子预防医学迈进。预防医学的观念不断融合到临床医学和基础医学之中，预防与治疗的"医学大裂痕"不断得以弥合，其中全科医生发挥了重要作用。另外，随着现代医学模式观念的不断普及，越来越多的人认识到了防控疾病与促进健康需要采取综合性的措施，将健康融入所有政策。因此，公共卫生的这一概念越来越受到人们的重视。

二、公共卫生与基本公共卫生服务项目

1. 公共卫生　关于公共卫生的定义和职能国内外有多种提法。美国学者 Charles E. A. Winslow 于 1920 年提出，公共卫生（public health）是"通过有组织的社区努力来预防疾病、延长寿命、促进健康和提高效益的科学和艺术。这些努力包括：改善环境卫生，控制传染病，教育人们注意个人卫生，组织医护人员提供疾病早期诊断和预防性治疗的服务，以及建立社会机制来保证每个人都达到足以维持健康的生活标准"。我国学者曾光在 2009 年提出："公共卫生是以保障和促进公众健康为宗旨的公共事业，通过国家和社会共同努力，预防和控制疾病和伤残，改善与健康相关的自然和社会环境，提供预防保健与必要的医疗服务，培养公众健康素养，创建人人享有健康的社会"。泛美卫生组织（PAHO）和世界卫生组织（WHO）在 2002 年提出公共卫生有十大职能，分别是：①监控、评价和分析健康状况；②监测、研究和控制对公众健康有风险和威胁的因素；③健康教育与健康促进；④动员社会参与健康行动；⑤公共卫生规划与管理的政策、方案拟定能力；⑥加强公共卫生监督与执法能力；⑦评价与促进基本卫生服务的公平性与可及性；⑧发掘人力资源，培训公共卫生人才；⑨确保个人与人群卫生服务的质量；⑩进行公共卫生研究；⑪减少突发事件与灾害对健康的影响。全科医生是公共卫生服务的重要提供者之一。

2. 基本公共卫生服务项目　国家根据经济社会发展状况，找出对居民健康影响大、具有普遍性和严重性的主要公共卫生问题，根据居民的健康需求、实施健康干预措施的可行性及其效果等多种因素，以及当时国家的筹资能力和服务能力，选择和确定优先的国家基本公共卫生服务项目。地方政府和卫生行政部门可根据国家规范的基本要求，结合当地实际情况增加公共卫生服务项目。实施项目可促进居民健康意识的提高和不良生活方式的改变，逐步树立起自我健康管理的理念；可以减少主要健康危险因素，预防和控制传染病及慢性病的发生和流行；可以提高公共卫生服务和突发公共卫生服务应急处置能力，建立起维护居民健康的第一道屏障，对于提高居民健康素质有重要促进作用。2009 年，原卫生部组织专家制定了《国家基本公共卫生服务规范（2009 年版）》。在此基础上，于 2011 年修订、完善并形成了《国家基本公共卫生服务规范（2011 年版）》。目前包括以下内容：建立居民健康档案、健康教育、预防接种、儿童健康管理、孕产妇健康管理、老年人健康管理、慢性病病人健康管理（高血压）、慢性病病人健康管理（2 型糖尿病）、重性精神疾病（严重精神障碍）病人管理、结核病病人健康管理、中医药健康管理、传染病和突发公共卫生事件报告和处理、卫生监督协管。2018 年新增了免费提供避孕药具和健康素养促进行动。服务项目将根据社会经济发展和居民健康状况调整。国家基本公共卫生服务项目主要由乡镇卫生院和社区卫生服务中心负责组织实施。

三、三级预防的策略

Hugh Rodman Leavell 和 E. Gurney Clark 根据疾病自然史，将预防水平分为三级，如表 8-1 所示。

表 8-1　疾病自然史与三级预防五个阶段示意图

易感期		临床前期		临床期	残障期
一级预防		二级预防		三级预防	
健康促进	特异性保护	早期发现 早期诊断	早期治疗	防止伤残	康复治疗
社区卫生	预防接种	周期性健康检查	早期用药	对症治疗	社会康复
健康教育	化学预防	健康普查、自查	合理用药	防止并发症	职业康复
合理营养	卫生立法	筛检	心理治疗	心理康复	
良好生活方式	环境卫生	病例发现	防止成为携带者		

续表

易感期		临床前期		临床期	残障期
一级预防		二级预防		三级预防	
健康促进	特异性保护	早期发现 早期诊断	早期治疗	防止伤残	康复治疗
生活劳动防护设备	个人卫生	防止转为慢性病者			
适量锻炼	避免伤害				
心理平衡					
婚姻咨询					

1. 一级预防 一级预防（primary prevention）又称是在疾病尚未发生时针对病因所采取的措施，也是预防、控制和消灭疾病的根本措施。加强对病因的研究，减少对危险因素的接触，是一级预防的根本。一级预防是积极的、主动的、有效的、经济的、无痛苦的预防措施。

社区卫生服务中的一级预防包括个体预防和社区预防，主要措施如图8-1所示。

一级预防（病因预防）

个体预防

- 良好生活方式和卫生习惯的培养与建立
- 注意精神心理卫生
- 适当体育锻炼
- 控制体重
- 科学营养膳食
- 加强食品卫生
- 改善居住环境

社区预防

- 社区诊断，发现健康主要危险因素
- 健康教育，消除不良生活方式
- 健康促进，社会动员
- 保护环境，防止水土污染、空气污染和噪声污染等

图8-1 一级预防的内容

开展一级预防时常采取双向策略（two pronged strategy），即把对整个人群的普遍预防和对高危人群的重点预防结合起来，全人群策略（population strategy）和高危人群策略（high risk strategy）互相补充。

2. 二级预防 二级预防（secondary prevention）又称为"三早"预防，是在疾病的临床前期为了阻止或减缓疾病的发展而采取的措施，包括早发现、早诊断和早治疗。对于传染病，除了"三早"，还需要做到疫情早报告和病人早隔离，即"五早"。二级预防的核心是早期诊断。早期发现是早期诊断的基础，而只有早期诊断才可实现早期治疗，改善预后，三者是相互联系在一起的。

早期诊断是慢性病综合防治的关键环节，全科医生在社区中遇到的大部分疾病或健康问题都处于疾病早期未分化阶段，全科医生利用自己对社区居民及其家庭的频繁接触来作出早期诊断，并对早期疾病或问题进行处理，这是全科医生必须掌握的重要技能。

社区卫生服务中的二级预防主要措施如图8-2所示。

3. 三级预防 三级预防（tertiary prevention）又称临床期预防，在发病期和发病后期，采取对症治疗和康复等有效的医疗措施。对症治疗可以改善症状，减轻病痛，提高生存质量；防止病情恶化，减少并发症、后遗症、复发、转移等；防止伤残，争取病而不残，保护劳动力。康复可以促进功能恢复，争取残而不废，保护生活能力。康复治疗的措施包括功能康复和心理康复、社会康复和职业康复。三级预防的主要措施如图8-3所示。

二级预防（临床前期、发病前期预防）

```
                    ┌───────────────┬───────────────┐
              早发现、早诊断          早治疗         早报告、早隔离
```

- 普查
- 多项筛检
- 选择筛检
- 机会性诊断
- 自我筛检
- 周期性检查

- 全科医生诊治
- 专科医生诊治
- 控制病情

- 防止疾病进一步发展、恶化
- 建立慢性病报告制度

图 8-2 二级预防的内容

三级预防（发病期、发病后期预防）

```
              ┌──────────────────────────┬──────────────────────────┐
           防止病残                                              康复
```

- 积极治疗，挽救生命
- 恢复丧失的功能
- 力争残而不废
- 防止再次残疾

- 专科医学康复
- 心理康复
- 家庭康复咨询
- 社区康复
- 职业康复

图 8-3 三级预防的内容

三级预防策略中，一级预防最重要。但是，在具体落实三级预防措施时，应根据干预对象的特点（个体或群体、一般人群或特殊人群、全人群或高危人群等），分为社区预防服务和临床预防服务。社区预防服务是以社区为范围，主要以群体为对象开展的预防服务工作。临床预防服务是在临床场所，主要以个体为对象实施的个体预防干预措施。社区预防服务实施的主体是公共卫生人员，而临床预防服务的实施主体则是临床医务人员。

四、临床预防服务

1. 临床预防的概念 临床预防（clinical prevention）又称个体预防（individual prevention），指在临床场所由临床医务工作者（临床医生、护士等）向健康人、无症状病人、病人提供的一级预防和二级预防措施。临床场所包括医院、妇幼保健机构、社区卫生服务工作者在家庭和社区场所等。临床预防的内容包括健康咨询、健康教育、疾病筛检、免疫接种和化学预防等。

2. 临床预防服务的特点

（1）临床预防服务的主体是临床医生；

（2）临床预防服务的主要对象是健康人、无症状病人、高危因素的个体或病人，强调社会、家庭和病人的共同参与；

（3）临床预防服务的方式是积极主动地在诊疗过程中提供机会性预防，方法具有针对性；

（4）临床预防服务的内容是沿生命周期、家庭周期和疾病周期的防治相结合的综合性

预防；

（5）临床预防的重点是社区慢性病的综合预防；

（6）临床预防服务的宗旨是评价和干预个体健康的危险因素，预防疾病发生发展，促进和维护健康；

（7）全科医生在社区提供个体和群体相结合的预防服务。

3. 临床预防服务的意义

（1）开展临床预防服务是贯彻"以预防为主"的国家卫生方针的一种重要举措；

（2）临床预防服务可以有效降低疾病的发病率和死亡率；

（3）通过健康教育、行为干预和科学保健等措施，可以有效延缓病程，减少并发症，延长寿命，改善生命质量；

（4）有利于促进专科医生加强预防意识，有利于促进双向转诊，合理利用卫生资源；

（5）有助于改善社区医患关系，促进社区预防保健计划实施。

4. 临床预防服务的一般原则

（1）选择适宜卫生技术降低人群发病率、伤残率及死亡率。常用措施主要是实施一级预防和二级预防。

（2）选择适合干预的危险因素　参考标准：①危险因素在人群中的流行情况；②危险因素对疾病的影响大小。综合考虑两者，一个相对弱的健康危险因素假若流行范围广泛，则比一个相对强的却流行范围小的危险因素更值得关注。

（3）选择适当的疾病开展临床预防工作　参考标准：①严重的、危害性大的疾病优先干预，而罕见病、早发现方法不成熟且发现后无较好治疗方法的一般不列入优先考虑范围；②将疾病的预防是否有确切效果作为决定参考指标。

（4）遵循个体化的原则　全科医生在提供服务时，应综合考虑病人的年龄、性别、行为生活方式和存在健康危险因素的程度，选择适宜临床预防方法，不宜选择可能造成服务对象过大精神压力和经济负担的方法。

（5）健康咨询与健康教育优先原则　有助于早期发现疾病线索，发现危害健康的主要风险，及时采取干预措施，提高疾病的早期诊断率。

（6）医患双方共同决策的原则　疾病是医患双方共同的"敌人"，在干预健康危险因素的过程中，医患双方应就完成的阶段性任务达成一致意见，并对干预措施达成共识。

（7）效果与效益兼顾的原则　运用循证医学方法对临床预防服务的效果与效益、副作用（如是否带来了其他疾病的发生及经济影响、医源性损伤、时间消耗和伦理道德上的问题等）和干预措施的特征（如操作的难易、费用、安全性和可接受性等）进行评价，旨在不断优化临床预防服务项目，提高其社会效益和经济效益。

5. 临床预防、公共卫生和临床医学的区别　临床预防采用公共卫生的理念和临床医学的方法开展预防保健服务。与公共卫生相比，临床预防服务对象更个体化，较少使用群众性运动、法律化手段达到预防目的。与临床医学相比，临床预防关注的对象更广泛，面向所有人，尤其是健康人和无症状病人；临床预防的做法更为主动、积极。

五、全科医生提供临床预防服务的优势

（一）全科医生的预防医学观念

《国务院关于建立全科医生制度的指导意见》（国发〔2011〕23号）中指出：全科医生是综合程度较高的医学人才，主要在基层承担预防保健、常见病多发病诊疗和转诊、病人康复和慢性病管理、健康管理等一体化服务，被称为居民健康的"守门人"。全科医生树立预防医学观念主要体现在以下方面。

1. 对健康和疾病的认识上　树立积极健康观，建立以人为本、健康为中心的理念，践行现代医学模式，采取以预防为导向的综合性防治措施。

2. 对疾病与发病机制的认识上　应用现代医学模式，从人的双重属性来研究疾病的病因与发病机制，利用病因网状模型、疾病因果观和防治相结合的思维分析研究健康以及影响健康的诸多因素。

3. 在服务对象上　针对社区所有居民，部分年龄、性别、职业、健康状态、疾病状态，以人的健康为中心、家庭为单位、社区为范围提供个体和群体相结合的预防保健服务。

4. 在服务策略上　着眼全社区，通过社区诊断，抓住社区人群主要健康问题和主要健康危险因素，制定综合性的预防保健计划，进行社区动员，提供"六位一体"的综合性预防服务。

（二）全科医生在预防服务中的优势地位

当前医学的任务从以防病治病为主逐步转向以维护和增强健康、提高人的生命质量为主，服务对象不再仅仅是病人，而是所有人；服务内容也不仅仅是躯体问题，还包括生活方式指导和心理咨询；医生开出的处方也不仅仅是药物处方，还包括自我管理、疾病管理和提高生活质量等内容的处方。病人对每次的就诊服务，关注的不仅仅是症状和体征的缓解程度，还有整体的"就诊体验"（如医护人员的服务态度差，与医生的沟通不畅，医疗机构的设备、设施简陋，就诊流程不合理，药品种类不丰富等因素都会影响病人的就诊体验）。全科医生的服务内涵和工作方式体现了未来医学的发展趋势，将每一次诊疗服务都看作是提供预防保健的时机，以预防为先导的提供沿生命周期的全程服务，满足服务对象的生理、心理和社会的多维需求。全科医生在预防服务中的优势地位主要体现在以下几个方面。

1. 工作场所优势　全科医生立足于社区，与社区居民关系密切、接触也频繁，不仅提供首诊服务，而且能够接触到疾病发生、发展的各个时期和个人、家庭发展的各个阶段，这为全科医生的预防性服务提供了机会。

2. 医患关系的优势　全科医生对社区居民提供"从生到死"的连续性照顾，与社区居民建立了朋友式的、彼此信赖的医患关系，全科医生可以更为仔细地观察到疾病发生、发展的全过程，充分掌握个人、家庭、社区的完整背景，有利于帮助个人、家庭改变不良的生活习惯和方式，实施全方位、立体化的预防保健服务。

3. 知识结构和技能训练的优势　全科医生所接受的教育和训练，使得他们既掌握临床知识和技能，又懂得预防保健知识和技能，还可提供健康保健服务和康复服务等。全科医生是预防服务的计划者、疾病预防的提供者、健康维护的教育者、预防知识和信息的咨询者，同时也是预防效果的评价者。

4. 资源协调的优势　全科医生有较强的服务资源的协调能力，在其预防服务中，不仅可以利用和协调医疗资源，必要时还可以协调社区和社会资源开展社区人群的公共卫生服务。

第二节　全科医疗中常用的临床预防服务方法

开展临床预防服务需要掌握个体健康危险因素评价方法，能够运用生物医学、行为医学和环境医学的相关理论和技能降低或消除健康危害因素，并能够有针对性地为病人提供健康咨询，提出个体化的"健康处方"。常用的临床预防方法有：健康教育、健康咨询、周期性健康检查、疾病筛检、免疫预防和化学预防等。

一、健康教育与社区居民自我保健

（一）健康教育

1. 健康教育的概念和分类　健康教育（health education）是通过一系列有组织、有计划的教育活动，帮助个体和群体掌握卫生保健知识，自觉地采纳有利于健康的行为和生活方式，消除或控制健康危险因素，达到预防疾病，促进健康，提高生活质量的目的。其核心是树立健康意识，养成良好行为习惯和采取健康的生活方式。本质上健康教育是一类干预措施。健康教育包括个体健康教育和群体健康教育，临床预防服务主要是个体健康教育，如病人教育（patient education），即以病人的健康为中心，针对病人或健康人的健康需求和健康问题开展的教育活动与过程。

2. 健康教育的原则与形式

（1）健康教育的原则

①科学性原则　即传播的医学知识要准确，数据可靠。

②针对性原则　即应根据受众的年龄、性别、职业、文化程度和健康观的差异，有针对性地提供不同形式、不同内容的健康教育。

③通俗性原则　即健康教育应使用大众化语言，简单明了、生动形象。

④艺术性原则　即采用直观形象和视听教育，增加服务对象的兴趣。

⑤榜样原则　即所有各类医务工作者都应主动地参与到病人的健康教育中，并为病人做出榜样。

⑥公平性原则　即全科医生应将健康教育和健康咨询作为一种必须提供的干预手段公平地用于所有服务对象。

⑦激励的原则　即利用人们关注健康的动机，促进其主动参与学习健康知识，践行健康生活方式，肯定学习效果，形成良好的学习机制。

⑧承诺原则　即通过与就医者一起分析改变、影响健康的主要不良生活方式的困难和障碍，共同研究对策，取得就医者的承诺，并随访和监督。

⑨家属参与原则　即鼓励家属参与病人的健康教育，这样会提高健康干预效果。

（2）健康教育的形式

①语言教育方法　包括交谈、健康咨询、专题讲座、小组座谈和大会报告、演讲等。a. 交谈是通过面对面谈话，传递健康信息，进行行为指导，具有简便易行、针对性强和反馈及时的特点，是入户家访和个体教育的基本形式。b. 专题讲座是举办健康教育讲座，由专业人员就某一专题进行讲课，具有专业性、系统性、针对性强、目的明确、内容突出的特点，是健康知识传播最常用的一种教育方法。c. 病人小组座谈是由健康教育者组织、引导与协调，相同患病的个体集体讨论患病的感受和实施后效果的改变等，互帮互学，具有精力集中、针对性强，便于及时反馈、交流信息和指导的特点，一般6~20人为宜。适用于技能训练和行为改变，如戒烟支持小组、慢性病生活方式改变及家庭营养与烹饪技能培训班等，还有一些社区卫生服务机构开展的疾病沙龙服务等。

②文字教育方法　包括标语、板报、健康教育处方、健康教育宣传单（画）和折页等。a. 标语、横幅等具有形式简单、制作方便、语言精练、易于记忆、号召力、鼓动性强的特点。b. 板报和宣传栏是相对固定的健康教育阵地。制作简便，可以结合工作的重心更新内容。具有图文并茂和直观性的特点，吸引力和教育性强。c. 健康教育处方或小册子是组织专业人员编写的，内容系统，针对性和知识性强，并便于保存，也可反复使用。

③形象化教育　包括图片、照片、标本、模型、示范、演示等。其特点是直观性、真实性强，如身临其境，印象深刻，可加强健康教育的效果。例如通过展示吸烟者的肺部模型标本，可以警示吸烟者应抓紧时间戒烟。

④电化教育　包括利用职业性信息传播机构的广播、电视、电影等传媒手段，以及投影、幻灯、VCD、录音带、录像带等电化教材。

⑤互联网教育　包括公众微信、微博、QQ群等形式，将宣传健康知识、理念和技能的文

字、图片和视频音像资料发布给所有受众。优点是方便、快速，比较适合群体性健康教育，缺点是对个人而言针对性不强。

⑥健康咨询　是以单独或现场咨询的形式解答咨询者提出的有关健康问题，帮助他们解除疑虑，确定健康行为，保持或促进身心健康。健康咨询是个体教育的一种形式，咨询者应由有经验的相应的专业人员承担。健康咨询应建立相互信任、亲切友好的关系；了解和分析个体的需求，调动个体的主观能动性，积极参与改变不良行为的行动，对自身健康负有责任；同时，对咨询的内容应严格保守秘密。基本步骤包括评估、劝告、达成共识、协助、安排随访。预防常见慢性非传染性疾病的咨询内容见表 8 − 2。

表 8 − 2　预防常见慢性非传染性疾病的咨询内容

预防项目	咨询内容
成人肥胖	合理饮食；适量运动；经常测量体重、腰围；预防妇女产后肥胖；老年人预防体重持续增长等
高血压	合理饮食，特别是低盐饮食；坚持适量运动；戒烟限酒；减轻体重；定期监测血压；避免情绪过于激动等
糖尿病	帮助病人判断是否是糖尿病高危人群；监测血糖；合理饮食；适量运动；保持健康体重，BMI 控制在 24 以下等
心血管疾病	预防和控制高血压；预防和控制高血糖；合理饮食；戒烟限酒；适度运动，避免过度劳累；注意气温变化与身体保暖；避免情绪过于激动；定期健康维护；识别突发症状，及时就医等
脑卒中	预防和控制高血压；预防和治疗各种心血管疾病；预防和治疗糖尿病；预防和控制血脂异常；戒烟限酒；控制体重；定期健康维护；识别突发症状，及时就医等
癌症	健康的饮食；戒烟限酒；适量运动；保持正常体重；改善居室通风条件；预防和治疗人类乳头状瘤病毒、乙肝病毒、丙肝病毒、幽门螺杆菌等有关病毒和细菌感染；职业防护；避免长时间强烈阳光照射；保持周围环境卫生；定期健康维护；识别可疑症状，及时就医；采取针对性预防措施等

（二）社区居民自我保健的内容和方法

自我保健（self – health care）是指个体发挥能动作用，保护自己健康的行动，是个体决定自己健康的权利和义务的体现。其目的是使医学科学渗透到自我保健领域中，提供科学、系统的自我保健知识和技术，帮助人们正确实施自我保健，提高健康水平。其内容涉及健康行为的培养，预防疾病，自我诊断，自我治疗、机构诊治后的继续治疗和康复活动等。

自我保健作为社区卫生服务的补充形式，发挥着越来越重要的作用。首先，自我保健能充分发挥个体在保健活动中的主观能动性，能自觉地为改变周围环境而努力，为达到最高健康境界创造条件；其次，自我保健能产生巨大经济效益，自我保健不仅把每个个体看作是卫生资源的消费者，也同时是卫生资源的创造者，可以有效克服现有保健系统制度设计上的缺陷，使每个人都成为卫生事业建设的主体。

1. 个体自我保健

（1）生理调节

①坚持运动　以自己身体状况为主要依据，综合考虑性别、年龄和重要生理参数，制订适宜的体育锻炼计划。

②规律生活　人的生命活动是有节律的，应养成良好的生活习惯、规律的生活节奏，保证充足睡眠，从而适应身体生物周期变化，保持身心健康。

③合理营养　摄入的热量必须满足人体的需要；各营养素的供给不仅数量上要充足、质量上要保证，而且各营养素要有合理的比例；食物要新鲜、卫生、种类多样，不含任何形式的有害物质，以卫生、量适、质优为原则。

④保护环境　机体每时每刻都与周围环境进行着物质和能量交换，保护人们赖以生存的环境，不仅是维护自身健康的需要，也是生命质量可持续发展的前提。

（2）心理调节　是通过正确地认识和评价个人所处的环境，尽力消除不愉快的心理刺激和生活事件，理智接受非个人能力能改变的现实，从而去良好地适应，并使情绪积极而稳定，保持自我意识良好，达到保持心身健康的目的。可以通过暗示、放松、呼吸、想象等方式调节心理。

（3）行为矫正 包括促进健康行为的培养和消除或控制危害健康的行为，将其结合在健康教育和健康促进活动中效果更好。

（4）自我诊断 指根据自己对医药卫生知识掌握程度和对自己身体状况的了解，对自己身体出现的异常感觉和变化所做的判断，如自己所患何种疾病和病情严重程度。自我诊断需要医务人员指导和利用医疗机构检查帮助诊断，个体也应掌握自我诊断必备的医学知识和技能，如测量身高、体重、血压、脉搏、心率，并了解其正常范围和出现异常的临床意义；成年妇女应学会乳房自我检查法，并了解乳腺癌的早期信号等。

（5）自我治疗 是指诊断明确后，在没有监护的条件下根据医嘱或自行选择的治疗方法因势利导地进行自我治疗的知识教育和技能传授。全科医生应使病人熟悉所用药物的适应证、不良反应和禁忌证，掌握消毒、注射和换药技术及过敏反应的处理方法。

（6）自我预防 指在疾病或意外事故出现之前，个体所做的心理上、知识上的准备。如在全科医生的指导下学会一般的急救知识，培养自己和家庭成员的良好生活及习惯，备有家庭药箱，记录重要生活事件和个体健康状况，定期参加健康检查等。全科医生应经常采取适当方式开展有关自我预防知识的宣传教育和相关知识普及。

2. 家庭保健 个体的行为和生活方式很大程度上受到家庭的影响，家庭氛围也会对人的身心健康产生影响；家庭状况也会直接或间接决定生活事件出现的频率和性质，进而影响家人的健康，因此，家庭是自我保健的重要社会基础。家庭保健内容包括以下方面：

（1）培养健康的生活方式 家庭是培养健康生活方式，进行健康管理的重要场所，家庭成员要养成合理饮食、规律睡眠、适量运动等生活习惯。

（2）保持家庭心理健康 保持正常的家庭功能，家庭角色认同一致，家庭内部资源比较丰富，保持温暖、温馨、和谐的家庭氛围。

（3）开展家庭健康教育 在家庭健康教育中，应重视儿童生理及心理教育，从小培养儿童的卫生习惯，养成健康的生活方式。还应重视对青年子女的婚前教育，提供有关的婚姻生活知识，培养共处、合作及共同配合行动的能力。

（三）全科医生在社区居民自我保健中的作用

1. 提高病人的自我保健技能 病人对健康问题的来龙去脉缺乏全面的认识，对自我保健效果没有确切的把握。全科医生在日常工组中，要分析影响病人选择自我保健的因素，有针对性地开展自我保健教育，使病人对其健康问题有正确的认识和评价，提高自我保健能力，避免其采取不恰当的自我保健措施，延误病情或者掩盖问题的严重性。

2. 传播自我保健信息 全科医生提供的自我保健信息更具权威性和实用性，全科医生应充分利用医生的权威角色，尽可能利用一切能利用的资源，经常性地向社区居民提供科学性、实用性的自我保健信息，开展自我保健技能培训。

3. 组织开展自我保健活动 全科医生是居民自我保健的倡导者和组织者，通过开展自我保健教育提供自我保健的知识和基本技能培训；制订社区主要健康问题的自我保健组织计划；组织、领导、指导社区病人成立针对某些慢性病防治的"自助小组"，成员可交流各自的保健经验，相互鼓励、相互帮助，培养病人的自我责任感，把"有问题"的人转变为解决问题的人。

二、筛检

（一）概述

1. 筛检的概念 筛检（screening）是指运用快速、简便的试验，检查或其他方法，从外表健康的人群中早期发现未被识别的可疑病人或健康缺陷者及高危个体的一项预防措施。其目的是将具有健康危险因素和健康问题尚处于早期或亚临床阶段的病人、缺陷者或高危个体从人群中挑选出来，以便进一步早期预防、诊断和及时治疗。筛检不是诊断性试验，仅仅是一种初步检查，筛检试验阳性仅提示为某病的可疑病人或可疑有缺陷者，需要进一步确诊。

2. 筛检的原则 ①筛检疾病或缺陷必须是社区的重大公共卫生问题。拟筛检的疾病应是患病率或病死率高、影响面广，或易致伤残、有严重的生理缺陷的疾病。②筛检的疾病有可以识别的早期症状或体征。③筛检出来的疾病或缺陷有可靠的进一步确诊的方法。④该病在无症状期治疗，比在出现症状后才开始治疗有较好的治疗效果。⑤用于筛检的试验方法应简便、安全、经济，易为居民接受，并有较高的灵敏度和特异度。⑥整体检查、诊断、治疗过程应符合成本–效益原则，考虑社区的卫生经费开支的承受能力。

3. 筛检的方法

（1）周期性健康检查　周期性健康检查（period health examination）是运用格式化的健康筛选表格，针对不同年龄、性别、职业等健康危险因素设计项目和检查时进行的健康检查。一般以无症状的个体为对象，以早期发现病患及危险因素。优点是：①有针对性和个性化的设计，效率高、效果好；②利用病人就诊时实施，省时、省力，还可节约医疗费用；③普适性强，能应用到社区的每一位居民；④时效性强，全科医生一旦发现问题可以及时与病人联络；⑤方便病人健康管理，健康检查结果录入病人健康档案，特别适合慢性病的综合防治。

周期性健康检查的常规检查项目包括：个人生活习惯、饮食习惯、身高、体重、心率、血压、视力、全身生理学、尿液、血常规、肝功能、肾功能、血糖、血脂、尿酸等。

（2）病例发现　病例发现（case finding）又称机会性筛检（opportunistic screening），是对就诊病人实施的一种检查、测试或问卷形式的调查，目的是发现病人除就诊原因以外的其他疾病。如建议因感冒就医的女性病人做宫颈涂片，以检测病人是否有宫颈问题。鼓励全科医生掌握这种思维和方法。

（二）沿生命周期提供的疾病筛检

人的生命周期涵盖从受孕形成胚胎到生命终结的全过程。作为生物视角的人，其生理过程是连续不断的，直到新陈代谢完全停止。为了有效地提供健康服务，世界卫生组织推荐将人的生命周期人为地划分为"围生和婴幼儿期、青少年期、成年期和晚年期"四个阶段。我国学者在借鉴国外经验的基础上，也提出了我国不同年龄段阶段建议开展的健康检查内容，见表8–3。

表8–3　我国建议开展的健康检查内容

年龄段	检查内容
0~6岁	进行生长发育测量及评价、内科检查、口腔检查（乳牙萌出情况、龋齿发生及龋齿填充情况）、听力检查、视力检查、智力筛查、血红蛋白测定、遗传性疾病等检查
5~15岁	进行生长发育测量评价，口腔卫生和视、听检查，测定血红蛋白浓度，寄生虫检查等
10~14岁	进行第一次心电图描记，血压、空腹血糖、血脂测定，身高、体重、腰围和臀围测量等
妊娠期	进行一次空腹血糖测定，根据结果进行健康评价
20~34岁	5年中进行一次心电图描记，血压、空腹血糖血脂测定，身高、体重、腰围和臀围测量等，脱落细胞检查等
30~34岁	5年中进行一次X线乳腺检查，有乳腺癌家族史者以后每3年进行一次复查，其他对象每5年复查一次
35~44岁	10年中进行一次X线胸部检查，5年进行一次心电图描记，血压、空腹血脂测定，身高、体重、腰围和臀围测量等，脱落细胞检查等。高血压、糖尿病、肥胖、慢性支气管炎、有慢性病家族史和检查结果异常吸烟者根据检查结果进行健康评价
40~49岁	每5年男、女均进行一次粪便潜血试验，男性进行一次前列腺B超检查，女性进行一次妇科病理检查，骨关节和精神疾患检查，对于恶性肿瘤家族史者和检查异常者根据检查结果进行健康评价

年龄段	检查内容
50~65岁	每5年复查X线胸部摄片，脱落细胞检查，粪便潜血试验，前列腺B超检查，女性妇科病理检查，心电图描记，血压、空腹血糖血脂测定，身高、体重、腰围和臀围测量等，重点筛检恶性肿瘤、内分泌和代谢性疾病、心脑血管病
60~80岁	除35~44岁、40~49岁和50~65岁列举的检查内容5年复查外，主要是慢性病的并发症检查、骨关节疾病、生活能力、心理疾病检查等

（三）常见疾病的筛检方法

1. 高血压筛检 《国家基本公共卫生服务规范（2011年）》建议35岁以上居民，每年在其第一次就诊时测量血压，并接受有针对性的健康教育咨询。美国预防服务工作组（U. S. Preventive Services Task Force，USPSTF）建议18岁及以上成人进行高血压筛检（推荐等级：A级）。针对正常高值血压人群、超重和肥胖者、酗酒者、高盐饮食者等高血压高危人群应加强筛检。

2. 2型糖尿病筛检 《国家基本公共卫生服务规范（2011年）》建议2型糖尿病高危人群每年至少测量1次空腹血糖，并接受有针对性的健康教育咨询；《中国2型糖尿病防治指南（2013年版）建议筛检办法用OGTT（空腹血糖和糖负荷后2小时血糖）。2型糖尿病高危人群包括有糖调节受损；年龄≥45岁；超重、肥胖（BMI≥24kg/m²），男性腰围≥90cm，女性腰围≥85cm；2型糖尿病一级亲属；高危种族；有巨大儿（出生体重≥4kg）生产史，妊娠糖尿病史；高血压（血压≥140/90mmHg），或正在接受降压治疗；血脂异常［高密度脂蛋白胆固醇（HDL-C）≤0.91mmol/L（35mg/dl）及三酰甘油（TAG）≥2.22mmol/L（200mg/dl）］，或正在接受调脂治疗；心脑血管疾病病人；有一次性糖皮质激素诱发糖尿病病史者；BMI≥28kg/m²的多囊卵巢综合征者；严重精神病和（或）长期接受抗抑郁症药物治疗的病人；静坐生活方式者。针对高危人群，如果筛检结果正常，3年后重复检查。

3. 血脂异常筛检 《中国成人血脂异常防治指南》建议20岁以上的成年人至少每5年测量一次空腹血脂，包括总胆固醇（TC）、低密度脂蛋白胆固醇（LDL-C）、高密度脂蛋白胆固醇（HDL-C）和三酰甘油（TG）；高危人群建议，每3~6个月测定一次血脂；USPSTF建议35岁及以上男性和45岁及以上冠心病高风险的女性均应进行血脂异常筛检（推荐等级：A级）；USPSTF建议对20~35岁冠心病高风险的男性和20~45岁冠心病高风险的女性也应进行血脂异常筛查（推荐等级B级）。

4. 宫颈癌筛检 《子宫颈癌筛查及早诊早治指南》建议任何有3年以上性行为或21岁以上有性行为的妇女每年进行1次宫颈癌筛检；性生活过早、有多个性伴侣、HIV/HPV感染、免疫功能低下、吸烟、卫生条件差和性保健知识缺乏的女性是高危人群。

5. 乳腺癌筛检 成年已婚女性每月1次乳腺癌自查，一般在月经周期来潮后7~10天；《中国抗癌协会乳腺癌诊治指南与规范（2011年版）》建议40~49岁女性每年1次乳腺X线检查（与体检结合），50~69岁每1~2年1次乳腺癌筛查，乳腺癌高危人群筛查年龄40岁以前，手段有：临床体检、B超、乳房X线检查及MRI等。

6. 骨质疏松筛检 社区筛检常用方法：国际骨质疏松基金会骨质疏松症风险一分钟测试题、亚洲人骨质疏松症自我筛查工具（OSTA）、超声骨密度检测、X线摄片筛查；《原发性骨质疏松症诊治指南（2011年版）》建议65岁以上女性和70岁以上男性、65岁以下女性和70岁以下男性有一个或多个骨质疏松危险因素、有脆性骨折史或（和）脆性骨折家族史的男女成年人、性激素水平低下的男女成年人、有影响骨代谢疾病或使用影响骨代谢药物史者需要进行骨质疏松症筛检。高危因素：人种、老龄、女性绝经、母系家族史、低体重、性腺功能低下、吸烟、过度饮酒、饮过多咖啡、体力活动缺乏、饮食中营养失衡、蛋白质摄入过多或不足、高钠饮食、钙或（和）维生素D缺乏（光照少或摄入少）、有影响骨代谢的疾病和应用影响骨代谢的药物等。

7. 结、直肠癌筛检 常用筛检方法：大便隐血试验（FOBT）或结肠镜检查；直肠癌高危人群包括有便血、便频、大便带黏液、腹痛等肠道症状的人群，大肠癌高发区的中老年人，大肠腺瘤病人，有大肠癌病史者，大肠癌病人的家庭成员，有家族性大肠腺瘤病者、溃疡性结肠炎者、Crohn病者、有盆腔放射治疗史者；结肠癌高危因素还包括动物脂肪及动物蛋白摄入过多、新鲜蔬菜及纤维素摄入不足以及体力活动缺乏等。

8. 前列腺癌筛检 常用筛检方法：前列腺特异抗原（PSA）检查联合直肠指诊（DRE）。《前列腺癌诊断治疗指南》建议50岁以上有尿路感染症状的男性进行常规PSA和DRE检查，对于有前列腺癌家族史的男性，45岁开始定期检查、随访。

三、免疫接种

免疫接种（immunization）又称预防接种，是一种已证实的可以控制甚至消灭疾病的第一级预防措施，是用人工方法将免疫原或免疫效应物输入到机体内，使机体通过人工主动免疫或人工被动免疫的方法获得防治某种传染病的能力。我国于20世纪60年代初通过接种牛痘疫苗消灭了天花，2000年实现了无脊髓灰质炎目标，并一直持续至今。国家公共卫生服务规范要求基层医疗机构开展免疫接种工作，因此全科医生应尽快掌握免疫接种的规范和要求。

（一）儿童免疫接种

1978年以后，我国儿童计划免疫疫苗有卡介苗、脊髓灰质炎疫苗、百白破疫苗、白喉疫苗、麻疹疫苗；20世纪80年代后，部分省市将A群流脑疫苗、乙脑疫苗纳入免疫范畴；2002年我国又进一步将乙肝疫苗纳入计划免疫，为新生儿提供免费接种。2007年我国政府提出实施扩大国家免疫规划，其总目标是继续保持无脊髓灰质炎状态，消除麻疹，控制乙型肝炎，进一步降低疫苗可预防传染病的发病率。实施国家免疫规划是政府提供的一项重要公共卫生服务，是儿童健康的基本保障，是预防、控制乃至消灭疫苗可预防传染病的有效手段。

目前儿童常规免疫疫苗有：乙肝疫苗、卡介苗、脊髓灰质炎疫苗、百白破疫苗、白喉疫苗、麻风疫苗、麻腮风疫苗、乙脑疫苗、A群流脑疫苗、A+C群流脑疫苗、甲肝疫苗等。具体免疫接种程序见表8-4。

表8-4　我国疫苗免疫程序

疫苗	接种对象月（年）龄	接种剂次	接种部位	接种途径	接种剂量/剂次	备注
乙肝疫苗	0、1、6月龄	3	上臂三角肌	肌内注射	酵母苗5μg/0.5ml，CHO苗10μg/1ml、20μg/1ml	出生后24小时内接种第1剂次，第1、2剂次间隔≥28天
卡介苗	出生时	1	上臂三角肌中部略下处	皮内注射	0.1ml	
脊髓灰质炎疫苗	2、3、4月龄，4周岁	4		口服	1粒	第1、2剂次，第2、3剂次间隔均≥28天
百白破疫苗	3、4、5月龄，18~24月龄	4	上臂外侧三角肌	肌内注射	0.5ml	第1、2剂次，第2、3剂次间隔均≥28天
白喉疫苗	6周岁	1	上臂三角肌	肌内注射	0.5ml	
麻风疫苗（麻疹疫苗）	8月龄	1	上臂外侧三角肌下缘附着处	皮下注射	0.5ml	
麻腮风疫苗（麻腮疫苗、麻疹疫苗）	18~24月龄	1	上臂外侧三角肌下缘附着处	皮下注射	0.5ml	

续表

疫苗	接种对象 月（年）龄	接种 剂次	接种部位	接种途径	接种剂量/剂次	备注
乙脑减毒活疫苗	8月龄，2周岁	2	上臂外侧三角肌下缘附着处	皮下注射	0.5ml	
A群流脑疫苗	6~18月龄	2	上臂外侧三角肌附着处	皮下注射	30μg/0.5ml	第1、2剂次间隔3个月
A+C流脑疫苗	3周岁，6周岁	2	上臂外侧三角肌附着处	皮下注射	100μg/0.5ml	2剂次间隔≥3年；第1剂次与A群流脑疫苗第2剂次间隔≥12个月
甲肝减毒活疫苗	18月龄	1	上臂外侧三角肌附着处	皮下注射	1ml	
出血热疫苗（双价）	16~60周岁	3	上臂外侧三角肌	肌内注射	1ml	接种第1剂次后14天接种第2剂次，第3剂次在第1剂次接种后6个月接种
炭疽疫苗	炭疽疫情发生时，病例或病畜间接接触者及疫点周围高危人群	1	上臂外侧三角肌附着处	皮上划痕	0.05ml（2滴）	病例或病畜的直接接触者不能接种
钩体疫苗	流行地区可能接触疫水的7~60岁高危人群	2	上臂外侧三角肌附着处	皮下注射	成人第1剂0.5ml，第2剂1.0ml 7~13岁剂量减半，必要时7岁以下儿童依据年龄、体重酌量注射，不超过成人剂量1/4	接种第1剂次后7~10天接种第2剂次
乙脑灭活疫苗	8月龄（2剂次），2周岁，6周岁	4	上臂外侧三角肌下缘附着处	皮下注射	0.5ml	第1、2剂次间隔7~10天
甲肝灭活疫苗	18月龄，24~30月龄	2	上臂三角肌附着处	肌内注射	0.5ml	2剂次间隔≥6个月

注：1. CHO疫苗用于新生儿母婴阻断的剂量为20μg/ml。
2. 未收入《中华人民共和国药典》（2015年版）的疫苗，其接种部位、途径和剂量参见疫苗使用说明书。
3. 表格来源：国家基本公共卫生服务规范（2011年版）。

（二）成人免疫接种

目前，儿童的免疫接种率很高，但成人中有些传染病的发病率增高，造成重大的疾病负担。成人免疫预防是解决上述问题的有效方法之一，但国内尚未制订有关成人免疫接种的政策和法规。常见成人免疫接种疫苗及适应人群见表8-5。

表8-5 常见成人免疫接种疫苗及其适应人群

疫苗	适应人群
破伤风和白喉（TD）疫苗	用于经白喉、破伤风疫苗基础免疫的12岁以上人群作加强免疫及预防白喉的应急接种
流行性感冒疫苗	2岁以上所有人群，特别是50岁以上老年人，慢性心、肺、支气管疾病病人，慢性肾功能不全者，糖尿病病人，免疫功能低下者，镰状细胞贫血病人等
水痘疫苗	所有易感成人和青少年均须接种，幼儿园老师、保姆、过集体生活的人、军人、未怀孕的妇女、跨国旅游者、卫生保健工作者、与免疫功能不全者有密切接触的人员应特别注意预防接种
肺炎球菌多糖疫苗	65岁或以上人群，患有慢性疾病或其他高危因素的人群，包括慢性心肺疾病、慢性肝病、糖尿病、免疫缺陷者，艾滋病感染者以及酗酒和长期吸烟者等
甲肝疫苗	高危人群，如慢性肝病者、同性恋者、凝血因子紊乱的病人、前往甲肝流行区的人员，接触甲肝病人较多的行业人员，如饮食从业人员、实验工作者等可酌情接种

疫苗	适应人群
脑膜炎球菌多糖疫苗	在集体宿舍居住的大学新生、患有某些功能缺陷者、前往流行性脑膜炎流行区的人员、在工作中接触脑膜炎者、入伍新兵等
麻疹、腮腺炎、风疹（MMR）疫苗	凡50岁以上成人均应注射MMRI针，50岁以下成人应注射MMRI一两针，除非有医学禁忌证、已接种过不止1次麻疹疫苗或有证据显示对麻疹已有免疫力。对于卫生保健机构工作者、大学或中等技术学校的学生、出境旅游者等高危人群应接种第2针MMR；对于那些风疹免疫史不清，没有实验室诊断证明其具有免疫力的妇女接种1针MMR；对风疹易感的孕妇或打算在4周内怀孕的妇女，应在产后尽早接种风疹疫苗
其他疫苗	被狗、猫等家畜咬伤和从事兽医、动物饲养工作的人员注射狂犬病疫苗。从事环卫和污物处理的人，应作白喉、破伤风二联菌苗接种，酌情可作伤寒菌苗、霍乱菌苗等接种。医学微生物实验的人员，直接接触如鼠疫杆菌、炭疽杆菌等检验工作人员，亦应作相应的疫苗接种。饮食从业人员、交通运输人员应接种伤寒、霍乱等疫苗。屠宰、畜牧兽医人员也应接种炭疽疫苗。入伍新兵，应接种脑膜炎球菌多糖疫苗，酌情接种伤寒、卡介苗、乙型脑炎、腮腺炎、乙肝疫苗等。医护人员还应酌情进行水痘疫苗、肺炎链球菌疫苗、MMR疫苗的接种。疫区的林业工人、工地民工等应接种出血热疫苗；林区人员或进入林区的人员应接种森林脑炎疫苗

四、化学预防

（一）化学预防的概念

化学预防（chemoprevention，chemoprophylaxis）指对无症状的人使用药物、营养素（包括矿物质）、生物制剂或其他天然物质作为一级、二级预防措施，提高人群抵抗疾病能力，以防治某些疾病。对已经出现症状的病人，给予服用药物来治疗疾病不在化学预防之列，而对有既往病史者使用预防性化学物质预防疾病复发则属于化学预防。

目前，国内外比较公认的化学预防项目有：孕前及怀孕早期服用叶酸预防胎儿神经管缺陷，使用小剂量阿司匹林预防心脑血管疾病，绝经后妇女使用雌激素预防骨质疏松和心脏病，用四环素、红霉素或硝酸银预防新生儿眼病，缺碘地区食用碘盐预防碘缺乏病，缺氟地区补充氟化物降低龋齿患病率以及食用富含铁的食物或强化铁剂的食物预防缺铁性贫血等。

需要注意的是，化学预防必须在医生的指导下进行。

（二）癌症化学预防的利弊

癌症化学预防是指利用天然或合成的化学物质来阻止、延缓或逆转癌症发生、发展或者复发过程，达到降低癌症发生率和病死率的预防策略。由于癌症的发生、发展是一个多步骤、多阶段以及多基因参与的过程，从细胞到癌变的推进，需要较长的时间，为癌症的化学预防提供了可能。

近年来，关于癌症化学预防研究进展迅速，美国国家癌症研究85%以上关于癌症预防的研究是化学预防试验。尽管目前在乳腺癌、前列腺癌和结肠癌等的化学预防取得了显著成果，但关于利弊分析尚难取得一致意见，癌症化学预防实际工作中的应用受到很大的局限。同样，药物对癌症病人治疗的利弊分析与对健康人进行化学预防的利弊分析可能是截然不同的。例如，他莫昔芬在乳腺癌的预防试验中表明能减少发生浸润性和非浸润性乳腺癌的风险，但也能导致子宫内膜癌和使静脉血栓发病率增加。塞来昔布等环氧化酶-2抑制药能够减少结、直肠癌风险，但在随机试验中发现这些药物具有心血管副作用，严重不良事件的发生使得人们难以接受，临床试验研究也随之中断。因此，化学预防研究面临着严峻的挑战，需要强调个体化化学预防的重要性。研制有效的化学预防药物，减少不良事件的发生，选择真正高风险的应用对象是该领域未来的研究重点之一。

临床预防是全科医生的主要工作任务之一，实施临床预防服务的第一步是评估病人的健康状况和疾病风险状况，然后为病人提供健康咨询，在充分了解临床预防服务利弊的基础上，与病人共同协商制定个体化的临床预防方案，病人和家属有知情选择权。

第三节 临床实务——以预防为导向的健康照顾的提供

全科医生在开展个体疾病的三级预防服务时，需要根据个体的特点（一般个体、高危个体或病人）、个体的健康观（自愿寻求健康帮助、体检后接受医生帮助或不愿接受医生帮助），首先对服务对象的需要进行评估（自身评估和全科医生的评估）；然后通过健康危险因素评价，找出其主要的、可改变的危险因素；再通过健康宣教或健康教育让其认识到危险因素的危害，并分析与危险因素相关的因素（如工作环境、自然环境和家庭环境等），与服务对象共同制订行为改变计划，督促服务对象执行计划；评估干预效果并反馈。

案例讨论

临床案例 张某，男，51岁，身高170cm，体重88kg。某事业单位文职人员，居住在单位家属院，从家到办公室步行不超过10分钟，工作大部分时间静坐办公，周末喜欢打麻将。平时不做家务，家务基本由妻子完成，喜欢看电视，基本不参加运动。饮食不规律，应酬较多，吸烟，饮酒，口味偏重，喜欢咸、甜、辣味食物。平时较少患病，在过去3年未参加单位组织的全身体检，认为自身很健康，没有必要体检。家人认为他应该控制体重，但本人不在乎，认为家属院那么多跟自己一样的人都没生病，没必要刻意减重，不能"委屈"自己。过去1个月，容易疲惫，睡眠质量也较差。

问题 全科医生针对以上情况如何提供综合性的预防干预措施？

一、服务对象的评估

（1）服务对象吸烟饮酒，很少运动，饮食不规律，口味偏重，体重超重；

（2）服务对象3年未做全身体检，不认为自身健康水平低，没必要减重；

（3）家人对其健康十分关心；

（4）近1个月容易疲惫，睡眠质量较差，希望能改善症状。

二、健康危险因素的评估

根据案例描述，该男性年龄大于50岁，BMI为30.45kg/m²，属于肥胖、吸烟、口味偏重、静坐办公、基本不参加运动，这些属于心脑血管疾病和糖尿病的高危因素。

该男性对健康的认识局限于"不生病就是健康"，对自己的健康盲目自信，不听劝说，忽视健康体检。由于近年来未进行体检，因此不知道个人的血压、血糖、血脂及其他常规检查指标，本案例仅提供一级预防干预方案。

三、干预计划的制订

该男性主要问题是健康意识淡薄，健康素养不足，对健康危险因素的危害性认识不够，因此导致其存在诸多危害健康的因素。但这些因素可以通过自身努力加以改变，值得注意的是这些危险因素已经对其健康产生了危害。一级预防采取的措施主要是健康教育、健康咨询等服务。

1. 健康教育的目标

（1）认知目标 改变原有的健康观，提高健康素养。

（2）态度目标 愿意参加全身体检，愿意对体重进行控制，愿意改变自己的工作生活方式。

（3）技能目标 学会如何自测血压、血糖，食盐摄入逐渐控制在6g/天以下。

2. 干预内容

（1）高血压、糖尿病基础知识 包括定义、类型、临床表现等。

（2）辅助检查知识 包括血压、尿糖、血糖测定，葡萄糖耐量试验，视网膜检查，肾功能检查等项目的意义和作用。

（3）治疗知识 药物治疗、饮食控制、合理运动等。

（4）心理保健指导 如何面对高血压和糖尿病，如何与同事和家人相处等。

（5）技能指导 帮助该男子戒烟、限酒、限盐等，教会该男子及其家属学习血压计、血糖仪的使用方法等。

（6）其他知识 如低血糖的症状及处理、酮症酸中毒的表现与预防、高血压伴发精神症状的表现与预防等。

3. 干预方法

（1）将其纳入慢性病随访管理项目，利用门诊随访、电话随访和家庭随访为期提供个体化的健康咨询，开展随诊教育，并发放健康教育处方供该男子及其家属阅读。

（2）邀请该男子及其家属参与社区卫生服务中心组织的病人自我保健技能培训班，进行血压计和血糖仪使用技能的培训和训练。

（3）根据该男子存在的危险因素，结合已经对其健康造成的损害，制定适合的运动处方，体育锻炼循序渐进，持之以恒。

（4）提供控盐勺，制订控盐计划，逐渐减少食盐摄入量。

（5）劝说该男子参加高血压病人俱乐部和糖尿病病人俱乐部，通过全科医生的讲座和其他病人的现身说法对其进行教育。

四、效果评价

对该男子的评估指标主要是是否进行体检，体育锻炼开展情况，静坐工作调整情况，食盐食用量，血压和血糖是否达标等。

本章小结

我国国家基本公共卫生服务项目主要由乡镇卫生院和社区卫生服务中心负责组织实施，全科医生是公共卫生服务的重要提供者之一。全科医生在日常工作中对服务对象采取以预防为导向的健康照顾，主要是临床预防服务，在临床场所向健康人、无症状病人、病人提供的一级预防和二级预防措施，如健康咨询、健康教育、疾病筛检、免疫接种和化学预防等服务，从而使病人掌握所患疾病病因、预防、治疗和康复等基本知识和技能，学会如何自我保健和家庭保健。

思考题

1. 全科医生开展临床预防服务的优势有哪些？

2. 全科医生开展个体一级预防的措施有哪些？

3. 儿童预防接种的程序是什么？

4. 请举例说明常用的化学预防措施有哪些？

（吴　辉）

第九章 沿生命周期的健康照顾

现代医学由于分科较细，一个医生很难承担起沿生命周期保健的任务。全科医学的学科知识体系和以人为中心、团队合作的工作原则，以及全科医生在训练中培养起来的协调能力，使得全科医生能够承担起生命周期保健的重任。全科医疗在卫生体系的角色与地位，也为其执行生命周期的健康照顾的任务奠定了基础。

第一节 生命周期的概念、划分及其意义

一、生命周期的概念及其划分

人的生命周期（life cycles）包括从受孕形成胚胎到生命终结的全部历程。对于生命周期中各阶段的划分，因不同临床学科不同研究领域而不同。人类在适应自然、改造自然和谋求生存活动中，追求健康长寿和提高生命质量成为永恒的主题。为了有效地提供健康照顾，世界卫生组织推荐将人的生命周期划分为：围生和婴幼儿期、青春期、成年期和老年期四个阶段。而我国一般习惯按照儿童期、青春期、成年期、老年期、临终期划分人的生命周期，并就各阶段的生理、心理和社会适应的特点给出保健照顾的重点（图9-1）。

图9-1 世界卫生组织推荐的人的生命周期划分示意图

二、生命周期划分的意义

人在生命周期各阶段都要面临不同的发展任务和卫生需求，并表现出一定的连续性和规律性，按照生命周期规律提供连续的健康照顾具有重要的卫生学和社会意义。

（1）生命周期的每个阶段都有其特定的生理、心理与社会方面的健康问题，全科医生可以根据其对服务对象健康相关状况的掌握情况，群体中常见健康问题的流行现状，为病人预测其不同生命阶段可能出现的健康问题，通过健康教育及适时科学的筛检工作早期发现相关健康问题，并对已经出现的问题给予及时的干预。

（2）生命是一个连续的过程，提前做好工作，可以为生命后一阶段的健康发展奠定基础。生命早期阶段的经历、环境、营养和发育状况与许多成年期疾病相关；而与生活行为因素密切相关的一些成年期疾病，或者这类疾病的危险因素也常自幼形成，如不加以干预，多数可持续终生，成年期疾病的预防应从生命早期开始。在生命周期各阶段，特别是早期阶段获得连续合理的卫生保健可以预防或延缓许多疾病的发生、发展。生命周期保健工作中体现出来的最明显特点是它的连续性和综合性，充分体现了全科医疗连续性服务的特征。

第二节　生命周期各阶段的保健重点

一、儿童期

为了医疗保健服务的方便性，我国常根据机体生理、心理发育规律将儿童期划分为若干个年龄期：胎儿期、新生儿期、婴儿期、幼儿期、学龄前期、学龄期。

知识链接

儿童期各年龄期划分

胎儿期：是自受孕（卵子与精子结合）至胎儿娩出。

新生儿期：是自胎儿娩出断脐至出生后28日内。（围生期：指孕满28周到生后7天。此期死亡率最高。）

婴儿期：是自出生到未满1岁，亦称为乳儿期。

幼儿期：是自满1周岁至不满3周岁。

学龄前期：满3周岁到入学前（6~7岁）的阶段。

学龄期：自入学到青春发育前（女12岁，男13岁左右）。

（一）胎儿期

1. 生理特点　胎儿的发育与孕母的躯体健康、心理卫生、营养状况和生活环境等密切相关，胎儿期保健主要通过对孕母的保健来实现。

2. 保健重点

（1）预防遗传性疾病与先天畸形　应大力提倡和普及婚前遗传咨询，禁止近亲结婚，以减少遗传性疾病的可能性；孕母应降低孕期病毒感染的机会；应避免接触放射线和铅、苯、汞、有机磷农药等化学毒物；应避免吸烟、酗酒；患有心、肾疾病，糖尿病，甲状腺功能亢进，结核病等慢性疾病的孕母应在医生指导下用药；对高危产妇除定期产前检查，必要时终止妊娠。

（2）保证充足营养　妊娠后期应加强铁、锌、钙、维生素D等重要营养素的补充，但也应防止营养摄入过多而导致胎儿体重过重，影响分娩。

（3）给予良好的生活环境，注意劳逸结合，减少精神负担和心理压力。

（4）尽可能避免妊娠期合并症，预防流产、早产、异常产的发生。对高危孕妇应加强随访。

（5）预防感染　包括孕期及分娩时。孕妇早期应预防弓形虫、风疹病毒、巨细胞病毒及单纯疱疹病的感染，以免造成胎儿畸形及宫内发育不良。分娩时应预防来自产道的感染而影响即将出生的新生儿。

（6）加强对高危新生儿的监护　对高危孕妇所分娩的新生儿及早产儿、低体重儿、窒息、低体温、低血糖、低血钙和颅内出血等疾病的高危新生儿应予以特殊监护和积极处理。

（二）新生儿期

1. 生理及心理特点　新生儿期是婴儿期的特殊阶段。新生儿的生理调节及对外界的适应能力差，新生儿期特别是生后1周内，新生儿发病率及病死率极高。新生儿刚出生后主要依靠皮层下中枢实现的非条件反射来保证内部器官和外部环境的最初适应，重要的非条件反射有食物反射、防御反射及定向反射。随着大脑的不断发育，出生后两周左右开始出现条件反射，条件反射的出现标志着心理活动的出现，尤其是记忆的出现。

2. 保健重点

（1）出生时的护理　新生儿娩出后应迅速清理口腔内黏膜，保证呼吸道通畅；严格消毒、结扎脐带；记录出生时 Apgar 评分、体温、呼吸、心率、体重与身长，评估后正常新生儿即与母亲同室，应尽早喂母乳。评估为高危儿应送入新生儿重症监护室。新生儿出院回家前应根据要求进行先天性遗传代谢病筛查（目前开展的有先天性甲状腺功能低下和苯丙酮尿症）和听力筛查。

（2）新生儿居家保健　有条件的家庭在冬季应使室内温度保持在 $20 \sim 22$℃左右，湿度以 55% 为宜；保持新生儿体温恒定。提倡母乳喂养，指导母亲正确的哺乳方法。新生儿皮肤娇嫩，应注意保持皮肤清洁，避免损伤。父母应多与婴儿抚摸，有利于早期的情感交流。应尽量避免接触过多的外来人员。注意脐部护理。应接种卡介苗和乙肝疫苗。

（3）新生儿访视　通过新生儿访视可及早发现问题并干预，从而降低婴儿的发病率与病死率；还可帮助产妇适应产后的生理、心理变化，协调亲子关系，促进产妇和新生儿的健康。家庭访视主要工作是指导家长做好新生儿喂养、护理及疾病预防工作，降低新生儿的发病率和死亡率，促进新生儿健康成长。

（三）婴儿期

1. 生理及心理特点

（1）生理特点　婴儿期是出生后生长发育的第一个高峰期，生长发育迅速，但来自母体内的免疫抗体逐渐消失，自身的免疫系统尚未发育完善，大脑皮质功能不成熟，全身各器官系统的功能不完善，对高热、毒素及其他有害因素的抵抗力弱，易发生抽搐、呕吐、腹泻、呼吸道感染、营养不良等疾患。

（2）心理特点　婴儿认知发展大多处于感知运动阶段，只有动作性智力活动，没有表象和运算的智力活动。开始模仿，学说话，逐渐能听懂简单的词。开始集中注意新鲜事物，保持记忆的时间增长。开始有与人交往的愿望。出生2个月后，积极情绪开始发展，当吃饱、温暖时，可以看到婴儿活泼、微笑的表情，反之，能引起否定的情绪反应，如哭闹、呆滞等。

2. 保健重点　婴儿期是出生后生长发育的第一个高峰期，所需的热能和蛋白质比成人相对高，因此提倡母乳喂养和合理的营养指导十分重要。婴儿的营养和疾病预防是保健重点。

（1）婴儿生长发育迅速，但其消化功能尚未成熟，易患消化紊乱、腹泻、营养不良等疾病。应进行正确的喂养指导，及时服用鱼肝油及钙剂，多服含铁食物。提倡纯母乳喂养至少

4~6个月，对母乳不足者，指导家长运用合适的配方奶，对4个月以上的婴儿应指导家长合理地添加辅食。

（2）主要加强对呼吸系统疾病、消化系统疾病、营养性贫血及营养障碍性疾病的预防。

（3）定期进行体检，建立健康档案，监测生长发育及健康状况，应按计划免疫程序完成基础免疫程序。坚持户外运动，进行空气浴、日光浴和被动体操；督促家长用带有声、光、色的小玩具开始促进小儿感知、语言、运动的发育；预防异物吸入及窒息。

（四）幼儿期

1. 生理及心理特点

（1）生理特点　生长速度稍减慢，但活动范围增大，接触周围事物增多，智能发育较快，语言、思维和交往能力增强。由于从母体获得的先天免疫已消失，自身的免疫功能尚未完善，容易发生传染病和寄生虫感染。

（2）心理特点　由于感知能力和自我意识的发展，对周围环境产生好奇、乐于模仿。幼儿期是儿童社会心理发育最为迅速的时期。

2. 保健重点　应重视与幼儿的语言交流，通过游戏、讲故事、唱歌等促进幼儿语言发育与大运动能力的发展。同时，应培养幼儿的独立生活能力，安排规律生活，养成良好的生活习惯，如睡眠、进食、排便、沐浴、游戏、户外活动等。

定期进行体格检查，每3~6月应进行一次体格检查，预防龋齿。由于该时期的儿童已经具备一定的活动能力，且凡事都喜欢探个究竟，故还应注意异物吸入、烫伤、跌伤等损伤的预防。

由于从母体获得的先天免疫已消失，自身的免疫功能尚未完善，幼儿期的儿童容易发生传染病和寄生虫感染。

（五）学龄前期

1. 生理及心理特点

（1）生理特点　身高的增加比体重更加明显，体力、耐力和灵活性显著增加。神经系统发育快，大脑细胞活动能力增强，可从事复杂的智力活动。

（2）心理特点　此期智力发展快，独立活动范围大，是性格形成的关键时期。

2. 保健重点　加强学龄前期儿童的教育很重要，注意培养其良好的学习习惯、想象与思维能力，使之具有良好的心理素质。通过游戏、体育活动增强体质，在游戏中学习遵守规则和与人交往。每年进行1~2次体格检查，进行视力筛查及龋齿、缺铁性贫血等常见病的筛查和矫治。保证充足营养，预防溺水、外伤、误服药物以及食物中毒等意外伤害。

（六）学龄期

1. 生理及心理特点

（1）生理特点　多数儿童身体发育上进入了一个相对平缓的时期。骨骼系统仍在迅速增殖，肌肉体积及力量逐渐增加，儿童的心、肺的重量和容积也继续增大。乳牙逐步脱落，替换为恒牙。大脑皮质在整个神经活动中已能起主导作用，11~12岁的儿童神经系统的发育已几乎与成人一样，最高级的神经功能已形成，为儿童的教育和教学提供了生理基础。

（2）心理特点　情绪的稳定性和自制力进一步增强，但学龄初期有时还不易克服冲动性，往往易受外界环境干扰影响学习。情绪内容不断丰富，表现方式逐步深刻。由于活动范围增大，对外交往中产生了复杂的情感，如责任感、义务感和友谊感等。道德感、理解感和美感等高级情感进一步发展。意志的自控能力迅速形成和发展。

2. 保健重点　此期儿童求知欲强，是获取知识的最重要时期。此期保健重点是保证营养，加强体格锻炼。每年应进行1次健康检查，注意免疫性疾病的早期发现与治疗。纠正不良的饮食习惯，预防龋齿、近视、缺铁性贫血等疾病的发生。开展体育活动增强体质。养成良好的学习习惯。正确教育，合理引导，培养高尚的道德品质及爱心修养，预防意外事故的发生。

二、青春期

按发展心理学和生理生长规律划分，青春期主要是指由童年向成年的过渡阶段，伴随着生理、心理的发育与成熟。世界卫生组织规定青春期年龄范围为 10~20 岁。我国青春期一般是指女孩 11~12 岁至 17~18 岁；男孩 13~14 岁至 18~20 岁。

（一）生理、心理及社会学特点

1. 生理特点　根据身体的发育变化，可分为三个阶段：青春前期，10~14 岁，身高体重突增。青春中期，15~17 岁，第二性征开始发育。青春后期，17~20 岁，第二性征发育逐渐成熟，体格发育变缓并逐渐停止。

青春期女孩 10~12 岁、男孩 12~14 岁进入第二个生长高峰期，体格发育明显增快，性器官迅速发育，第二性征逐渐明显并趋成熟。青春期感知能力、心肺功能、体力和速度都达到了最佳状态，疾病的发生率最低。

2. 心理特点　由于神经内分泌调节不够稳定，常引起心理、行为、精神方面的不稳定；由于接触社会增多，遇到不少新问题，外界影响越来越大。青春期处在竭力摆脱童年期的幼稚状态，是向着成熟社会化人迅速发展过渡的时期，也是心理成长的关键时期。

3. 社会学特点　青春期是人一生社会化的重要阶段，是适应社会发展要求，使个人从"生物人"发展成为"社会人"的过程。青年期生理、心理已经较为成熟，并掌握了社会生活所必需的基本生活技能，生活范围扩大，除了接受家庭或学校教育外，对事物有了自己的道德观念和价值观念，世界观、人的个性、自我意识已经形成，行为更加自觉。个体开始脱离各方面的监护，独立自主地跨入社会生活的各个领域。

（二）保健重点

1. 生殖健康保健

（1）生殖健康教育　生殖系统的发育成熟和第二性征的出现，对青少年在心理、情绪、行为上有较大影响。青少年是接受性教育的第一目标人群；家长、老师等其他人群的知信行也会对青少年产生影响，应列为接受性教育的第二目标人群。可选择学校、家庭、社区、社区医院等地点开展性教育。在性知识的传播、教育和咨询过程中，要注意隐蔽，保护隐私，尊重青少年的习惯和爱好。对青少年进行性教育的内容一定要注意根据青少年的需要提供基础的、正确的信息，重点放在减少有危险的性行为，增强青少年特别是少女的防护意识和技巧。

（2）女性经期、乳房保健指导　在乳房发育和月经初潮前就应该开展经期卫生指导和乳房保健指导，包括正确对待月经初潮，重视经期卫生，正确选用和使用卫生用品，及时发现月经异常情况并进行治疗，教授她们自我保健乳房的技能等。

（3）青少年性行为和妊娠性成熟的提前使青少年婚前性行为增加和少女怀孕现象成为全球公共卫生问题。青少年时期正处于性发育时期，过早性行为可增加生殖系统的损伤和感染，并会对青少年的心理产生不良影响。青少年妊娠一般指 13~17 岁少女的妊娠，且以未婚少女妊娠为多，少女妊娠的主要结局是人工流产。未婚人工流产影响少女身心健康，人工流产后的并发症的发生率较高，亦可能引起不孕症。少女妊娠如不终止，其孕产期的并发症亦比成年妇女高，对母婴造成不良影响。

（4）性传播疾病和艾滋病的防治　青少年是性传播疾病（sexually transmitted diseases, STD）和艾滋病（AIDS）的主要受害人群。据世界卫生组织估计，HIV 感染的人群中 25 岁以下的青少年约占 1/2。由于性传播疾病可导致成人期一系列严重的健康损害，如盆腔炎、不孕症、宫外孕及下一代的先天缺陷。全科医生应立足家庭、学校和社区开展青少年 STD、AIDS 知识教育，增强自我保护意识，促进青少年生殖健康。

2. 健康危险行为干预 近年来，暴力、吸烟等健康危险行为发生率迅速上升，严重威胁我国青少年的健康。据报道，我国大部分学生至少有 1 种健康危险行为，其中 3/4 学生至少具有 2 种及以上健康危险行为。

（1）吸烟行为的干预 世界卫生组织资料显示，全球每年有 350 万人死于与吸烟相关的疾病，我国 13 亿人口中成年人吸烟率达到 35.6%，青少年吸烟率为 10.8%，青少年家庭中被动吸烟率达到 53.0%。吸烟的习惯往往在青少年时养成，3/4 的吸烟者是在 15 ~ 24 岁开始吸烟并成瘾。

全科医生应在家庭、学校和社区环境中开展干预，应在青少年形成吸烟习惯前进行健康教育。在家庭干预中应改变父母对子女吸烟的态度，向父母强调吸烟有害儿童健康，鼓励父母戒烟或由孩子劝父母戒烟等。学校是进行青少年控烟的主要基地，动员社区资源创造无烟环境，提高全社区居民的控烟意识。开展青少年吸烟行为的综合干预和健康教育，强调使用自我监控、自我行为强化等方法管理自己的行为，以达到预期目标。

（2）青少年意外伤害预防 据世界卫生组织报告，在世界大多数国家，意外伤害是青少年致伤、致残和致死的主要原因。青少年意外伤害的主要原因有：与车祸相关的危险行为，如横穿马路、骑车带人、闯红灯、互相追逐等违反交通规则的行为。据统计，15 ~ 34 岁是车祸的危险人群；与溺水相关的危险行为，溺水是 0 ~ 14 岁儿童的第一位死因；与暴力相关的危险行为，在意外伤害的事件中，大部分原因属于挑逗和打架等暴力行为。

采取综合性措施可有效地减少儿童、青少年意外伤害的发生，进行社区健康教育是减少或降低其发生率的有效途径之一。实施社区综合干预措施，提高公众的安全防范意识，对危险因素严格控制与管理。具体做法如下：①社区安全教育，家长、教师、保教人员是教育的重点对象；②加强安全管理和监护，使儿童青少年在家庭内外均有一个良好的环境；③高危人群的健康教育；④加强社区急救能力建设。

（3）青少年药物滥用的预防 青少年药物滥用在欧美已发展成一门独立的学科。近年来，我国青少年药物滥用问题也日益突出。资料统计显示，吸毒人员中青少年占 74%，好奇心驱使、朋友诱惑、需求刺激、模仿性、互感性、对毒品危害缺乏了解等促使青少年药物滥用。其不仅可使个体产生戒断反应、过量中毒、死亡、造成感染与脏器组织损伤，同时还对社会造成巨大危害。全科医生根据所辖社区环境，依托学校和社区做好"三级预防"，让家长和青少年了解毒品的危害，远离毒品，及早发现问题青少年，尽早予以干预、转诊救治。

3. 营养与个人卫生保健

（1）营养指导 青春期的青少年生长发育较快，需要增加热量、蛋白质、维生素及矿物质等营养物质的摄入。我国儿童青少年中存在的主要营养问题包括蛋白质热量摄入不足，铁、锌、钙、碘、维生素 D、维生素 A 等缺乏，膳食结构不合理，营养不足与营养过剩并存等。因此营养指导既强调营养对健康的重要，注意合理搭配，还应培养良好的饮食习惯。

（2）个人卫生指导 教育青少年了解青春期生理、心理特点，懂得自我保护和保健。培养良好的个人卫生，合理安排生活及学习，坚持体格锻炼，保证充足的睡眠。注意口腔卫生，用眼卫生和正确姿势，以预防龋齿、近视和脊柱弯曲等疾病。

4. 心理卫生问题的早期筛查和发现 世界卫生组织强调，要在初级卫生保健和社区层次对儿童、少年的心理卫生问题进行有效控制，研究和推广有关防治技术、知识和方法，对促进儿童青少年社会心理健康发展进行大规模行为干预规划，包括进一步建立妨碍儿童发展的危险指标，发展学校心理卫生规划。

我国青少年常见心理卫生问题：①学业问题，如学习障碍（困难）、注意缺陷、多动性障碍等；②情绪问题，如情绪不稳定、分离焦虑、孤僻抑郁、强迫行为、胆小退缩、癔症性发作、学校恐怖等；③品行问题，如攻击、偷窃、撒谎、逃学、家庭暴力、离家出走、纵火、破坏财物、结识和加入不良青少年团伙等，并易发展为青少年违法犯罪和形成反社会人格。

心理行为问题不仅影响青少年向成人的发展，损害身心健康，还会给社会带来危害和负担。全科医生应在力所能及的范围内开展心理健康教育与咨询指导，并通过掌握一定的心理卫生评定方法，早期筛查和发现问题青年，必要时转诊给专业心理医生。

三、成年期

成年期一般是指个体从 24、25 岁起到 60 岁的时期。目前对这一年龄段的界定并未统一。这是一个年龄跨度很长的时期，其中 40~60 岁又称中年期。成年人的生理、心理发育基本成熟，是社会财富的主要创造者，对家庭、对社会均负有重要责任，需面对择业、工作、婚姻、生子、子女教育、老年赡养等人生重要的生活事件，女性还要承担子女生产、计划生育等更多内容。

世界卫生组织资料显示，世界上 20~60 岁年龄段的就业人口，约占全球人口的 50%。职业危害、不良生活行为方式和意外伤害是影响成年期健康的主要危险因素。全科医生应发挥自己的专业优势，为社区中的服务对象提供人性化的连续性健康照顾。

（一）生理、心理及社会学的特点

1. 生理特点 成人期机体生长、发育进入成熟、稳定阶段，生理功能达到最佳状态，精力旺盛，体力充沛。据研究，人各项生理功能一般在 25~30 岁时达到高峰（如体力、灵敏度、反应、手工技能等都处于最佳状态），之后开始步入下降期。成年期出现生理上明显变化的阶段是更年期，更年期是成年期结束进入老年的一个转折阶段。此阶段人的大脑功能在某些方面开始衰退，体内内分泌系统的功能，特别是性激素的下降，导致身体与心理状态明显变化。一般来说，女性在更年期的变化较男性的明显。妇女更年期一般发生于 40~50 岁之间，生理上表现为排卵停止，月经停止，有时伴随阵发性潮热和出汗；心理上表现为心情抑郁，情绪不稳定。

2. 心理特点 在成年期承受着较大的心理压力，随着个人经历、文化教育、职业等多方面的不同而有所差别。35~45 岁是取得地位并达到相对稳定的时期，心理特点主要围绕着家庭生活、婚姻、扶养老人、抚育子女、职业、事业成就、工作关系与人际关系等表现出来。而 45 岁后人格特征基本定型，社会态度、意识倾向、兴趣爱好等也不易再改变，其要保持事业取得的成就，学习与工作需要适应本身角色，处理好家务，建立和维持与需要相应的经济标准，保持良好的人际关系，完成公民的社会责任等而产生心理变化。

3. 社会学特点 人在青春期以前所完成的基本社会化并不意味着人的社会化的终结，人的社会化是终身的事情。随着年龄的变更、社会的变迁等，迫使人们不得不去适应新的社会期待和规范，接受新的价值观念，掌握新的技能。

（1）成年期面对更多的角色，需要不断去学习和了解周围的事物。随着阅历加深，往往会重新确立自己的价值观，以适应新的角色模式。

（2）急剧变迁的现代社会，要求人们不断适应新环境，接受新的价值观和新的社会规范，调整自己的思想意识，迫使成年人继续社会化，适应新的生活。

（3）个人社会地位的变化，如结婚、生子、改行、升迁等都可能使原有的生活经验、知识、态度、生活习惯、技能不适应新的角色和新环境，因此要继续社会化。

成年人的社会化偏重于将青年期及以前确立的价值观和动机见诸于实际行动并不断完善，从理想到现实，学习应付各种冲突，为承担具体的成人角色而社会化。

（二）保健重点

1. 生殖保健

（1）生殖健康的定义及其内涵　世界卫生组织关于生殖健康的定义：指生殖系统及其功能和过程所涉及的一切事宜上，身体、心理和社会等方面的健康状态，而不仅仅是没有疾病和不虚弱。

生殖健康是一个包括生理、心理和社会等全方位的健康，不仅涉及计划生育、生育健康，还包括了性健康。生殖健康强调对全体人群的考虑，强调男女双方均拥有生殖健康、生殖权力、和谐的性生活以及社会责任，强调在整个生命周期，从儿童期、青春期、婚育期、更年期直到老年期都应享有安全的和令人满意的生殖健康及保健。

（2）女性生殖保健　妇女特殊的生理时期（如青春期、育龄期、更年期等），全身各个系统，特别是内分泌系统的变化较大，容易发生感染性、损伤性疾病，对环境中的危害因素也比较敏感。

全科医生等社区卫生保健人员在提供健康服务时应维持生命各阶段生殖系统及其功能的完好状态，重视围婚期、围生期、围绝经期、节育期等主要时期生殖保健服务和各时期保健工作的衔接。①围婚期：指确定婚姻对象到婚后受孕为止的一段时期。保健服务对象为男女双方。保健服务内容主要包括：婚前卫生指导、婚前医学检查、婚前卫生咨询。②围生期：围生保健是生命开始阶段（或生命准备阶段）的保健，在促进人类健康中有着重要意义。围生保健从胚胎形成时开始，内容包括妊娠前、妊娠期、产时、产褥、哺乳期和新生儿保健等，是控制和降低孕产妇死亡率、婴儿死亡率等的有效手段。产时保健是围生期保健的关键。③围绝经期：指从绝经前一段时间卵巢功能衰退，表现出与绝经有关的内分泌、生物学改变及临床特征至绝经后1年内。此时，以卵巢功能衰退为主要表现，卵巢功能衰退致雌激素水平下降等引起的以自主神经和血管舒缩功能紊乱为主的症状，如潮热、多汗、情绪低落、烦躁、多疑、失眠、记忆力下降等，泌尿生殖系统表现为月经紊乱、反复发作的泌尿系统感染和老年性阴道炎、性欲减退等。远期症状主要有骨质疏松、胆固醇代谢异常等，称为围绝经期综合征。围绝经期保健工作远远超过围绝经期本身的概念，一直延续到绝经后的若干年。全科医生及社区其他卫生保健人员应通过宣教，使围绝经期妇女重视自我保健，解除忧虑，培养开朗的性格，对生活、工作充满信心；积极参加各项社会工作及增加人际交往；饮食适当，生活规律；坚持体格锻炼，保持充沛的精力等。通过心理辅导和咨询等使她们顺利度过这段时期，并要根据症状的类型、程度和机体状态，制定治疗方案。④生殖调节期：生殖调节期也称为节育期，其占据育龄妇女一生中工作、生活最活跃的阶段。在节育期保健服务中，全科医生及其他保健人员通过咨询和健康教育，宣传节育措施，提供个性化服务，由育龄夫妇选择满意和适合的避孕方法。

（3）男性生殖保健　性生活及性心理、不育症及生殖系统健康是困扰成年男性的主要问题，同时也影响女性的生殖健康，勃起功能障碍（erectile dysfunction，ED）对男性生活质量影响大，ED受生理、社会、心理等多种因素影响，前列腺炎也是中青年男性的常见病，并且类型复杂，应根据具体症状及时诊治。男性的生殖健康需求还包括STD、AIDS的筛查，处理及预防咨询；不育症的咨询与治疗及泌尿系统疾病的诊断与处理等。

2. 心理行为保健　在综合性医院的初诊病人中近1/3的病患与心理因素密切相关，即心身疾病。一般认为心身疾病是一组与精神紧张有关的躯体疾病，它们具有器质性病变的表现或确定的病理、生理过程，心理社会因素在疾病的发生、发展、治疗和预后中有相对重要的作用。

（1）成年人心理行为主要问题　随着社会发展，生活水平提高，生活节奏的加快，社会竞争激烈，成年人心理行为异常带来的主要问题有：膳食结构与营养行为不合理；精神压力大，心理状态失衡；作息不规律，生活方式不健康等；个性差异的特殊作用。研究发现，具有过高抱负或敌意感过强的性格行为（A 型行为）的人群中冠心病和心源性死亡明显高于非A 型行为的人。

（2）成年人心理行为保健服务内容 成年人心理行为保健服务内容：①采取社区干预培养健康的行为方式。具体的社区干预措施包括：制定相应策略，针对不同特点的对象采取不同的干预措施；进一步完善以居委会和社区卫生服务中心相结合的社区健康教育网络；呼吁政府加大对健康教育的支持力度；加大社区医学科研投入力度；收集社区居民健康档案信息，做好社区诊断，提出有针对性的健康促进和健康教育方法，提高居民的健康知识水平及健康行为形成率。②心身疾病的预防与控制。具体方法：加强体育锻炼。适量运动是保持与促进身心稳定和健康的最积极、最有效的方法。坚持适度的体育锻炼，以保持身心健康。一般每周至少 3 次，每次 20 ~ 30 分钟，坚持有氧运动。锻炼方式可选择步行、游泳、慢跑、打太极拳、登山等项目。③注意营养平衡，养成良好的饮食习惯。

（3）成年期保健中的健康管理 健康管理是指一种对个人或人群的健康危险因素进行全面管理的过程。健康管理的核心是健康风险的评估和控制，包括：①收集健康信息；②健康危险因素评价；③健康促进干预管理。

3. 疾病高危人群的健康照顾 儿童期的不良习惯和生活方式会延续到成年期，很多疾病，特别是慢性疾病常在这一时期发病。全科医生需在社区中，确定疾病高危人群，并进行健康教育与保健指导，达到早预防、早发现和早处理的目的。

四、老年期

人口老龄化已成为当今世界众所瞩目的问题，老年人口迅速增长带来了许多健康问题和老年医疗保健问题。全科医生在老年医疗保健中发挥着越来越重要的作用。

（1）老年人及人口老龄化 老年期标准各国之间并未统一，世界卫生组织老年期标准：60 岁以上者为老年人，而欧美及工业发达国家均采用 65 岁以上者为老年人。中华医学会老年学分会老年期标准：我国采用 60 岁以上作为老年人的标准，其中 69 岁以下者为低龄老人，70 ~ 79 岁者为中龄老人，80 岁及以上者为高龄老人。

国际上通用的标准是将 65 岁以上老年人口占总人口的比例≥7%，或 60 岁及以上老年人口占总人口的比例≥10%，作为进入老龄化社会的标准；如果 65 岁以上人口所占比例≥15%，则为"超老年型"社会。按照国际通行标准，我国和世界上其他许多国家一样已属于老龄化国家。加强老年医疗保障和卫生服务，增进老年期健康，是提高老龄社会全民健康和生命质量的重要内容。

随着全球人口老龄化趋势的发展，"健康老龄化"的概念逐步被提出，并作为 21 世纪老年卫生保健的目标。健康老龄化所体现的是老年群体的多数人健康长寿，表现在健康的预期寿命的提高，特别是生命质量的提高，其外延包括老年人的个体健康、老年群体的整体健康和老龄化社会环境的健康等内容。

（2）老年保健和全科医学 老年保健是指在平等享用卫生资源的基础上，充分利用现有的人力、物力，以维护和促进老年人健康为目的，发展老年保健事业，使老年人得到基本的医疗、护理、康复、保健等服务。

老年人群对医疗保健的需求，是促使全科医学兴起和发展的主要因素之一。随着医学科学技术的发展，老年人的生存率逐步升高，老年人的生活质量和保健问题引起了社会的广泛关注。

（一）生理、心理和社会及患病特点

老年期人的机体功能出现明显的衰退，疾病多发，医疗保健需求增多，老年期健康问题具有长期性、复杂性及规律性的特征。发挥全科医生综合性、协调性、可及性、人格化服务功能的优势，积极开展老年慢性病的社区综合防治工作，是全科医生的主要职责。

1. 生理及心理特点　生理上表现为体表外形如毛发、皮肤、脂肪改变，身高与体重的下降，老年人体液与细胞数量减少，神经系统退化与萎缩，心血管系统退行性改变、硬化，呼吸功能衰退，消化能力下降等多器官系统全面的生理性变化，同时伴随机体免疫调节等功能的降低。老年期的心理随着生理功能的老化而变化，一般表现为感知觉下降、智力衰退、记忆思维能力下降等。若适应不当和受家庭因素等影响，容易形成不同性质的精神行为障碍与疾病。

2. 社会学特点　老年期社会化主要是适应随着退休生活而带来的社会地位、社会声望下降，疾病和死亡的要求所进行的社会化。

3. 疾病特点　老年期个体差异很大，反应性、适应性和代偿能力等各不相同。患病时表现为临床症状及体征不典型，主观感觉与客观体征不一致；一种疾病反复发作或多种疾病同时存在；疾病发生中容易出现并发症和多器官衰竭，如意识障碍、水和电解质紊乱、压疮、大小便失禁等；病史采集困难且往往参考价值有限；辅助检查和实验室检查只能作为部分依据，这些为疾病的诊断和处理带来很多困难。

4. 药理学特点　老年人机体生理水平的衰退引起药代动力学的改变。表现为药物吸收减慢、药物与血浆蛋白结合力降低、半衰期延长、药物代谢酶活性下降、肾脏排泄功能降低、机体对药物敏感性下降、容易出现菌群失调和二重感染等。老年人几种药物联用现象常见，更容易产生副作用。

（二）保健重点

健康老龄化是老年人和社会追求的目标，老年期的心身特点决定了老年人群复杂多样的保健需求，包括预防保健、医疗、护理、康复和心理健康服务等需求。老年保健应将高龄、独居、丧偶、疾病、近期出院及精神障碍的老年人作为重点人群进行健康管理。

1. 医疗保健需求

（1）预防保健需求　包括疾病预防、自我保健、健康教育、周期性健康检查、老年期的营养与膳食指导等需求。

（2）医疗服务需求　老年期主要的慢性健康问题有高血压、冠心病、糖尿病、恶性肿瘤、慢性阻塞性肺疾病、睡眠呼吸暂停综合征、便秘、胆囊疾病、骨质疏松症、骨关节病等；急性健康问题如急性心肌梗死、脑卒中、急腹症、肺炎、流感、意外伤害、急性胃肠疾病等。

（3）长期医疗照护需求　许多老年人由于疾病和体弱等原因，出现病残和生活不能自理的问题。为帮助他们恢复或保持一定的健康状态，以尽可能少的痛苦走完人生，往往需要提供长期性的健康服务，包括医疗护理和生活帮助等，国际上称为长期照护。

（4）心理健康服务需求　健康状态的心理健康咨询和自我调节需求，人际交往、社会活动的心理辅导需求，疾病状态下的心理护理需求等。

2. 医疗保健的服务形式　在社区中结合发展能力和需要，开展社区疾病综合干预、家庭病床服务、家庭访视、家庭护理服务、医院的老年护理中心、老年俱乐部、老年康复中心等，满足老年人对医疗服务的多种需求。

3. 医疗保健系统管理　建立健全老年人群的健康档案，保证服务的连续性；积极开展社区调查，了解社区存在的主要老年健康问题，动员社区资源，对社区常见老年健康问题进行分级管理；注重社区老年健康信息收集和评估，制定社区老年工作计划等。

五、临终期

"临终"一般是指即使采取积极的、治愈性的或姑息性的治疗也无法控制和改善病情的一种状态,病人即使意识清醒,但病情迅速恶化,各种迹象表明生命即将结束。医学上一般把人的临终期定为6个月。

临终关怀(hospice, palliative care)也称临终照顾或安宁医疗,是向临终病人及家属提供的包括生理、心理、社会等全面照料,使临终病人生命得到尊重,症状得到控制,生命质量得到提高,家属身心健康得到维护,使病人能够安宁、舒适、有尊严地走完人生的最后旅程。社区卫生服务机构和全科医生是临终关怀服务的最佳提供者。

"临终关怀"的理念可以追溯到中世纪,但其迅速发展和完善是在1967年英国的西塞莉·桑德斯(Cicely Saunders)博士创办英国伦敦圣克里斯多弗临终关怀医院后。近年来,临终关怀的观念得到世界各地的认同,1988年我国开始引进临终关怀的概念,在天津成立了第一个临床临终关怀研究中心。

全科医生应发挥自身和社区优势把临终关怀视为生命周期照顾的一部分,作为一种新兴的医疗保健服务项目。通过给病人及其家属提供特殊的护理和支持性治疗,以减轻他们在躯体、情感、社会和精神方面的痛苦,维护临终病人的尊严,使其舒适安宁地度过人生最后旅程。

(一)临终关怀与全科医疗

1. 临终关怀强调"照顾",淡化"治疗" 临终关怀不以延长生命为目的,而以减轻身心痛苦为宗旨。病人一旦确定为临终状态,医护人员在临床上应掌握以下原则:①以治愈为主的治疗(cure)转为以对症为主的照顾(care);②将延长病人生存时间转为提高病人生命质量;③尊重临终病人尊严和权利;④注重临终病人和家属的心理支持。临终关怀的服务充分体现了全科医学的理念。

2. 临终关怀的服务对象 包括临终病人和病人家属。临终关怀中对病人家属照顾能够体现出全科医疗中以家庭为单位提供健康照顾的特点。临终病人的家庭成员既为病人服务,同时也是医护人员或者说临终关怀团队的服务对象。卫生保健人员做好对临终病人关怀的同时,也要做好对临终病人家属的关怀照顾工作。特别是在病人死亡时和死后的一段时期,要使家属能够承受"丧失"的打击,加强自我调节,以适应新的生活,这对于保护和促进家属的生理和心理健康都具有重要意义。

3. 临终关怀的服务内容 广泛全面,强调团队合作,充分体现现代医学模式特征。临终关怀服务不仅强调支持性和缓解性的治疗和照护,而且还包括心理咨询、死亡教育、社会支援和居丧照顾等多层面的综合性服务。如对临终病人和家属进行的心理咨询和安慰;在社区或更大范围内调动社会资源,给予临终病人及其家属的物质帮助和精神支持;病人死后对家属的居丧照顾等。因此,临终关怀更强调团队协作,涉及医生、护士、心理医师、药剂师、社会工作者、营养师、理疗师、志愿者和病人家属等多方面人员的参与。

(二)临终关怀对象的心理表现

临终病人的心理表现将影响到卫生服务的需求与实施效果。现实生活不幸可能会发生在任何一个家庭成员身上,作为卫生保健人员在理解不同年龄群体和个体基础上,尽自己的努力给予最恰当的关怀和照顾。

1. 儿童临终病人的心理表现 罹患严重疾病的儿童,易于陷入忧虑心境当中,治疗和化验检查的痛苦,父母心理上的紧张与忧虑,与医生间秘密的谈话等都会使其感到不安。对周围环境变化敏感,表现出忧虑与恐惧。他们可能会怕痛、怕离开父母、怕受惩罚、怕进入孤独的黑夜、怕童话中的魔鬼和灵魂,或许还有其他各种各样的恐惧。幼年临终病儿因为没有明确的时间概念,对死不会感到不安,但害怕亲人离开,所以濒死期中父母应守在患儿身边或在患儿身边放些他最心爱的东西。学龄前儿童对死有恐惧心理,医护人员尽量不要在孩子面前提无法医治或与死亡有关的问题,患儿的父母也应保持冷静的态度。学龄期儿童在临终时则会考虑将来和死后的事情及对父母、兄弟姐妹、好友的留恋等，但不愿表现出来。

2. 青少年临终病人的心理表现　青少年临终病人往往视疾病为挫折，情绪极不稳定，一旦病情加重、面临死亡时就容易出现焦虑、恐惧、绝望的心理特点。由于对生命的绝望，起初可能处于极度忧郁与孤独的心理状态，最后则会接受死亡的事实。也有的病人直到死亡仍处于压抑与绝望的状态。有的青年则有一种强烈的不受死亡伤害的感觉，尽管面临死亡，可能也会拼命与死神搏斗。

3. 中年人临终病人的心理表现　中年人肩负着社会和家庭责任，临终常会表现为精神危机感，心理状态以焦虑、忧郁为主，并表现出求生欲望强烈，会担心亲属的未来。性格外向的中年人在临终前多会出现烦躁、愤怒、挑剔的不稳定情绪。性格内向的中年人在临终前则多表现为少言寡语的忧郁心理。

4. 老年人临终病人的心理表现　老年人的生理功能逐渐衰退，心理上感知反应迟钝，病情常复杂易于恶化。老年人常以心脑血管疾病、恶性肿瘤及呼吸系统疾病等为主要死因，表现为明显的慢性渐进性功能衰竭。病人意识到自己将走向人生的终点，常会想到死亡的迫近，害怕孤独与被抛弃，担心自己生理功能和卫生习惯丧失，女性老年病人尤为敏感。而高额的医疗费用、子女的长期照顾又常使其内心充满矛盾与内疚，常伴有自杀的意念。

5. 临终病人亲属的心理表现　亲属往往比病人本身更难以接受死亡的事实，在最初的数日和数周，亲属常经历震惊、不知所措、悲伤与愤怒、内疚与自责、失落与孤单到解脱的多个心理过程，正常情况下可在一年内逐渐恢复常态。幼年、青年或中年期的死亡、猝死，对家属的精神创伤更大、持续时间更长。

（三）临终关怀服务的具体内容

临终关怀是一项意义重大的崇高事业。当人们面临死亡时，在需减轻肉体痛苦的同时，更要消除精神上的折磨，应有尊严地度过最后的阶段。

1. 临终疼痛与疼痛处理　处理症状，尤其是缓解疼痛，是临终关怀服务的首要任务。疼痛给病人带来极大痛苦与恐惧，而挫折、焦虑、疲劳、失眠、厌倦及愤怒都可导致痛阈的降低。对疼痛的全面与准确的评价是有效解除病人疼痛的前提。

（1）疼痛的评估　疼痛可由疾病（如各种癌症）本身引起，也可由于治疗（如术后、放化疗等）引起，还可能由与治疗无关的其他原因引起（如紧张性头痛等）。临终疾病引起的疼痛有躯体性内脏性和神经病理性两个类型。躯体性疼痛常被描述为钝痛或连续痛且定位明确，骨骼与软组织转移瘤引起的疼痛是典型的例子。内脏性疼痛来源于皮肤、软组织或内脏肿瘤浸润直接刺激传入神经，往往定位差，常引起远离病灶部位的皮肤疼痛。神经病理性疼痛由神经系统受损引起，常被描述为剧痛、刺痛、冲击痛或灼痛，并可伴有感觉迟钝。

疼痛评价包括询问详细的疼痛病史；疼痛的特征、部位；疼痛的程度和性质；疼痛的时间规律；引起、加剧或缓解疼痛的因素；疼痛对病人生活质量的影响；与疼痛伴随或并发的症状和必要的体格检查等多个方面，并需根据病情的变化重新评估。

（2）疼痛的处理

①药物治疗　药物治疗是疼痛治疗最基本、最常用的方法，止痛药一般可分为非阿片类、阿片类及辅助止痛药（抗抑郁药、抗惊厥药、局部麻醉药、皮质类固醇类以及神经安定药）。药物止痛的关键在于如何正确地选择药物和持续保持有效的血药浓度，由于给药不正确、给药途径不当、给药时间不规律、给药剂量过大或不足都可能会降低止痛效果或给病人带来额外痛苦。正确使用止痛药物（即正确的药物、正确的剂量、正确的给药方式和间隔）可使90%以上病人的疼痛得以缓解。世界卫生组织癌痛治疗专家委员会推荐了镇痛药三阶梯用药方案，见表9-1，并提出了简便易行、具有广泛指导意义的镇痛药临床应用五项基本原则：①按阶梯给药；②按时给药，第二次给药时间应在第一次给药的作用尚未消失前给予，在此基础上有疼痛出现可临

时追加，不能因为病人不痛而停药；③个体化给药；④口服给药；⑤给药后注意密切观察。

由于晚期疾病的疼痛往往是混合性的，神经病理性疼痛对阿片类药物的反应较差，而抗抑郁药、抗惊厥药或局部麻醉药可获得良好的效果。所以，在上述三阶梯治疗过程中可根据病人疼痛原因，适当搭配使用辅助止痛药，如抗抑郁药、抗惊厥药、神经安定药等，以达到最佳效果。

表9－1　世界卫生组织癌痛治疗专家委员会镇痛药临床应用方案

阶梯	疼痛程度	选用药物原则	常用药物
第一阶梯	轻度疼痛	非阿片类止痛药（非甾体抗炎药）加减辅助止痛药	如阿司匹林、吲哚美辛、对乙酰氨基酚、布洛芬
第二阶梯	轻度至中度疼痛	弱阿片类药物加减非阿片类止痛药和辅助止痛药	如可待因或羟考酮
第三阶梯	中度至重度疼痛	强阿片类止痛药加减非阿片类止痛药和辅助止痛药	如吗啡或氢吗啡酮

②非药物治疗　非药物治疗包括采用神经阻滞疗法，即指在末梢的脑、脊神经（或神经节）、交感神经节等神经内或神经附近注入药物或以物理方法阻断神经传导功能；物理疗法，如日光疗法、电疗法、光疗法和冷冻疗法；心理疗法，包括行为疗法、心理动力学疗法、支持疗法、催眠暗示疗法、放松疗法等；手术疗法，如脊神经后根切断术、脊髓前外侧束切断术、交感神经切除术等；此外，还有中医中药、针灸、推拿、按摩疗法等。

2. 非疼痛症状的处理　非疼痛症状是指恶心、呕吐、厌食、腹泻或便秘、咳嗽、呼吸困难、口干、呃逆、内脏或膀胱痉挛、压疮以及失眠、消沉、焦虑等综合征。这些综合征会随着病人体质的虚弱而日渐加重，并导致众多躯体正常功能的丧失和心理上的畏惧。

3. 临终病人的心理关怀　临终病人的心理变化表现为多阶段的发展过程。美国心理学家伊丽莎白·库伯勒·罗斯（Elisabeth Kubler Ross）将临终病人的心理过程概括为否认期、愤怒期、协议期、抑郁期和接受期。

（1）否认期　否认是临终者得知疾病晚期诊断后的最初反应，否认表示对未来仍有良好期望等自我防卫、自我激励的防御机制，可以成为积极的心理屏障。表现为焦虑、急躁、心神不定、要求复查、少数有自杀行为。

（2）愤怒期　一般来说否认期是短暂的，疾病继续恶化，当求生的愿望无法满足、一切美好愿望无法实行时，随之而来的是气愤、暴怒和嫉妒。引起焦虑、烦躁，甚至产生攻击性行为，并常把这种情绪迁怒于家属和医护人员。

（3）协议期　当临终者自知愤怒、怨恨无济于事，相反可能加剧病程进展，就会试图用合作的态度和良好的表现来换取延长生命或实现其他愿望。此时，临终者情绪平静、态度和善，积极配合治疗和护理，希望医护人员能足够重视他，采取更好的治疗方法，期待能出现奇迹，能够延长自己的生命。

（4）抑郁期　当病情向恶化方向迅速进展，临终者已经认识到现代医学治疗无望，死亡将至，就会表现出消极、抑郁、沮丧、绝望的心理。表现为对周围事物的淡漠，语言减少，反应迟钝，对任何东西均不感兴趣。

（5）接受期　当临终者认识到死亡已不可避免，并被疾病折磨得虚弱无力，面对现实，只有无可奈何地接受时，对死亡已不再恐惧和悲伤，而是一种"命"的感觉，他们喜欢安静或独处。病人往往表现出惊人的坦然，不再抱怨命运，也不显示淡漠的情绪。病人通常表现为疲倦和虚弱，喜欢休息和睡眠，准备迎接死亡的来临。

无论何期，临终者心理状态都是多样的，并不断变化。不是所有的临终病人的心理发展都经历上述各阶段，不同年龄、不同个体会在表现形式和发展顺序上有所差异，学龄期儿童已能明显表现上述五个阶段。临终病人心理关怀需要医护人员尤其是社区全科医生和心理医生、亲属以及社会的共同参与。

4. 临终病人的生活关怀 临终病人渴求得到亲友、同事、领导的关怀与慰藉。这种自我尊重愿望的实现，不仅体现在对疾病康复的渴望，而且体现在期望得到医护人员及其亲属的关怀，如保持病室整洁；愿意接受全方位的护理；定期翻身、擦背，保持床铺清洁和卧位舒适；接受鼓励补充营养和少吃多餐等。内容包括：

（1）提供舒适的临终环境 病人究竟是选择在医院里还是在家里度过生命的最后时光，可以根据居住条件、经济承受能力、病人临终症状的轻重程度，更主要的是病人及家属的观念来选择。可以利用家庭病床的优势进行指导和支持。

（2）做好临终病人的个人卫生 做好病人的个人卫生，不仅关系到提高病人的生活质量问题，也是涉及尊重病人的生命价值和生命尊严等伦理学问题。

（3）给予良好的饮食护理 尽量增加病人的食欲，注重营养成分的合理搭配，给予高蛋白、高热量、易于消化的饮食，鼓励病人多吃新鲜水果和蔬菜，并注意少食多餐。鼓励病人尽量摄入水分，以减少静脉输液。

（4）安排好临终病人的日常生活 临终病人虽然面临死亡，但仍应保持自己的生活。保证足够的睡眠，鼓励和指导病人进行功能锻炼。合理安排病人的正常娱乐生活。

5. 临终病人家属的居丧照顾 亲人临终时，家庭成员面临精神上的创伤，随后经受必然的生离死别的治丧过程。社区全科医生及其团队是为治丧者提供服务的最佳人选。帮助病人家属节哀顺变，避免死亡对亲属的过分伤害。对于极度悲伤而影响正常生活和身心健康者，可慎重选用药物适当处理。

第三节 临床实务——沿生命周期的健康照顾的提供

案例讨论

临床案例 陈先生，53岁，工人。因"头晕1周"而求助于全科医生。体格检查发现血压 180/110mmHg。5 年前，病人被确诊为原发性高血压，先后已经过几家大医院就诊，并且间断地服用过"许多"降压药治疗，但血压一直不稳定，近期未做任何治疗。

病人背景资料

1. 陈先生是南方人，高中文化；其妻，49 岁，待业；女儿，16 岁，高中学生；由于所在工厂效益不好，家庭经济收入常入不敷出，陈先生常借酒消愁，对妻子发脾气，夫妻经常吵架，家庭关系不和睦。女儿也经常在外夜宿不归，家人深感无助。

2. 陈先生的妻子没有工作，女儿正在上中学，经济负担很重。而以往专科医生给开的药大部分价格比较贵，长期用药他觉得负担很重，所以血压一旦降下来以后，他就想停药。他听说高血压有并发症，如脑卒中和心力衰竭等，因此思想负担很重。

3. 陈先生虽然知道高血压病人应低盐饮食，但由于他的妻子不理解他，加之妻子根本不懂得高血压的预防知识，因此陈先生无法解决饮食低盐问题。

4. 妻子由于自己无工作，既无经济收入，丈夫又经常发脾气，上学的女儿经常夜不归宿，所以精神及心理压力很大。

5. 女儿由于家庭不和睦，父母经常吵架，经常在外夜宿不归。

问题 针对以上情况，全科医生如何为陈先生家庭的每个成员沿各自不同的生命周期制订保健计划？

针对陈先生： 处于生命的保护阶段，这部分人群成为社会财富的主要创造者；同时也是面对社会和家庭压力最大的人群。

（1）加强慢性病的防治　主要包括高血压、冠心病、脑卒中、糖尿病、慢性萎缩性胃炎、恶性肿瘤等的防治。就高血压问题，可以用通俗易懂的语言对陈先生进行健康教育，指出治疗包括戒烟、体育锻炼、限制食盐、减轻精神压力等非药物治疗和药物治疗两个方面，强调治疗过程中连续用药的重要性；同时告之做到这些能有效防止高血压的并发症，如脑卒中等，从而减轻其对高血压的恐惧。针对陈先生的具体情况，为他选择了一种价格较便宜的降压药，提醒其加强自我管理，戒酒。对其家属进行高血压的健康教育，使饮食尽可能清淡少盐。

（2）生殖相关疾病防治　前列腺炎及性传播疾病防治。

（3）特殊时期健康照顾　更年期健康照顾：男性（50~58岁）会出现更年期症状，及时向其传授心理调适技能，必要时提供必要的辅助治疗。

针对陈先生的妻子： 成年期保健。

1. 慢性病的防治　主要包括高血压冠心病、脑卒中、糖尿病、慢性萎缩性胃炎、恶性肿瘤等的防治。了解丈夫陈先生所患高血压的防治内容，烹饪时做到低盐，鼓励并督促陈先生戒酒、体育锻炼及按时服药。

2. 生殖相关疾病防治

（1）妇女常见疾病防治　包括妇科炎症、妇科肿瘤等的防治。加强健康教育宣传，早期筛查发现并积极治疗，提高健康状况和生命质量。

（2）特殊时期健康照顾　更年期健康照顾：及时传授心理调适技能，必要时提供必要的辅助治疗。

针对陈先生女儿： 处于生命准备阶段。女儿正处于青春期，主要是指由童年向成年的过渡阶段，伴随着生理、心理的发育与成熟。

（1）生殖健康教育　女儿经常夜不归宿，应及时恰当地开展性教育，避免过早的性行为，维护身心健康。

（2）女性经期、乳房保健指导　开展经期卫生指导和乳房保健指导，包括正确对待月经初潮，重视经期卫生，正确选用和使用卫生用品，及时发现和治疗月经异常，传授乳房自我保健技能等。

（3）性传播疾病和艾滋病的防治　青少年是性传播疾病（STD）和艾滋病（AIDS）的主要受害人群。过早性行为、药物滥用等都使青少年面临着性传播疾病的威胁。对其进行艾滋病、性传播疾病健康教育，让她掌握相关知识，增强自我保护意识和自我保健能力，促进身心健康。

（4）健康危险行为干预　主要包括吸烟行为的干预、意外伤害干预（车祸、溺水、自杀自伤、他杀他伤等）。

（5）药物滥用的预防　让其家长和她本人了解毒品的危害，远离毒品，及早发现问题，尽早予以干预、转诊救治。

（6）加强青春期营养与个人卫生保健　教育其了解青春期生理、心理特点，懂得自我保护和保健。强调营养，培养良好的个人卫生，合理安排生活及学习，坚持体格锻炼，保证充足的睡眠。注意口腔卫生，用眼卫生和正确姿势，以预防龋齿、近视和脊柱弯曲等疾病。

（7）做好青春期心理卫生问题的早期筛查和发现　尤其是以下常见心理卫生问题：①学业问题，如学习障碍（困难）、注意缺陷、多动性障碍等；②情绪问题，如情绪不稳定、分离焦虑、孤僻抑郁、强迫行为、胆小退缩、癔症性发作、学校恐怖等；③品行问题，如攻击、偷窃、撒谎、逃学、家庭暴力、离家出走、纵火、破坏财物、结识和加入不良青少年团伙等。

心理卫生评定方法，早期筛查和发现问题青年，必要时转诊给专业心理医生。

全科医生应在力所能及的范围内开展心理健康教育与咨询指导，并针对生命周期的不同阶段所面临的不同健康危险，提供个性化的卫生保健服务。

本章小结

人的生命周期广义的是从受精卵形成到生命终结的全过程，大多数时候对生命周期的理解是从出生开始到生命终结的全过程。为了医疗保健服务的方便性，世界卫生组织推荐将人的生命周期划分为：围生和婴幼儿期、青春期、成年期和老年期四个阶段。而我国一般习惯按照儿童期、青春期、成年期、老年期、临终期划分人的生命周期，并且常根据机体生理、心理发育规律将儿童期划分为胎儿期、新生儿期、婴儿期、幼儿期、学龄前期、学龄期。在生命周期的不同阶段面临的健康危险不同，卫生服务的需求也不同。在生命早期阶段，获得合理性卫生保健服务可以有效提高生命中后期的健康状况和生命质量。沿生命周期的服务是一项全方位复杂的工作，往往需要多部门的共同参与，因此，全科医生需要协调所有社会的资源，才能为社区居民提供以健康为中心的全程健康服务。

思考题

1. 生命周期（life cycles）的定义是什么？
2. 世界卫生组织推荐的人的生命周期是如何划分的？
3. 胎儿期的保健重点有哪些？
4. 如何做好青春期保健？
5. 临终关怀的定义是什么？

（严琴琴）

第三篇

全科医学中常见健康问题及其处理方式

第十章　呼吸系统疾病的全科医学处理

呼吸系统疾病占内科疾病的1/4，是严重危害人民群众健康与生命的常见病和多发病，已经成为影响公共健康的重大问题。呼吸系统疾病不仅发病率高，而且致残率也高，对人民健康的危害极大，需要广大医务工作者尤其是全科医生全面扎实做好呼吸系统疾病的防治工作。无论是急性或慢性、传染性或非传染性呼吸系统疾病都需要全科医生提供持续性、综合性、协调性的服务，在疾病预防、保健和康复等方面发挥积极作用。

第一节　呼吸系统疾病的流行病学特征及危险因素

2013年中国卫生统计数据显示，2012年所有疾病的死亡率中前十位疾病的死亡率及死亡原因构成，呼吸系统疾病在农村位列第3位，在城市居第4位。由于全球大气污染加重、吸烟等不良习惯的滋长和社会人口老龄化的加剧等原因，呼吸系统疾病的流行病学和疾病谱分布也发生改变。支气管哮喘发病率明显增高，肺癌发病率居各种恶性肿瘤之首，肺部感染和慢性阻塞性肺病发病率依然居高不下，肺部弥漫性间质纤维化等疾病发病率日渐增高。另外，仍然不能忽视传染性呼吸系统疾病，肺结核发病率虽有所控制，但近年又有增高趋势。2002～2003年冬春突如其来的非典型肺炎（SARS）疫情夺去了近千人的生命，由于多发生于中青年，其传染性强且病死率高，缺乏针对性的药物，因而引起大范围的恐慌，同时给国民经济造成巨大损失。2003年底至2004年初，亚洲国家禽流感的流行造成人类病死率之高超过SARS。2014～2015年埃博拉疫情在西非地区爆发，几内亚、利比里亚与塞拉利昂是三个疫情蔓延最为严重的国家，已经夺走上万人生命。

一、呼吸系统疾病的流行病学特征

有些呼吸系统疾病具有传染性，如急性上呼吸道感染、肺炎和肺结核；而大多数呼吸系统疾病均为非传染性。有些呼吸系统疾病具有明显的流行特征，有些呼吸系统疾病的人群分布、地区分布和季节分布有明显的差异。对于全科医生来说，了解各种呼吸系统疾病的流行病学特征和危害，对于疾病的预防、治疗和康复具有重要意义。

1. 人群分布　呼吸系统疾病可以在任何年龄段的人群中发生，但不同年龄段的人群所患呼吸系统疾病不同。哮喘的发病率在世界范围内呈上升趋势，其中以青壮年和儿童病人居多；而对中老年来说，慢性支气管炎、阻塞性肺气肿、肺癌、肺间质纤维化等肺部疾病最常见。

自发性气胸病人发病年龄有两个高峰，原发性自发性气胸多见于瘦高型男性青壮年病人，继发性自发性气胸多见于有基础肺部病变的中老年人。支气管扩张症多见于儿童和青年。肺脓肿发病男性多于女性。结核病的高发年龄为 15～49 岁，老年人的结核病多为潜伏性结核感染的再次活动，而儿童的结核病预示着居住社区的结核持续性和高感染性。

2. 地区分布 不同地区易患的呼吸系统疾病也有明显的差别。如 COPD 和慢性肺源性心脏病的患病率北方地区高于南方地区，农村高于城市。支气管哮喘患病率一般发达国家高于发展中国家，城市高于农村；西藏高原地区明显低于平原地区。肺结核在发展中国家的患病率明显高于发达国家，印度、中国、俄罗斯、南非等 22 个国家集中了全球 80% 的结核病例；我国西部地区肺结核患病率明显高于全国平均水平，贫困地区高于富裕地区，农村高于城镇。肺癌的患病率城市高于农村。

3. 季节分布 呼吸系统疾病受季节和气候变化的影响。急性上呼吸道感染多发于冬、春季，多为散发，常在气候变化时小规模流行。COPD 和慢性肺源性心脏病在冬、春季高发，而且在气候突然变化时常急性发作，季节变化也是疾病加重的重要因素。支气管哮喘发病与季节有较明显的相关性，有时气候的突然变化可以引起支气管哮喘的流行。又如儿童哮喘以冬季为多发，感染性哮喘亦为冬季好发，而吸入型的外源性哮喘则以春、秋季好发。

二、呼吸系统疾病的危险因素

呼吸道与体外环境相通，在静息状态下成人每天约有 10000L 的气体进出入呼吸道。在呼吸的过程中，外界环境中的有机或无机物质，包括有害气体、各种微生物、蛋白质变应原等都可能吸入呼吸道和肺内，当致病因素过于强烈或机体抵抗力弱时，就会引起多种呼吸系统疾病的发生。因此，了解并设法去除呼吸系统疾病的相关危险因素，对预防呼吸系统疾病的发生及改善病人的预后将会有重要意义。

1. 吸烟 吸烟是呼吸道疾病的重要危险因素，是小环境的主要污染源。我国是烟草大国，烟草总消耗居世界首位，我国男女吸烟率分别为 66% 及 35.8%。吸烟对肺部结构、肺功能和呼吸道免疫功能都会产生影响，引起多种呼吸系统疾病。调查资料表明，吸烟者慢性支气管炎的发病率较非吸烟者高 2～4 倍，男性和女性肺癌分别有 80%～90% 和 19.3%～40% 与吸烟有关。吸烟者肺癌的病死率比非吸烟者高 10～13 倍。有研究显示，吸烟年龄越早、吸烟量越多、年数越长，肺癌病死率越高。据世界卫生组织统计，按目前吸烟现状发展下去，到 2025 年，世界上每年因吸烟致死者将达到 1000 万人，为目前的 3 倍，我国将占 200 万人。目前我国青年人吸烟人数增多，是慢性阻塞性肺疾病和肺癌发病率增加的重要因素。尽早戒烟可使呼吸系统疾病的发病率和病死率降低，延长病人生命。

2. 大气污染 随着工业化的发展，大气污染也成为呼吸系统疾病发病的关键因素。研究显示，当空气中二氧化硫或降尘的含量超过 $1000\mu g/m^3$，慢性支气管炎的发生明显增加，其他粉尘如二氧化硅、煤尘、棉尘等可刺激呼吸系统引起各种肺尘埃沉着症，工业废气、汽车废气中致癌物质污染大气，是肺癌发病率增加的重要原因。1952 年著名的伦敦事件由于空气中二氧化硫含量严重超标导致的呼吸系统疾病死亡人数多达几千人。目前我国 PM2.5 也愈来愈受到人们的关注。当然，对于普通群众来说，家庭小环境空气的污染也不应该忽略。家庭中的燃料燃烧、烹调过程中产生的油烟和被动吸烟都可产生有害物质。

3. 病原微生物及耐药性的增加 呼吸道及肺部感染是呼吸系统疾病的重要组成部分，细菌、真菌、衣原体、支原体、病毒和寄生虫等微生物均可引起呼吸道感染。通常上呼吸道感染以病毒最常见，下呼吸道的感染以细菌最常见。社区获得性肺炎（community acquired pneumonia，CAP）常见病原体为肺炎链球菌、支原体、衣原体和流感嗜血杆菌及呼吸道病毒等。医院获得性肺炎（hospital acquired pneumonia，HAP）常见病原体为肺炎链球菌、流感嗜血杆菌、金黄色葡萄球菌、大肠埃希菌、铜绿假单胞菌等。近年来由于抗生素的广泛应用，出现了病原体变迁和耐药菌的增加。此外，免疫低下或免疫缺陷者的呼吸系统感染，则应重视特殊病原体如真菌、肺孢子菌及非典型分枝杆菌感染；同时，我国各个地区病原微生物分布上也存在差异，全科医生应了解本地区常见的感染病原，严格、规范地使用抗生素，避免居民乱用抗生素，防止耐药性进一步增加。

4. 变应原增加　随着工业化及经济的发展，特别在都市可引起变应性疾病的变应原的种类及数量增多，过敏性鼻炎、支气管哮喘、慢性支气管炎、过敏性肺炎等许多呼吸系统疾病均与吸入变应原增加相关。如地毯、窗帘的广泛应用使室内尘螨数量增多，宠物的饲养导致动物毛变应原增多，还有空调机的真菌、花粉孢子、有机或无机化工原料、药物、食物及食品添加剂等；某些促发因子的存在，如香烟烟雾、汽车排出的氮氧化物、燃煤产生的二氧化硫、细菌及病毒感染等均可导致过敏性疾病的发生。

5. 药物　在治疗某种疾病时，药物在发挥其治疗作用的同时还可以由于过敏反应、毒性反应和副作用引起的肺部病变称为药源性肺疾病。主要表现为过敏性肺炎、弥漫性间质性肺炎、肺纤维化、肺水肿、狼疮综合征和支气管痉挛。常见的可能引起药源性肺疾病的药物有：青霉素、磺胺类药、呋喃妥因、对氨基水杨酸、硫唑嘌呤、甲氨蝶呤、苯妥英钠、异烟肼、博来霉素、白消安、卡莫司汀、β受体阻滞药、胺碘酮、血管紧张素转换酶抑制药、造影剂、秋水仙碱、胆碱酯酶抑制药等。

6. 伴随疾病　有些呼吸系统疾病的发生、转归与病人合并基础疾病有关，如肺部感染性疾病与合并以下情况有关：老年人、糖尿病、心力衰竭、昏迷、脑外伤、大剂量激素、肿瘤化疗、腹部外科、药瘾、嗜酒、器官移植等。这些因素均使社区和医院获得性肺炎患病率增加，病死率也增加。

7. 其他　某些疾病可能与遗传有关，如肺癌有家族聚集性；支气管哮喘与多基因遗传有关；囊性纤维化与遗传有关。饮食与营养、运动、电离辐射、职业接触等也和呼吸系统疾病的发病有关。还有一些疾病的原因目前仍不清楚。

第二节　呼吸系统疾病的全科医学照顾

呼吸系统疾病不仅发病率高，而且许多疾病起病隐匿，症状多为非特异性，病人肺功能逐渐损害、减退，给病人、家庭和社会带来沉重的负担。这就需要临床一线的全科医生守好门户，认真采集病史和密切接触史，针对症状进行认真分析，全面细致地进行体格检查，并结合必要的辅助检查，做出初步临床诊断和处置。对于病情危重或诊断不明的病人，及时请专科医师会诊或转上级医院住院进一步治疗。

一、常见呼吸系统疾病症状和体征的评价与判断

（一）常见呼吸系统疾病的症状

1. 咳嗽与咳痰　咳嗽（cough）是机体的一种保护性反射动作，通过咳嗽可有效清除呼吸道内的分泌物及进入气道内的异物。但长期、剧烈、频繁咳嗽影响病人工作和生活，属于病理状态。咳嗽还能使呼吸道内感染扩散，引起呼吸道出血和自发性气胸等。咳痰（expectoration）是病态现象，正常情况下气管、支气管黏膜腺体和杯状细胞只分泌少量黏液，以维护呼吸道的湿润。咳嗽、咳痰是最常见的临床症状之一，分为急性（3周以内）、亚急性（3～8周）和慢性（8周以上），多数咳嗽、咳痰病人在基层医疗门诊可得到诊断和治疗。

咳嗽的病因主要有呼吸道疾病、胸膜疾病、心血管疾病和中枢神经因素等。识别咳嗽的不同性质、特征、出现和持续时间有助于诊断。干咳常见于急、慢性咽喉炎，急性支气管炎，

支气管肿物，胸膜疾病，原发性肺动脉高压等疾病；咳嗽伴咳痰为湿性咳嗽，常见于慢性支气管炎、肺炎、支气管扩张、肺脓肿、肺结核等；长期慢性咳嗽多见于慢性支气管炎、支气管扩张、肺结核；间歇性咳嗽伴有喘息者多为支气管哮喘；每年季节性发作的咳嗽伴打喷嚏、结膜和咽部痒感，可能为过敏性鼻炎；干咳和凌晨咳嗽需注意咳嗽变异型哮喘；夜间咳嗽常见于左心衰、肺结核；仰卧时突然发生咳嗽，伴有口腔酸味者可能是胃食管反流；咳嗽伴有流涕、打喷嚏可能是普通感冒；经常在起床后做咽部清除动作的咳嗽和咳痰，多为上呼吸道咳嗽综合征；日间高声干咳伴有情感性反应者提示可能为心因性咳嗽；有些药物如血管紧张素转换酶抑制药可引起咳嗽等副作用。

痰量及其性状对诊断肺部感染和推测可能的病原体很有帮助。铁锈色痰提示肺炎球菌肺炎；脓痰有恶臭气味提示有厌氧菌感染；痰白色黏稠、拉丝不易咳出提示有白色念珠菌感染；黄绿色或翠绿色痰提示铜绿假单胞菌感染。痰量原来较多，突然减少，且有伴发热，可能是支气管引流不畅。

2. 咯血 咯血（hemoptysis）是指来自喉部及喉部以下的呼吸道、肺实质和肺循环的任何部位的出血，经口腔排出。咯血的程度轻重不一，轻者表现为咳血性痰或痰中带血。大咯血虽不常见，但病死率高，临床上需要高度警惕。还有咯血量小并不等于病变不严重，例如支气管肺癌。

下列临床表现有助于咯血的诊断：①年龄，青壮年咯血常见于支气管扩张、肺结核、二尖瓣狭窄。40岁以上有长期大量吸烟史者，应高度警惕支气管肺癌。②咯血的病程和咯血量，少量咯血如支气管炎、支气管肺癌，可表现为痰中带血；大咯血可迅速导致窒息而死亡，主要见于支气管扩张、空洞型肺结核和慢性肺脓肿。高龄病人初次咯血，要考虑是否患肺癌；而长期反复咯血，则可能是良性疾病。③伴随症状，如咯血合并急性发热、脓痰，则提示细菌性肺炎、肺脓肿、肺结核等。咯血伴胸痛，多见于大叶性肺炎、肺栓塞、肺癌等。

少量咯血的病人，则可以先到社区门诊做详细的诊断检查。如果24小时内咯血超过50ml的病人需要急诊或住院治疗。如果病人突然出现胸闷、呼吸困难、口唇指甲发绀、面色苍白、大汗淋漓、烦躁不安，可能是咯血导致窒息，应立即抢救。

3. 呼吸困难 呼吸困难（dyspnea）是指病人主观感空气不足或呼吸费力，客观上表现为用力呼吸或张口呼吸，严重者出现鼻翼扇动、发绀、端坐呼吸，辅助呼吸肌参与呼吸运动，并且有呼吸频率、深度和节律的改变。根据临床症状和发病机制，将呼吸困难分为五种类型：肺源性呼吸困难、心源性呼吸困难、中毒性呼吸困难、血源性呼吸困难和精神神经性呼吸困难。

肺源性呼吸困难主要是由于呼吸系统疾病引发的肺通气和（或）换气功能障碍，导致血中缺氧和（或）二氧化碳潴留。临床上主要分为三种类型：①吸气性呼吸困难，严重者可出现"三凹征"，常见于急性喉炎、喉痉挛、喉癌、气管受压迫、气管异物等；②呼气性呼吸困难，常伴呼气期哮鸣音，常见于慢性喘息型支气管炎、支气管哮喘和慢性阻塞性肺气肿等；③混合性呼吸困难，可伴有呼吸音异常或病理性呼吸音，常见于广泛性肺实质病变、重症肺炎、弥漫性肺间质疾病、大面积肺栓塞、大量胸腔积液、大面积肺不张、气胸等。

对呼吸困难的病人，全科医生接诊后应详细了解病史，问诊时注意下列问题：①呼吸困难是突发的还是逐渐发生的；②呼吸困难是否与活动有关，休息时有无发作；是休息还是活动时出现呼吸困难；③出现呼吸困难时的活动程度，判断是否限制活动以及受限程度；④呼吸困难缓解和恶化的病情特点。急性呼吸困难常常可导致严重的后果，甚至危及生命，需要立刻评估和及时治疗。

4. 胸痛 胸壁软组织及肋骨的疼痛属于浅部疼痛，见于肋软骨炎、带状疱疹、干性胸膜炎、胸廓创伤、肋骨骨折等。急性支气管炎、食管炎、心绞痛、纵隔炎、纵隔肿瘤等属深部疼痛。肺性胸痛是由呼吸系统损害引起的胸部不适，见于气管、支气管肺疾病、肺栓塞、自发气胸、纵隔疾病、胸膜炎或肿瘤等。非呼吸系统疾病引起的胸痛，最重要的是心绞痛和心肌梗死，此外，还应注意心包疾病、主动脉夹层引起的胸痛。有时也需要与腹部脏器疾病相鉴别，如急性胰腺炎和胆石症等。

胸痛（chest pain）的特征对疾病诊断有重要作用，需要关注临床表现如下：①胸痛的部位和是否向其他部位放射；②胸痛的性质，刀割样、压榨样、烧灼样、针刺样或撕裂样；③胸痛的具体持续时间，是持续性或间断性的；④影响胸痛的因素，诱发因素、加重因素，是否与情绪激动、运动、进食、吸气/呼气和体位改变有关系；⑤伴随症状，如发热、咳嗽、咳痰、咯血、出汗、面色苍白、呼吸困难、心悸、晕厥等；⑥胸痛缓解方式，是否与休息、含服硝酸甘油、进食、体位改变有关系。

（二）常见呼吸系统疾病的体征及辅助检查

不同呼吸系统疾病及疾病的不同阶段由于病变的定位、范围、性质不同，胸部查体体征出现与否及异常程度有很大差异，可以完全正常或明显异常。认真做好胸部体格检查望、触、叩、听的同时，结合全身检查做出正确判断。视诊观察胸廓，如有异常或有不对称的胸部运动表明存在胸、肺基础疾病。触诊时注意气管有无偏移，呼吸运动是否匀称，触觉语颤是否正常，胸廓是否有压痛，颈和腋窝有无肿大淋巴结，皮下有无握雪感及捻发感等。叩诊浊音提示可能为肺部实变或胸腔积液。听诊注意有无呼吸音的减弱、消失及干湿性啰音。同时还需评估病人的心脏状态，排除心脏疾病。常见的肺部疾病体格检查表现有：支气管病变以干湿性啰音为主；大叶性肺炎可呈肺实变体征；大量胸腔积液、气胸和肺不张时，常出现气管移位和患侧呼吸音消失；肺纤维化时听诊可及 Velcro 啰音；胸膜炎时可有胸膜摩擦感和摩擦音；支气管肺癌可引起肺外表现杵状指。

上述呼吸系统症状一般通过详细的病史采集，全面细致的体格检查可以明确诊断。因此，要求全科医生有扎实的理论基础和临床基本功，能从众多非特异性的症状中进行鉴别诊断。对于诊断不明或疑有并发症的病人，应充分利用自己所掌握的知识，结合病情和当地医疗资源，进一步检查明确诊断。常规胸片检查经济、方便快捷，是社区全科医生接诊呼吸系统疾病常规选用的检查方法，虽受影像重叠和分辨率不高的限制，但依然能满足临床上大多数呼吸系统疾病的诊断要求，是选择其他技术检查的基础。CT 检查对于发现肺内细微病变，纵隔、胸膜和隐蔽部位病变优于胸片，但只是胸片的补充，应合理选择指征。超声检查常用于对胸腔积液定位诊断。肺功能主要对阻塞性和限制性疾病、呼吸衰竭和呼吸窘迫综合征的诊断和病情监测与疗效考核有重要作用。实验室检查还有微生物学检查、细胞学检查以及内镜、活组织检查等。

（三）常见呼吸系统疾病的临床表现及治疗原则

1. 急性上呼吸道感染　急性上呼吸道感染（acute upper respiratory tract infection）简称上感，俗称伤风，是人类最常见的传染病之一，全科医生接诊最多的疾病。一年四季均可发病，尤以冬春季节较多见。儿童、老年人、体质虚弱者为易感人群。急性上感约80%由病毒引起。可表现为以下类型：普通感冒、急性病毒性咽炎和喉炎、急性疱疹性咽峡炎和急性咽扁桃体炎。治疗上目前尚无特效抗病毒药物，主要以对症治疗为主。上感一般为自限性，病程为1周，无严重症状者可不用或少用药。普通感冒无需使用抗生素治疗，有细菌感染证据时可根据当地流行病学史或凭经验选用抗生素，适当给予抗病毒药物口服，可予清热解毒、辛温解表和有抗病毒作用的中药，以改善症状，缩短病程。该病重在预防，隔离传染源有助于避免传染，全科医生应对家庭和社区的居民进行健康教育和采取预防措施。

2. 急性气管－支气管炎　急性气管－支气管炎（acute tracheobronchitis）是由生物、物理、化学刺激或过敏等因素引起的气管－支气管黏膜的急性炎症。常见于寒冷季节或气候突变时。病原体最主要的是病毒，起病往往先有上呼吸道感染症状。急性气管－支气管炎一般呈自限性，发热及全身不适症状可在3~5天消退，咳嗽有时数周方愈。有全身症状的病人应适当休息，注意保暖，多饮水。治疗上主要是对症治疗，发热者可用阿司匹林等解热镇痛药；干咳者可用右美沙芬、喷托维林镇咳；咳嗽、有痰而不宜咳出者，可用溴己新、盐酸氨溴索、雾化吸入化痰；如有支气管痉挛者可用氨茶碱、特布他林、沙丁胺醇平喘；仅在有细菌感染证据时才使用抗生素，可首选新大环内酯类或青霉素类药物，也可用头孢菌素类或喹诺酮类药物，多数病人口服即可，少数症状严重者可经肌内注射或静脉滴注给药。全科医生应严格掌握抗生素适应证，避免乱用造成不必要的耐药和经济负担。本病通常预后良好，全科医生指导预防急性气管－支气管炎，主要是增强体质，进行体育锻炼和耐寒训练，避免过劳，注意保暖，防止感冒。

3. 慢性阻塞性肺病 慢性阻塞性肺病（chronic obstructive pulmonary emphysema disease, COPD）简称慢阻肺，是一种以不完全可逆的气流受限为特征的常见慢性病，通常进行性发展，与气道和肺组织对香烟烟雾、空气污染等有害气体和有害颗粒的异常慢性反应有关。主要表现为反复咳嗽、咳痰、气短及活动耐力下降。气流受限通常是进行性进展，疾病的严重程度与一些明显的肺外因素有关，可进一步发展为肺动脉高压、肺心病、呼吸功能衰竭，致残率和病死率很高。COPD是可以预防及治疗的疾病，治疗上要遵循分期治疗原则。稳定期应规律应用β_2受体激动药、抗胆碱能药等支气管舒张剂和茶碱类药物，高风险病人可联合长期吸入糖皮质激素，对于痰不易咳出者加用祛痰药，坚持长期家庭氧疗。急性加重期需要改变用药方案，痰量增多、咳黄痰时根据当地常见病原菌及其药物敏感情况选用抗生素治疗，必要时住院治疗。病人要学会自我控制疾病的技巧，应控制氧疗浓度，不滥用抗菌药物，注射流感疫苗、肺炎球菌疫苗、卡介菌多糖核酸等对预防COPD病人反复感染可能有益。按照病情选择适宜的治疗方法，定期随诊。

4. 支气管哮喘 支气管哮喘（bronchial asthma）简称哮喘，是多种细胞及其组分参与的气道慢性炎症性疾病。主要特征为这种气道慢性炎症导致气道对多种刺激因素呈现出高反应性，表现为广泛多变的可逆性气流受限以及随病程延长而导致的气道重构。典型症状为发作性伴有哮鸣音的呼气性呼吸困难。可在数分钟内发作，持续数小时至数天，经平喘药物治疗后缓解或自行缓解。夜间及凌晨发作或加重是哮喘的重要临床特征。发作时典型体征是双肺可闻及广泛的哮鸣音，呼吸音延长，但非常严重的哮喘发作，哮鸣音反而减弱，甚至完全消失。急性发作时其程度轻重不一，病情加重可在数小时或数天内出现，偶尔可在数分钟内即危及生命。哮喘治疗药物分为控制性药物和缓解性药物。前者亦称抗炎药，需要长期使用，主要用于治疗气道慢性炎症，使哮喘维持有效临床控制。后者亦称解痉平喘药，按需使用，通过解除支气管痉挛从而缓解哮喘症状。主要有糖皮质激素、β_2受体激动药（SABA）、茶碱类药物、抗胆碱能药物、白三烯调节剂等药物。

急性发作期的治疗目标是尽快缓解气道痉挛，纠正低氧血症，恢复肺功能，预防进一步恶化或再次发作，防止并发症。轻度经定量气雾剂吸入短效β_2受体激动药效果不佳时可加缓释茶碱片，或加用短效抗胆碱药气雾剂吸入。中度以上就要住院治疗。只要接受正确的治疗方案和指导，病情可得到完全控制。

5. 社区获得性肺炎 社区获得性肺炎是指在社区环境中机体受微生物感染而发生的肺炎。诊断依据：新近出现的咳嗽，咳痰或原有的呼吸道疾病症状加重，并出现脓性痰，伴或不伴胸痛发热；肺实变体征和闻及湿性啰音，$WBC > 10 \times 10^9/L$ 或 $< 4 \times 10^9/L$，伴或不伴中性粒细胞核左移；胸部X片显示片状或斑片状浸润性阴影或间质性改变，伴或不伴胸腔积液，常见病原体为肺炎链球菌、支原体、衣原体、流感嗜血杆菌和呼吸道病毒。治疗上应及时经验性抗菌治疗，青壮年或无基础疾病者常用青霉素类、第一代头孢菌素。对耐药肺炎链球菌

可用对呼吸道感染有特效的喹诺酮类。抗菌药物治疗 48~72 小时对病情进行评价，有效继续治疗，如果无效应进行转诊。老年人如有基础疾病或出现并发症者需要住院治疗。

6. 原发性支气管肺癌 原发性支气管肺癌（primary bronchogenic carcinoma）简称肺癌（lung cancer），为世界各地最常见的恶性肿瘤之一，在发达国家中肺癌居男性恶性肿瘤首位，在女性占第二位。其发生与吸烟、职业致癌因子、空气污染、电离辐射、饮食营养等因素有关。肺癌的早期诊断很重要，全科医生在接诊呼吸道疾病病人时注意识别，对有高危因素的人群特别是 40 岁以上长期重度吸烟者应作为可疑肺癌对象进行相关检查：无明显诱因的刺激性咳嗽持续 2~3 周，治疗无效；原有慢性呼吸道疾病，咳嗽性质改变；持续或反复在短期内痰中带血，无原因解释；反复发作的同一部位肺炎；原因不明的肺脓肿，抗炎效果不明显；原因不明的四肢关节疼痛及杵状指；X 线有局限性肺气肿或段、叶肺不张；孤立性圆形病灶和单侧肺门阴影者；原有肺结核病灶已稳定，而形态或性质发生改变者；无中毒症状的胸腔积液尤其是血性积液进行性增加者。影像学检查是检查肺癌常用的有效方法，细胞学和病理学是确诊肺癌的必要手段。出现以上症状者尽早前往医院住院治疗。肺癌的治疗有手术治疗、化学药物治疗、放射治疗、介入和生物治疗等，还可以结合中医协同治疗。肺癌防治重点是对高发病人群进行重点普查，宣传普及知识，早期发现，及时治疗。肺癌已被列为慢性病进行治疗，新研发的抗肿瘤药物的出现给病人带来了生的希望。带瘤生存已成为现代肿瘤治疗的新目标。

二、常见呼吸系统疾病的转诊或住院原则

每天因呼吸系统疾病就诊的病人占门诊疾病的很大比重，而社区急性呼吸系统疾病如普通感冒、急性咽喉炎、急性支气管炎等是非常常见的，这些疾病常具有自限性或一过性的特点，经全科医生的诊治后，大多数呼吸系统疾病病人的问题在社区能够得到解决，但是，由于社区门诊在实验室检查和器械检查等方面条件有限，一些诊断不明确、治疗效果不满意的疾病，需要行特殊检查如胸部 CT、纤维支气管镜等时，应及时请专科医师会诊或转诊治疗。特别是某些急性呼吸系统疾病或慢性呼吸系统疾病急性加重期有可能危及生命，必须及时送往上一级医院或专科医院抢救和诊治。在请会诊、转诊或送住院之前，全科医生应该与病人或家属充分沟通病人当前的病情状况、初步诊断与治疗的情况，说明转诊或住院的必要性，以获得他们的理解和配合，另外，还需做好详细、完善的各种准备工作。如果病人已出现需要收住呼吸监护病房的适应证或有创机械通气适应证，应尽快与具有条件的上级医院或三级医院呼吸科联系，确定好床位后，使用具有应急插管上机条件的救护车转运病人，必要时全科医生应护送病人，以免转诊途中发生意外。

根据就诊病人呼吸系统症状，对于以下情况需要会诊或转诊者：对治疗无效的所有咳嗽病人，与吸入异物、肿瘤、心脏疾病或其他严重疾病有关的咳嗽病人；或需要对原来的治疗措施进行评价的病人；原因未明或有潜在危险的胸痛病人；不明原因的呼吸困难病人。除由炎症引起且对抗生素反应良好的咯血外，一般咯血病人都应转诊进行诊断评估。

当出现下列情况时，属高危病人，应尽快直接转诊至具有诊治能力的上级医院或三级医院，以争取抢救时间。如重度及危重度急性发作哮喘；难治性哮喘；哮喘鉴别诊断有困难或合并症治疗有困难。COPD 病人出现严重呼吸困难；意识状态改变，包括意识模糊、昏睡、昏迷；持续性低氧血症 $PaO_2 < 40mmHg$ 或进行性加重；需要有创机械通气治疗；血流动力学不稳定、需要使用升压药等情况。重症肺感染合并呼吸衰竭或心力衰竭，合并肝、肾衰竭或有弥散性血管内凝血（DIC）证据等情况。

病人住院指征：①严重的喘息或持续性低氧血症；②剧烈或频繁发作的胸痛，不能排除心源性疾病引起时；③咯血，24 小时内出血量超过 50ml 或出现明显的呼吸衰竭；④肺栓塞；⑤气胸；⑥重症肺炎或肺炎伴有基础疾病的老年病人；肺炎疑为特殊感染或合并特殊感染；

⑦慢性呼吸系统疾病的急性加重或出现并发症；⑧呼吸或循环衰竭；⑨需行支气管镜检查或其他介入治疗者。

全科医生应与转诊的病人及经治专科医师保持密切联系，了解病人病情变化和诊治情况。对于病情好转转回社区的病人，全科医生可根据专科医师的出院建议制订下一步治疗和康复方案，继续为病人提供持续性的医疗照顾。

三、常见呼吸系统疾病的随访和复查

对慢性呼吸系统疾病病人开展长期的随访和复查工作，对控制疾病症状，提高病人依从性、延长寿命、提高病人的生存质量具有重要意义。随访和复查的主要目的在于：尽可能督促病人去除可能引起慢性疾病急性加重的各种诱发因素，如戒烟，远离过敏原和传染源，预防急性发作和减缓肺功能损害的进程；定期检查肺功能，观察病情进展情况；评价治疗的效果和判断病人对治疗的依从性，指导治疗和康复锻炼。

全科医生可依据专科医师的指导，为慢性呼吸系统疾病病人制订详细的随访和复查计划。例如，COPD 的常规随访很重要，内容包括症状的变化和气流受限的客观指标，以此作为更改治疗方案和发现并发症的依据。肺功能测定每年至少 1 次；COPD 评估测试问卷可每 2~3 月进行 1 次。每次随访时需了解吸烟状况、症状相关问题、用药状况，强烈建议减少危险因素暴露的措施。当 COPD 病人因症状急性加重住院，出院后全科医生应设法了解病人此次病情加重的原因、病人出院时的情况、出院建议和医嘱，从而为病人制订随访和复查计划。全科医生对哮喘病人则应遵照《全球哮喘防治创议》（GINA），根据病情控制程度制订分级治疗计划，在随访和复查时根据最大呼气流速（peak expiratory flow，PEF）和症状进行升级或降级治疗。达到并维持哮喘控制至少 3 个月才可考虑降级治疗，如未达到哮喘控制或急性发作，则升级治疗直至达到哮喘控制。每 1~3 个月随访 1 次，急性发作后每 2~3 周随访 1 次，随访要检查居家 PEF 和症状记录，吸入技术的掌握，危险因素及哮喘控制，即使哮喘达到控制，也应要求定期随访病人。记录哮喘日记，包括每日症状。每日 2 次 PEF 值和每周 1 次的哮喘控制测试（ACT），监测维持哮喘控制水平，调整治疗方案，减少治疗药物需求量。

四、常见呼吸系统疾病的家庭和社区康复指导

肺康复的主要目的是减少病人症状，减少住院时间，提升生活质量，增加日常活动能力和保持良好参与生活的心情。向社区居民和病人普及呼吸系统疾病的病因、病情发展过程、治疗措施和疾病治疗中可能出现的状况及对策等知识，加强医患交流与沟通，消除病人消极情绪，使病人药物治疗同时接受合理氧疗、食疗和呼吸功能锻炼，有效提高病人生活质量。

（一）病人教育

健康教育的目标是增加理解，增长知识，增强病人自信心，从而增强依从性和自我管理能力，增进健康，减少卫生保健资源使用。教育的常用方法：①利用讲课、座谈、问答、观看宣传片的方式，进行集体教育；②发放简单易懂的疾病防治宣传小册子；③根据病人的健康问题、理解力和接受力进行有的放矢的教育指导；④对知识缺乏的病人用通俗易懂的语言采用循环式重复教育，提高信赖感和依从性；⑤定期家访、电话回访的方式。

呼吸系统疾病重在预防，加强全民个人卫生知识宣传教育。保持室内空气清新，多通风，避免存放刺激性气体，如农药物品等，多到户外呼吸新鲜空气，避免淋雨、受寒、醉酒、过劳等诱因。流感流行高峰期避免去人群聚集场所；咳嗽、打喷嚏时应使用纸巾等，避免飞沫传播；经常彻底洗手，避免脏手接触口、眼、鼻。

向病人和家属讲解、普及一些呼吸系统疾病的基础知识和防治方法，避免依从性差，避免盲目用药和乱用药。例如许多病人认为咳嗽是细菌感染引起的，自行使用抗生素或就诊时

要求使用抗生素。医生应耐心做好解释，许多咳嗽是病毒感染引起的，可能会持续时间较长，达4~8周，抗生素治疗无效，仅在有明确的用药指征时才能使用抗生素。

对有明确疾病的病人的教育内容有所侧重。例如支气管哮喘的病人教育是治疗中的重要组成部分。对社区居民和哮喘病人进行哮喘知识教育是哮喘健康管理最基本的环节，教育内容：①通过长期规范治疗能够有效控制哮喘，树立病人信心；②如何避免危险因素，哮喘急性发作可有多种因素引起，包括致敏原（户尘螨、宠物、蟑螂、真菌、花粉、霉菌等）、病毒感染、空气污染物、药物等，减少暴露可减轻症状，减少用药；③哮喘长期治疗方法和药物吸入装置及使用方法；④自我监测，如何测定、记录哮喘日记内容；⑤了解哮喘先兆、哮喘发作征象和相应自我处理方法，如何、何时就医；⑥哮喘防治药物知识，如何根据自我监测结果判定控制水平，选择治疗。教会病人识别哮喘加重的早期征象，哮喘的自我管理和急性发作的自我处理以及去医院急诊的指征。

（二）生活指导

1. 戒烟指导　烟草依赖是一种慢性病，属精神神经疾病，是目前人类健康的最大威胁之一。烟草中的有害物质如尼古丁约90%在肺部吸收，对人体健康的危害往往需要较长的时间才能显现出来，但当吸烟一旦达到致病的程度，往往对人体造成不可逆的损害，同时二手烟和三手烟也同样威胁人类健康。对于呼吸系统疾病的防治，戒烟是目前确切的行之有效的措施，戒烟可使COPD病人肺功能下降的速度减慢，可延长COPD病人的生命。戒烟可减轻呼吸道炎症，减少哮喘的发作。戒烟可使肺癌的发病率明显降低。全科医生应向病人及家属反复强调戒烟的重要性，取得病人和家庭的支持和配合。告诉病人戒烟是恢复健康的最重要一步，戒烟可使咳嗽、呼吸困难等症状得到改善，一定强调病人从现在开始戒烟，要完全戒掉，而不是减少吸烟量。创造一个有助于吸烟者戒烟的环境，得到家庭的鼓励和支持。推广一些有效的戒烟方法，如为病人提供戒烟咨询、有氧运动法、深呼吸法等，必要时采用戒烟药物（如尼古丁替代制剂、安非他酮和伐尼克兰）、针灸、耳穴法等。对于病人而言，则应该结合自身具体情况，选择本人易于接受的戒烟方案。病人戒烟开始后应安排长期随访，随访时间至少6个月，防止复吸。

2. 饮食指导　慢性呼吸系统疾病病人后期由于反复感染、长期缺氧、心功能不全、情绪不良等原因，多食欲减退，引起营养不良和低体重。营养支持的目的在于防止发生营养不良，维持理想的体重，减少并发症，提高生存率。饮食上进食高热量、高蛋白质、高维生素、清淡、易消化食物，如瘦肉、豆腐、蛋、鱼、新鲜蔬菜、水果等。例如晚期COPD病人具有高代谢、高消耗、负氮平衡的特点，多身体消瘦，抵抗力明显下降，容易发生呼吸道感染而引起呼吸功能衰竭。这就要求全科医生依据病人情况，计算出每天所需要的热量，合理配比糖类、蛋白质和脂肪比例，家属则依据病人口味烹制食品，使病人能摄入足够的热量，满足机体的需要。有食物过敏的支气管哮喘病人，应建立过敏物质卡片，严格禁止食用引起过敏反应的食物，避免诱发哮喘发作。同一属性的食物有交叉过敏反应，应教会病人和家属阅读食物的成分表并能够识别常见的变应原名称，以避免病人误食而诱发哮喘发作。对于急性呼吸道感染的病人，予以高能量、优质蛋白质的食物，忌食辛辣刺激性食物，发热时应增加液体摄入。对于肥胖的病人，尤其有睡眠呼吸暂停综合征的病人，应该积极减肥。

3. 运动和休息指导　根据病人的年龄、病情状况、体力及耐受情况制定合理的个体化运动处方。指导其合理休息，每天有计划地进行运动锻炼，如散步、太极拳、柔软操、慢跑、游泳等，以不感到疲劳为宜。全身性的运动锻炼能增进身体健康，增加有氧代谢能力，增强机体抵抗力；同时能增强呼吸功能，增加肺活量和耐力，维持呼吸均匀，可使足够的氧气进入人体。急性发作期应当卧床休息；急性期过后，可以进行适当的运动，锻炼身体。鼓励处于哮喘缓解期的病人参加和正常人一样的社会生活、工作和学习。有效的运动训练可以提高运动后诱发哮喘的阈值，但哮喘病人应避免竞争性强的体育运动；避免在空气寒冷干燥的地方运动；切忌运动量过大。规律的有氧运动能改善心、肺功能和耐力，有助于减少肌肉的氧耗并促进心理健康。运动量以停止运动后5分钟心跳可恢复到原来水平为佳。开始步行时间宜短些，逐步增加距离，调整速度，每周不少于3次，每次30分钟。鼓励慢性呼吸系统疾病病人在感觉良好时适当做些家务小活，有条件的情况下和家人一起参加旅行活动，提高病人自信心和生活质量。

4. 心理指导 呼吸系统疾病的病人的病情易反复，需要反复门诊或住院治疗，呼吸困难的痛苦经历、劳动能力的下降、医疗费用的消耗等原因使生活质量全面下降，使病人的自尊心受到伤害，常常出现抑郁、焦虑、恐惧等心理问题。全科医生在进行切实有效的治疗指导的同时应注意病人的心理问题，运用沟通技巧与病人进行有效的沟通，帮助病人正确面对疾病，消除病人焦虑和恐惧情绪。全科医生应鼓励慢性呼吸系统疾病病人尽可能做到生活自理，尽量为他们创造便利条件，即使在需要氧气、轮椅和他人帮助下，也要参加一定量的家庭和社区活动，使他们觉得自己和常人一样，融到社会生活之中。哮喘病人由于反复发作，使病人心理上产生悲观、失望情绪，认为哮喘不能控制、不能治愈，产生阻碍治疗的不依从态度。病人哮喘急性发作时因难以忍受的呼吸困难而产生濒死感，往往伴随焦虑、恐惧、躁动不安，甚至绝望等情绪。这些心理问题都要通过心理疏导来解决。因此，全科医生应时刻关注病人心理问题，耐心解释，做好病人家属工作，共同为病人建立一个良好的心理支持环境，鼓励他们积极康复治疗，让其掌握一些防治措施，提高自信心，保持心理上的平衡，提高生活质量。

（三）康复指导

1. 呼吸康复锻炼 指导慢性呼吸系统疾病病人（如COPD病人）进行呼吸功能锻炼，有效咳嗽，排痰。胸部物理治疗：包括深呼吸、咳嗽、胸背部叩击、体位引流，有助于减少或防止肺不张、肺炎的发生。呼吸康复锻炼计划的重点在于提高病人整体生活能力，强调肺功能重建，增强活动耐力，提高独立生活能力，提高自尊。呼吸锻炼计划包括有效咳嗽、排痰训练和腹式呼吸及缩唇呼气的训练与指导。腹式呼吸训练是通过腹肌主动的舒张与收缩来加强膈肌运动，以提高通气量，减少耗氧量。缩唇呼气的作用是增加呼气时支气管内压，防止小气道过早陷闭。缩唇呼吸和膈肌呼吸能减少或终止呼吸困难的发作。主要训练方法如下：开始训练时以半卧位、膝屈曲最适宜，立位时上半身略向前倾，使腹肌放松，舒缩自如。全身肌肉，特别是辅助呼吸肌也应尽量放松，情绪稳定，平静呼吸，呼气时缩拢嘴唇，同时腹肌收缩，腹壁下陷，使肺内气体经口徐徐呼出，然后经鼻吸气时腹肌放松，尽量使腹部鼓起，开始训练时病人可将一手放在前胸，另一手放在腹部，以感知腹部起伏，呼吸时应使胸廓保持最小的活动度，呼与吸时间比例为2:1，每分钟呼吸10次左右，每次训练10~15分钟，每日2~3次，熟练后增加次数和时间。还可进行耐寒训练，从夏季开始坚持冷水洗脸，并逐步扩大面积，持之以恒，增加机体抵抗能力。

2. 氧疗 慢性缺氧的病人应予以氧疗。长期家庭氧疗常用于晚期的COPD病人，指导病人正确接受家庭氧疗，正确使用氧疗装置，向病人及家属说明长期家庭氧疗的必要性及益处，取得病人的积极配合。长期氧疗的目的是改善低氧血症，延长病人的生存期，有利于提高病人生存率，改善生活质量和神经精神状态，减轻红细胞增多症，预防夜间低氧血症，改善睡眠质量，减少肺动脉高压，预防肺心病和心力衰竭的发生以及减少医疗费用包括住院次数和住院天数。家庭氧疗的指征为：①呼吸室内空气时动脉血氧饱和度（SaO_2）≤88%或PaO_2≤55mmHg；②肺心病或红细胞增多症，且SaO_2≤89%或$PaO_2$56~59mmHg。运动时SaO_2≤85%时应吸氧，以减少气促和低氧血症。一般主张低流量吸氧。低浓度吸氧，氧流量1~2L/min，浓度在25%~29%，吸氧的时间在15小时以上。避免高氧流量吸氧，以免加重二氧化碳潴留，导致肺性脑病。睡眠呼吸暂停综合征的病人，应监测夜间氧合情况，夜间吸氧，以减少夜间低氧血症的发生。重症病人吸氧时应严密观察，若吸氧后病人较安静，呼吸平稳，发绀改善，心率减慢，说明有效。若呼吸减慢变浅，提示可能出现二氧化碳潴留，应调节氧量，或加用呼吸兴奋剂。病人呼吸困难无改善，且出现意识模糊及精神症状，应考虑肺性脑病早期，及时向专科医师反映，采取相应措施。

3. 雾化吸入 超声雾化湿化气道，是帮助排痰最有效的方法，雾量的大小和速度以病人感到舒适为度，既能湿化痰液，又能消炎平喘。对于严重气流阻塞的病人，用其他方式的吸入治疗有困难时，可用家庭雾化吸入，吸入药物可和专科医师商量确定，通常 COPD 病人使用支气管舒张剂溶液，哮喘病人使用吸入激素混悬溶液和（或）支气管舒张剂。

4. 自我管理 慢性呼吸系统疾病的防治需要漫长的过程，病人不可能长期住院治疗，医生也不可能一直陪伴病人身边，但受各种因素的影响，病情可能随时发生变化，因此，全科医生需和病人建立伙伴型医患关系，共同制订个体化治疗计划，包括自我监测。通过沟通和教育，使病人在医生指导下自我管理；使病人有能力预防和控制疾病发作；使病人在病情轻度发作时，可自行处理，防止病情的进一步恶化；在病情重度发作时，能够正确地、及时地寻求医疗帮助。

例如，对于支气管哮喘病人，指南推荐的哮喘管理包括：①在治疗中，病人与医生建立伙伴关系；②根据病人临床症状，尽可能做肺功能测定，评估和监测哮喘病情的严重度；③避免暴露于危险因素中；④与医生一起建立个体化的长期治疗方案；⑤制定个体的哮喘加重治疗计划；⑥进行定期的随访监护。哮喘的教育和管理工作需要医生、病人、家庭和全社会的共同参与，只有进行广泛的宣传、教育，才能使哮喘的规范化治疗落实，使病人真正受益。

本章小结

呼吸系统疾病是严重危害人民群众健康和生命的常见病与多发病，是居民到社区就诊的主要原因之一，已经成为影响公共健康的重大问题。了解呼吸系统疾病的人群分布、地区分布、季节分布和发病情况及预后等流行病学特征，对疾病的防治有重要意义。常见呼吸系统疾病的危险因素包括吸烟、大气污染、病原微生物及耐药性的增加、变应原增加、药物等。对常见呼吸系统疾病症状和体征进行评价与判断，有助于全科医生正确诊断和处理该类疾病；同时，全科医生应当对慢性呼吸系统疾病病人进行定期的随访和复查，并进行包括病人教育、生活指导、康复指导在内的家庭和社区康复。

思考题

1. 呼吸系统疾病的流行病学特征包括哪些？
2. 简述呼吸系统疾病的主要危险因素。
3. 全科医生在呼吸系统疾病防治中的职责有哪些？

（陈丽珠）

第十一章 心脑血管疾病的 全科医学处理

学习要求

1. **掌握** 心脑血管疾病的主要危险因素,心脑血管疾病的三级预防内容。
2. **熟悉** 心脑血管病治疗过程中全科医生的职责。
3. **了解** 心脑血管疾病的流行病学特征。

随着国民经济的快速发展,人民生活条件和生活方式明显改变,加之迅速到来的人口老龄化,导致居民的疾病谱发生了很大的变化。目前,心脑血管疾病流行趋势形势严峻,心脑血管病已经成为危害成人健康和生命的主要疾病。根据原卫生部发布的数据,心脑血管疾病病死率始终居我国居民死因首位,且呈不断上升趋势。2010～2030年,由于人口老龄化与人口增长,更多人会罹患心脑血管意外,心脑血管疾病的发生人数上升幅度将超过50%。如果不加以控制,预计2030年我国心血管病病人将增加2130万,心血管病死亡人数将增加770万。因此,心脑血管疾病是当今乃至未来20年危害人类健康的主要疾病,尽早发现并有效治疗心脑血管病将成为今后全科医生肩上的重任。

第一节 心脑血管疾病的流行病学特征及危险因素

一般来讲,心脑血管疾病指动脉粥样硬化性血管病,主要包括三大临床症候,即冠状动脉粥样硬化性心脏病(coronary atherosclerotic heart disease,CHD,简称冠心病)、脑卒中和动脉粥样硬化性周围血管疾病(PVD)。动脉粥样硬化是进行性疾病,其病程一般从儿童时就开始,但成年的中后期才表现出临床症状。冠心病是由冠状动脉发生粥样硬化引起管腔狭窄或闭塞,导致心肌缺血、缺氧甚至坏死而引起的心脏病。1979年世界卫生组织将其分为五型:无症状型冠心病、心绞痛、心肌梗死、缺血性心肌病和猝死。近年来,根据发病特点和治疗原则分为两类:①慢性冠状动脉病(chronic coronary artery disease,CAD),主要包括稳定型心绞痛、缺血性心肌病和隐匿性冠心病;②急性冠状动脉综合征(acute coronary syndrome,ACS),包括不稳定型心绞痛、急性非ST段抬高型心肌梗死和急性ST段抬高型心肌梗死。脑卒中又称为脑血管意外,俗称"中风",是脑血管疾病中一组以脑部缺血或出血性损伤症状为主要临床表现的疾病,主要有颅内出血和脑梗死两大类。颅内出血中常见的有脑出血、蛛网膜下隙出血,脑梗死中常见的有脑血栓形成和脑栓塞等。动脉粥样硬化性周围血管疾病是动脉粥样硬化累及周围中等以上动脉,造成血管狭窄甚至闭塞,使相应区域供血障碍,产生缺血症状或坏死,多累及髂动脉、股动脉,其次为锁骨下动脉、颈动脉、腘动脉等。原发性高血压(primary hypertension)简称高血压,是心脑血管病最主要的危险因素,也是最常见的慢性病,是以体循环动脉压升高为主要临床表现的心血管综合征,主要并发症有脑卒中、心肌梗死、心力衰竭和慢性肾脏病等。

一、心脑血管疾病的流行病学特征

在全世界范围内，研究者投入了大量精力去探究心脑血管疾病的流行病学特点及其对人类躯体、心理和社会经济造成的严重影响。心脑血管疾病通常起病隐匿，早期常无明显症状，病情逐渐进展。大量的心脑血管疾病病人集中在社区，干预越早越好。因此全科医生充分了解心脑血管疾病的流行病学特征，以社区为基础开展健康干预尤为重要，这样才能做好社区居民的疾病预防工作。

1. 心脑血管疾病的发病率 心脑血管疾病好发于中老年人，总患病率男性高于女性。人群中冠心病、高血压和脑卒中的发病率随年龄的增加而增加，临床上多见于40岁以上的中老年人，近年来临床发病年龄有年轻化趋势。Framingham对35~84岁的男、女26年随访研究表明，男性冠心病发病率高于女性，男性病死率为女性的2倍。绝经期后的女性患病率与男性接近。女性冠心病发病年龄平均较男性晚10岁，这与雌激素有抗动脉粥样硬化的作用有关。脑卒中病人的性别比例是男性稍多于女性，而高血压的患病率男女差别不明显。黑人高血压患病率比白人高。

2. 心脑血管疾病的分布和流行趋势 全世界心脑血管疾病呈现不同的地区分布和流行趋势，我国为北方高南方低、城市高于农村的地区性差异。东欧、俄罗斯的冠心病和脑卒中发病率比西欧、北美高；目前北欧、北美和西欧等国家冠心病的发病率下降；欧洲中东部、发展中国家和亚洲冠心病发病率明显上升；我国及部分发展中国家，脑卒中发病率高于冠心病。我国高纬度寒冷地区心脑血管疾病发病率、病死率明显高于低纬度温暖地区。从南方到北方，高血压患病率呈递增趋势，可能与北方年平均气温低及北方人群盐摄入量高有关。不同民族之间高血压患病率也有一些差异，蒙古族、藏族和朝鲜族等患病率较高，而苗族、壮族和彝族等患病率较低，这种差异可能与地理环境、生活方式不同有关。同一地区心脑血管疾病的发病率城市高于农村。但近年来农村和非经济发达地区人口的发病率显著升高。以急性心肌梗死为例，2014年中国年度心血管病报告显示，我国心肌梗死病人数量已达250万，每5位成人中有1名心血管病病人，而且急性心肌梗死病死率总体亦呈现上升趋势，与2012年相比，2013年农村地区急性心肌梗死病死率明显升高，且大幅度超过了城市平均水平。

3. 心脑血管疾病的发病季节 一年四季均可发病，一般冬季较夏季多。随季节的变化、气温、气压和湿度的不同，冠心病和脑卒中的发病率和病死率也有所不同，在冬季为发病高峰期。脑卒中的发病、死亡有明显的季节性，研究结果表明，脑卒中的高发季节为元月份，特别是出血性卒中的发生与日平均气温呈负相关，与日平均气压呈正相关，因此出血性脑卒中多发生于气温低、气压高及气候干燥的冬季。

二、心脑血管病的危险因素

危险因素（risk factor）是任何习惯和特征可用以预测个体发生某一疾病的可能性。研究表明，心脑血管疾病的病因尚未完全明确，是多病因的疾病，为多种因素作用于不同环节所致。心脑血管疾病的危险因素大致有两大类：一类是机体方面的，难以或不能加以改变的因素，如年龄、性别、家族史；另一类是环境性的，是可能改变的，如膳食结构、吸烟等个人生活习惯。常见的危险因素如下。

1. 血脂异常 血脂异常包括高胆固醇血症、高三酰甘油血症、混合型高脂血症和低高密度脂蛋白胆固醇血症。尤其是胆固醇和低密度脂蛋白胆固醇是致心脑血管疾病最重要的因子，在临床实践中最受重视，它不仅增加冠心病发病危险，也增加缺血性脑卒中发病危险。近年发现，载脂蛋白A的降低和载脂蛋白B的增高也是独立的致病因素。胆固醇每增加10%，发生冠心病的风险增加20%，因心脑血管疾病导致的死亡危险增加23%。为此，血脂异常的防治必须及早进行。

2. 高血压　高血压是心脑血管疾病和其他血管疾病的最主要危险因素，降压治疗可降低脑卒中和冠心病。高血压的危害性除与病人的血压水平相关外，还取决于同时存在的其他心血管病危险因素，靶器官损害以及合并其他疾病情况。主要并发症有脑卒中、心肌梗死、心力衰竭及慢性肾病等。2011 年中国疾病预防控制中心的调查发现，高血压的发病率已高达35%，高血压的发病人数据推算已达 3.3 亿。为了预防心脑血管疾病，除了对已经确定的高血压病人进行积极有效的治疗外，还应注重对血压正常偏高和临界高血压的群体进行早期积极防治。实践证明，降低高血压病人的血压水平，可明显减少心脑血管病事件的发生，显著改善病人的生存质量，有效降低疾病负担。

3. 吸烟　吸烟是心脑血管疾病的重要危险因素，与高血脂、高血糖、高血压等危险因素是叠加倍增关系。吸烟可使血压升高，引起心率增快，心输出量急性升高，引起血管收缩。吸烟还可使血管内皮功能紊乱，炎性反应加强，促进血栓生成增加和血小板聚集，增加冠状动脉粥样硬化，使斑块不稳定，并增加低密度脂蛋白的氧化。因此吸烟可导致冠状动脉痉挛，诱发心绞痛和心肌梗死。另外，吸烟可降低脑血流量，降低脑血管的舒缩功能，提高血小板的聚集性，加速脑动脉硬化。吸烟者患冠心病的风险是不吸烟者的 2~4 倍，并有剂量－效应关系，女性吸烟者患冠心病的风险可能更高，50 岁以下的女性发生心肌梗死的病例中有 75%与吸烟相关。吸烟者（＞1 包/日）脑卒中风险升高 6 倍，而高血压的吸烟者脑卒中风险升高20 倍。对于已有心血管疾病危险的病人而言，终身戒烟是一项非常重要的治疗方法。因此，戒烟和减少吸烟量是预防心脑血管疾病的重要措施。

4. 糖尿病和糖耐量异常　糖尿病会导致机体整个血管产生弥漫的动脉粥样硬性病变，是发生冠心病、脑卒中的一个独立危险因素，几乎有 80%的糖尿病病人最终会死于心脑血管疾病。一些研究证明，糖耐量异常或仅是血糖中度升高，冠心病的发病危险已显著增高，糖尿病病人与非糖尿病者相比，冠心病发病率和病死率分别增加 2~4 倍，脑卒中的发病率升高近2 倍，且发病早，病变进展迅速。糖尿病常伴有三酰甘油或胆固醇增高，如再伴有高血压，则动脉粥样硬化的发病率明显增高。糖尿病病人常有凝血第Ⅷ因子增高和血小板功能增强，另外，高血糖及糖尿病的胰岛素抵抗促发动脉粥样硬化的进展和血栓形成。

5. 肥胖　体重超重率的增加是全世界的，肥胖对心脑血管病的独立致病作用近年越来越被重视。标准体重（kg）＝身高（cm）－105（或 110）。现多用体重指数（body mass index，BMI）来衡量超重和肥胖的程度。体重指数＝体重（kg）/身高（m^2）。BMI 24~27.9kg/m^2 时为超重，BMI≥28kg/m^2 时为肥胖。随着我国社会经济的发展和生活水平的提高，人群中超重和肥胖的比例与人数均明显增加。肥胖可导致三酰甘油及胆固醇水平的增高，并常伴发高血压和糖尿病，在动脉粥样硬化代谢改变中起决定性作用。为了改善血脂水平和糖耐量，必须进行努力协作，通过体育活动和饮食干预，达到理想体重。

6. 其他因素　包括年龄和性别、早发家族史（男性＜55 岁，女性＜65 岁）、遗传因素，同时缺乏体力活动、A 型性格者、高尿酸血症、炎症、口服避孕药、喜欢进食高热量、高脂、高糖饮食等都是相关危险因素。

第二节　心脑血管疾病的全科医学照顾

心脑血管疾病一般病程长、易复发、危害大，常伴有严重并发症，通常需要长期甚至终身治疗。其中，脑卒中、缺血性心脏病、高血压已列入我国慢性病监测中，这类疾病的预防、治疗和康复需要长期的跟踪服务，病人需要药物、心理、环境、生活方式等多方面的治疗和维护，这些都是过去单纯依靠医院和专科医生所不能解决的。心血管慢性病往往有共同的危险因素，针对慢性病采取优先干预措施，包括加强控烟、强化限盐、健康饮食和必要的体力活动、适度的药物和医疗技术应用。全科医生将是解决这些慢性病管理的关键。1990 年 Evans 等提出决定健康的多因素模式，即生物—心理—社会—环境医学模式。大量研究表明，对于慢性心血管疾病而言，环境因素和生活方式的影响远远大于医疗服务对健康的影响。

一、心脑血管疾病的三级预防

预防服务是全科医生肩负的重要责任，对社区人群开展综合防治，广泛开展健康教育，多种危险因素和疾病进行综合预防控制，以控制心脑血管疾病的患病率和病死率，提高生活质量。心脑血管疾病的预防根据疾病自然史的不同阶段，可以分为三级。一级是病因预防；二级是高危人群的筛选，控制和治疗各项危险因素；三级预防是针对病人进行规范化管理和治疗，避免复发和防止病情进展。社区卫生服务的重点是一级预防（primary prevention）和二级预防（secondary prevention）。

（一）心脑血管疾病的一级预防

一级预防主要是指疾病尚未发生时针对存在的致病因素或危险因素所采取的有效措施，也是降低疾病发病率和患病率最积极的预防措施。一级预防的目标人群是已经具有一种或多种危险因素的人群。目的在于去除、减少和控制现存的危险因素，降低个体和整个人群未来发生心脑血管疾病的危险性。一级预防的主要内容如下。

1. 合理膳食 减少膳食脂肪，增加蛋白质摄入量，限钠补钾：应避免经常食用过多的动物性脂肪和含胆固醇较高的食物，如肥肉、内脏、牡蛎、鱿鱼、奶油及其制成品等。血清胆固醇、三酰甘油已经升高的人群，应食用低胆固醇、低动物性脂肪食物，如鱼肉、鸡肉、各种瘦肉、蛋白质、豆制品等。提倡适量钠盐摄入，成人每人每日食盐摄入量控制在 6g 以内。增加钾盐摄入，钾补充在高血压防治中具有明显作用，每天钾盐大于 4.7g，最佳补钾方案是依赖食物维持正常血钾的浓度，如新鲜水果、蔬菜等。

2. 控制体重 众所周知，超重和肥胖均是明确的心脑血管疾病发病的危险因素，我国居民目前约有 2 亿人超重，6000 万人为肥胖者。减重主要通过限制热量摄入和增加热量消耗。降低膳食中脂肪总含量，减少饱和脂肪酸摄入，增加不饱和脂肪酸摄入，每天摄入的胆固醇量应少于 200mg，并限制酒、蔗糖及含糖食物的摄入。

3. 适量运动 缺乏体力活动可导致超重、肥胖、血脂异常、高血压和血糖升高，并增加心血管病的发病危险，参加一定的体育运动和体力劳动是预防心脑血管疾病的一项积极措施。根据个人身体状况选择合适的运动种类、运动强度、频度和持续时间。运动要遵循适度、循序渐进、安全有效、持之以恒的原则。可根据病人最大心率的 65% ~85% 作为适宜运动心率来选择运动强度，进行慢跑、快走、游泳、太极拳等运动，一般每次进行 20 ~60 分钟的锻炼，每周至少 3 ~5 次。运动时间应注意：已有明显心血管者，清晨不宜运动，饱餐后、酒后均不宜立即运动，严冬季节，冷空气直吹面部可诱发冠状动脉痉挛，特别应注意。规律的锻炼可以使体重减轻并减少内脏脂肪含量，调整血脂代谢，缓解胰岛素抵抗和锻炼循环系统的功能。

4. 戒烟限酒 吸烟是心脑血管病的主要危险因素，吸烟病人应当戒烟。应该反复宣传吸烟的害处，鼓励和支持戒烟；戒烟后患冠心病和脑卒中的风险迅速下降。因此无论病人吸烟时间多长，均应强调"戒烟不嫌晚"，同时禁止青少年吸烟。不建议任何人以预防心血管疾病为目的的饮酒，包括少量饮酒，有饮酒习惯者原则上应戒酒或严格控制饮酒量。对于高危人群应戒酒，健康男性每日饮酒量应不超过 25g，女性每日饮酒量应不超过 15g。

5. 保持心理平衡 随着社会的进步和经济的发展，生活方式日益更新，工作压力不断加大，导致个人精神压力大、心理失衡。紧张和压力引起的焦虑、烦恼、易怒、惊恐等不良情绪，可导致神经内分泌功能紊乱，血液黏滞度增加，因此，对于心脑血管疾病高危人群应加强心理社会因素的干预，加强健康宣传教育，如生活规律，学会调整情绪，保持乐观、愉快的精神状态，注意自我保健等。通过宣教和咨询，提高人群自我防病能力。

(二) 心脑血管疾病的二级预防

1. 高危人群的筛选 筛检与本病有关的一些危险因素和疾病如高脂血症、高血压、糖尿病等，是减少冠心病和脑卒中发生的重要手段。对社区居民定期测量血压，检测血脂、血糖水平，以便早期采用药物和非药物治疗，可使脑血管病、缺血性心脏病的发生率和病死率明显下降。

(1) 高血压 高血压定义为在未使用降压药物的情况下，非同日3次测量血压，收缩压 (SBP) ≥140mmHg 和（或）舒张压 (DBP) ≥90mmHg。根据血压升高水平，将高血压进一步分为1级、2级和3级（表11–1）。将高血压病人根据血压水平、心血管危险因素、靶器官损害、临床并发症和糖尿病进行心血管风险分层，分为低危、中危、高危和很高危4个层次。

表 11 –1　血压水平分类和定义

分类	SBP（mmHg）		DBP（mmHg）
正常血压	<120	和	<80
正常高值血压	120～139	和（或）	80～89
高血压	≥140	和（或）	≥90
1级高血压（轻度）	140～159	和（或）	90～99
2级高血压（中度）	160～179	和（或）	100～109
3级高血压（重度）	≥180	和（或）	≥110
单纯收缩期高血压	≥140	和	<90

注：当 SBP 和 DBP 分属于不同级别时，以较高的分级为标准。

高血压常常没有症状，因此加强血压测量，把高血压病人从人群中检测出来，提高高血压知晓率。正常成人应至少每2年测量血压1次，在各级医疗机构门诊对35岁以上的首诊病人应测量血压。收缩压在 120～139mmHg，且舒张压在 80～90mmHg 属于"高血压前期"，血压在这一范围内的人群应当积极改变生活方式，以预防进展为高血压。高血压高危人群应每半年测量血压1次，以便及早发现高血压，提高知晓率。

鼓励开展家庭血压测量，对高血压病人进行综合评估，根据心血管危险度来决定治疗措施，强调降压的同时要干预其他危险因素，合理使用降压药是血压达标的关键，推荐使用长效降压药、联合治疗或复方制剂，有利于血压达标。根据血压是否达标决定随访频率。

(2) 血脂异常 由于血脂异常是冠心病、缺血性脑卒中的独立危险因素，因此在临床工作中血脂四项的检查不仅限于前来就诊的心脑血管病人，还应包括所有就诊的心血管病易患人群。为及时发现和检出血脂异常，建议20岁以上成年人至少每5年测1次血脂；对于缺血性心血管病及高危人群，应每3~6个月检测1次血脂。40岁以上男性和绝经期后女性每年应进行血脂检查。

《中国成人血脂异常防治指南（2007年版）》中提出血脂检查的重点人群为：①已有冠心病、脑血管病或周围动脉硬化者；②有高血压、糖尿病、肥胖及吸烟者；③有冠心病及动脉粥样硬化家族史者，尤其是直系亲属中有早发病或早病死者；④有皮肤黄色瘤者；⑤有家族性高脂血症者。

(3) 糖尿病 在全科医疗服务中要善于发现糖尿病，尽可能进行早期诊断和治疗。糖尿病典型症状为多尿、烦渴、多饮和难于解释的体重下降，糖尿病的诊断以血糖异常升高作为依据。糖尿病病人的早期检测方法主要是测定无症状人群血中的葡萄糖含量，血糖测定有空腹测定、随机测定、餐后2小时测定和口服葡萄糖耐量试验（oral glucose tolerance test, OGTT）。空腹血糖 >6.1mmol/L，但 ≤7.1mmol/L，进行 OGTT 试验。如确认为糖尿病前期，需进行相应的干预。如诊断为糖尿病，在进行相应干预的同时，教育病人进行自我监测血糖，糖化血红蛋白定期监测。每位糖尿病病人都应接受全面糖尿病教育，充分认识糖尿病，掌握自我管理技能，接受医学营养治疗，确定合理的总能量摄入，均衡合理分配各种营养物质，坚持适量运动，维持理想体重。

2. 控制和治疗各项危险因素

（1）高血压　对于 <60 岁的高血压病人无论其是否合并糖尿病、肾脏病，SBP ≥ 140mmHg 和（或）DBP≥90mmHg 即可启动降压治疗，对于≥60 岁高血压病人，启动降压治疗的血压界限值为收缩压≥150mmHg 和（或）舒张压≥90mmHg。一线降压药物的选择包括血管紧张素受体拮抗药（angiotensin receptor blocker，ARB）、血管紧张素转化酶抑制药（angiotensin converting enzyme inhibitor，ACEI）、钙通道阻滞药、噻嗪类利尿药，不再推荐 β 受体阻断药、α 受体阻断药作用于高血压病人的初始治疗。中重度高血压的调药时间为 2～4 周。对大多数病人来说，治疗目标为 <140/90mmHg，老年人 <150/90mmHg。

（2）高脂血症　血脂异常者，经饮食调节和体力活动达 3 月后，未达到目标水平者，应该选择降低胆固醇和低密度脂蛋白胆固醇为主的他汀类调脂药物，其他类调脂药物包括贝特类、烟酸类、依折麦布、胆汁酸结合树脂等。对于患有冠心病及冠心病等危症的病人，需要积极进行降脂治疗。血脂控制目标高危病人 LDL - C < 2.6mmol/L（100mg/dl），极高危病人 LDL - C < 2.0mmol/L（80mg/dl）。

（3）糖尿病　在控制饮食和运动不能使血糖控制达标时应及时应用降糖药物治疗。口服降糖药物主要有磺酰脲类、双胍类、格列奈类、噻唑烷二酮类、α - 葡萄糖苷酶抑制药，同时胰岛素是控制高血糖的重要和有效手段。

3. 二级预防治疗策略　心脑血管的二级预防治疗策略总结于表 11 - 2。对不稳定型心绞痛和心肌梗死病人伴有高血压、血脂异常或糖尿病者，分别进行降压、调脂、控制血糖等治疗。冠心病和缺血性脑卒中病人长期使用小剂量阿司匹林或氯吡格雷等抗血小板聚集药物，可减少心肌梗死和脑卒中复发。服用 β 受体阻滞剂如美托洛尔、比索洛尔等能降低心肌耗氧、改善心肌供血，明显减低高血压和冠心病病人的心律失常和猝死发生率，降低病死率，预防再梗。急性心肌梗死早期给予 ACEI 类药物可减少心衰的发生率，改善预后，不能耐受 ACEI 时用 ARB 替代。他汀类药物能降低 TC、LDL - C 和 TG 水平，升高 HDL - C 水平，其中 LDL - C 水平显著降低，除了对冠心病的预防有肯定作用外，对脑卒中也有肯定的预防作用，可以显著减少冠状动脉疾病、心肌梗死、脑卒中的病死率及全因死亡率，稳定和缓解动脉粥样硬化斑块的进展。目前许多高危病人并未接受这些药物的治疗，因此需积极推广使用，使更多病人受益，使用同时监测肝功、肌酶等指标，降低不良反应。

表 11 - 2　心脑血管疾病二级预防治疗策略 *

预防策略		冠心病	脑卒中
生活方式	不吸烟	所有病人	所有病人
	健康膳食	所有病人	所有病人
	体力活动	所有病人	
体重控制		所有病人	所有病人
药物治疗	抗血小板治疗	所有病人	有缺血性脑卒中病史（包括 TIA）的病人
	他汀类药物治疗	所有病人	所有病人
	β 受体阻断药	有心肌梗死病史或冠心病合并心力衰竭	
	ACEI	有心肌梗死病史	
	抗凝治疗		有房颤病史的病人
血压 <130/85mmHg		所有病人	所有病人
颈动脉剥脱术			严重的颈动脉狭窄和中度狭窄

* 根据《世界卫生组织中、低收入国家冠心病和脑卒中二级预防指南》汇总。

（三）心脑血管疾病的三级预防

三级预防（tertiary prevention）又称为临床期预防，是为避免复发和防止病情进展。目标人群是已经明确诊断的冠心病、脑卒中或周围血管疾病的人群。主要目的是防止或遏制已经存在的动脉粥样硬化等心血管疾病的进一步发展，改善心血管系统的功能，预防致残致死率高的急性冠状动脉综合征和急性脑卒中的发生或复发，改善症状，提高病人的生活质量。

对急性心肌梗死和急性缺血性脑卒中病人，发病后尽早行再灌注治疗［溶栓或经皮冠状动脉介入治疗（PCI）］能显著地防止梗死面积的扩大，延缓病情，挽救生命，降低病死率。如果条件允许，急性 ST 段抬高型心肌梗死病人应首选急诊 PCI 治疗，可显著降低各种并发症和病死率，提高病人生存质量，延长寿命。

（四）心脑血管疾病病人的健康教育

1. 生活教育　长期以来对于影响人类健康的因素，往往重视生物、生理、化学等致病因素和药物治疗，却忽视了人类自身活动。吸烟、酗酒、饮食过度、缺乏运动等已成为影响健康、造成疾病的重要因素。因此全科医生应该加强对居民，特别是病人的生活教育，帮助他们养成良好的生活习惯，坚持适当的体育锻炼和体力劳动，注意劳逸结合，保持积极、豁达、乐观的心态，避免情绪波动，消除不利于身心健康的行为和习惯，建议低盐饮食、戒烟、限酒，控制体重，多吃蔬菜和水果等富含钾和维生素的食物，少吃油、油炸食品、甜食、动物内脏等高脂肪、高热量食品等。

2. 心理教育　心血管病学是现代医学中发展最为迅猛的学科之一，但不容忽视的是，包括抑郁在内的精神心理问题是心脑血管疾病重要的并发症，一旦同时出现，会严重影响健康，降低生活质量和缩短预期寿命。在很多情况下，临床医生往往会过分依赖技术而忽视病人的诉求和心理状态。对于这类病人，单纯治疗心脑血管疾病很难奏效，需要全科医生能够及时准确识别，进行心理干预。由于心脑血管疾病和心理障碍病人的迅速增加，全科医生必须加强相应精神心理方面知识的学习，才能及早识别精神心理疾患并合理评价躯体疾患。心理治疗常用的方法有：说理疏导法、认识疗法、暗示疗法、自我控制疗法、松弛疗法、移情疗法、系统脱敏法、厌恶疗法等。

存在精神心理问题的心脑血管疾病的病人多见于：①因躯体化症状反复就诊，重复检查，无器质性心脑血管病证据；②病人有心脑血管疾病，各项检查提示轻度异常，但精神压力很重，感觉自己患不治之症；③病人心脑血管疾病诊断明确，或有创检查、手术后并发精神心理障碍，客观证据显示病人躯体功能恢复良好，但病人处于惊恐、焦虑或抑郁状态，临床症状频繁发作；④医源性的焦虑或抑郁，医生将病人病情交代过重或临床过度检查，使病人思想负担过重。

因此，全科医生应对上述病人积极进行心理教育，提高认知水平，使病人正确认识自身疾病，减少因认知不足而导致的焦虑、抑郁状态，既要帮助病人树立信心、解除顾虑，又要劝告病人面对现实、合理重视，提高病人依从性。

3. 防治教育　心脑血管疾病病人通常需要终身治疗，部分病人需要长时期的康复医疗。全科医生可采取集中讲座、观看宣传片和面对面沟通等方式从疾病防治角度对病人及家属进行心脑血管疾病的知识宣教，推荐有关疾病防治的科普读物，以提高病人的自我监测和防治水平。要使病人主动地参与自己的健康管理，配合医生，坚持治疗，定期随访。教会高血压和糖尿病病人及家属自己测量并记录血压、血糖值，以便医生能及时了解病人服药后血压、血糖控制的情况，选择合适的降压、调节血糖药物。注意和重视心脑血管疾病的先兆征象和早期症状，及时就医，有效地控制短暂性脑缺血发作和心绞痛发作。对于急性心肌梗死的病人而言，时间就是生命。治疗每延迟 1 小时，病人死亡风险就会明显增加。通过健康教育使公众了解急性心肌梗死的早期症状；教育病人在发生疑似心梗症状后尽早呼叫 120 急救中心，及时就医，避免延误治疗时机，缩短发病至首次医疗的接触时间。研究表明，在医疗保护下到达医院较自行就医者可明显改善急性心肌梗死病人的预后。在公众中普及心肌再灌注治疗知识，以减少签署手术知情同意书的犹豫和延误，尽早进行 PCI 或溶栓治疗（直接 PCI 优于溶栓），以挽救病人的生命。

（五）心脑血管疾病的康复医疗

1. 心脏康复 1995 年美国《心脏康复的临床实践指导》对心脏康复的定义是："心脏康复是涉及医学评价、处方运动、心脏危险因素矫正、教育和咨询的综合长期程序，用以减轻心脏病的生理和心理影响，减少再发心肌梗死和猝死的危险，控制心脏症状，稳定或逆转动脉硬化的过程和改善病人的心理和职业状态"。目前全国心脏康复还处于起步阶段。我们重点关注心血管疾病发病后的抢救和治疗，对于发病前的预防以及发病后的康复没有得到足够重视，导致大量发病后病人得不到进一步的医学指导，因此，心脏康复在我国势在必行。

（1）心脏康复的目标 是为了改善心脏功能，降低心血管疾病的危险因素，培养良好的健康行为，增进病人健康，恢复正常活动，降低心脏病病死率，减少致残率，提高心血管病人的生活质量，使他们能最大程度地回归到社会生活中去。

（2）心脏康复方案 主要包括：病人评价、营养指导、控制体重、戒烟、睡眠管理、调解血脂、控制血压、心理指导、运动训练、体力活动指导和循证用药。

（3）冠心病的康复分为Ⅲ期，即Ⅰ期住院康复期、Ⅱ期过渡性康复期和Ⅲ期门诊康复期。冠心病的门诊康复期适合在社区医院管理，目前 PCI 术后病人越来越多，这部分病人适合在社区医院随诊及康复治疗。心肌梗死病人通常在出院后 1~3 周开展门诊康复程序，许多病人从出院后 1 周内开始。

慢性充血性心力衰竭的康复治疗越来越受到人们的重视，以往认为体力活动可加速左心室功能不全的进程。目前认为，减少体力活动会导致身体去适应状态，其结果导致慢性心力衰竭病人不能耐受体力活动。限制运动不仅有损于运动能力，也会产生不良的心理效应和损害外周血管的扩张反应。因此，慢性心力衰竭的病人应以综合治疗为基础，积极实施康复治疗。慢性心力衰竭的管理主要在社区医院，进行康复治疗前应进行危险分层，适应证为心功能 NYHA Ⅱ~Ⅲ级的病人，内容包括心理、饮食或营养、教育、运动以及针对原发疾病的治疗，除了监测血压、心率外，还要监测体重的变化。通过康复治疗，可以降低静息心率和亚极量运动时的心率，相对降低定量运动时的通气量，改善通气功能，改善运动肌肉的血流量，提高最大摄氧量、运动耐力，改善心功能，提高生活质量，延长生存期。

2. 脑卒中后的康复 脑卒中的功能障碍主要包括运动功能障碍、认知障碍、感觉功能障碍、情绪障碍、语言障碍、吞咽障碍、排泄障碍及心肺功能障碍等。研究表明，脑卒中的康复可以使病人获得更好的运动功能和日常生活活动能力，提高生活质量，减少并发症出现。脑卒中的康复分为三级：一级康复是指病人早期在医院急诊室或神经内科的常规治疗及早期康复治疗；二级康复是指病人在康复病房或康复中心进行的康复治疗；三级康复是指在社区或家中继续进行的康复治疗。

脑血管疾病的各种类型都适合进行康复治疗，而且康复治疗应始终贯穿脑血管意外的各个时期，只是各个时期采取的康复治疗手段不同。康复治疗开始的时间越早越好，只要病人神志清醒、生命体征稳定即可开始。一般脑梗死的康复可在病人病后 2~3 日，脑出血的康复可稍推迟至病后 1 周左右。社区康复医生在二级康复的基础上，根据病人居住环境制订康复计划并负责实施训练，开展三级康复工作。如果病人功能恢复达到平台期，可以对病人及其家属进行康复宣教，使病人可以在家中进行常规的锻炼，以维持功能。如果病人功能仍有改善的空间，建议重新评价病人的功能，制订新的康复计划并继续进行康复治疗。总之，脑卒中病人应尽早接受全面的康复治疗。

恢复过程中，需要对病人肢体的功能进行康复训练和治疗，同时需要对病人整体的生活自理能力或独立能力进行训练和康复。它不仅需要最大程度地恢复肢体功能，而且需要病人本人及家属理解康复的目的，争取最大程度的心理康复和生活自理能力。规范的康复流程和治疗方案对降低急性脑血管病的致残率，提高病人的生活质量具有十分重要的意义。脑卒中康复的根本目的是最大限度地减轻障碍和改善功能，预防并发症，最终使病人回归家庭，融入社会。

二、心脑血管疾病治疗过程中全科医生的职责

由于医学模式的改变，个人、家庭和社区的健康需求往往是要求高质量、方便、经济、有效的医疗保健服务。全科医生的服务是一种全新医疗服务模式，社区医院是医疗战线的第一道防线。全科医生迅速有效地根据症状进行诊断，剔除低危病人，筛出高危病人，给予及时、正确的处理是降低风险的关键。在此阶段，严重病例的早期症状和自限性、轻微失调之间的差别可能不明显，因此，全科医生应快速收集重要信息，充分运用全科医学临床思维，鉴别病人重要的健康问题。

（一）全科医生在心脑血管疾病防治中的职责

1. 注重开展健康教育　全科医生必须牢固树立预防为先的意识，加强疾病诊疗指南、预防知识和健康教育干预技能的学习，对居民，特别是病人广泛开展健康教育和生活方式的干预，提高全人群心脑血管疾病的知晓率，降低危险因素的流行。

2. 疾病的早期筛查和周期性健康检查　利用各种筛查手段进行早期筛查，及早检出心脑血管疾病高危人群和患病人群，实现早发现、早诊断、早预防和早治疗。对心脑血管疾病高危人群和患病人群进行周期性健康检查。

3. 开展疾病基本诊疗工作　全科医生是全科医疗的主要实践者和履行着，针对就医病人，首诊应诊时要运用全科临床思维，对初期的未分化的疾病和症状进行识别、分类，确定现患的问题，采用常规检查手段，密切观察病情变化，尽早作出正确诊断。对不能确诊的疾病要及时转诊到上级医院明确诊断，如不能确诊，则应向病人及家属说明诊断情况及需要进一步诊断的必要与需要做的检查，如冠状动脉造影术、CT、磁共振成像等，并推荐至相应的专科医生，介绍病情及治疗经过，或请专科医生会诊，以确定诊断和治疗方案，并及时进行追访，以提高治疗率。

4. 建立健康管理档案，制定管理制度与流程　对经上级医院确诊的心脑血管慢性病病人及时进行登记，建立、完善个人和家庭健康档案，纳入慢性病规范化管理流程执行。对心脑血管慢性病管理效果不好或出现并发症及原有并发症加重者，全科医生应做到及时转诊上级医院或请专科医师会诊并追访。对上级医院转回社区的病人，继续纳入慢性病规范化管理，体现连续性管理。全科医生对心血管慢性病的管理应遵循检查监测、评价、干预、再监测、再评价、再干预的流程化和规范化干预程序。

5. 坚持定期随访　对于已确诊的心脑血管疾病病人或经专科药物治疗、介入治疗和手术治疗后病情稳定的病人可以出院回家，在社区随访、治疗，该病人后续治疗将由全科医生完成。全科医生应坚持随访，并建议、督促病人坚持服药，控制血压、血糖、血脂等，定期复诊。对于在治疗过程中症状反复发作或病情急变时，应及时与专科医生联系，反映病情变化并争取专科医生的指导，请专家会诊或转诊至有关医院。

6. 危重症的识别、处理和安全转诊　全科医生与心脑血管专科医师之间要密切配合，强化对心脑血管疾病危急重症的识别、判断和院前急救处理技术的学习和实践，对社区突发心脑血管疾病要进行急诊急救、对症处理，并做到熟练掌握转诊指征，及时安全转诊。

（二）常见心血管急症的识别与转诊

1. 心绞痛和急性冠状动脉综合征

（1）**稳定型心绞痛** 是冠心病最常见的临床类型之一，病人出现心绞痛发作的程度、持续时间、频次、性质及诱发因素在数周甚至数月内无显著不同，病变性质稳定。

典型心绞痛特点：胸痛或胸闷时感胸部发紧，有压迫感和濒死感，伴有出汗和左上肢、颈部、肩背部等放射痛，阵发性发作，一般持续 3~5 分钟，很少超过 15 分钟，常因体力劳动、饱餐和情绪激动等诱因引起发作，休息或含服硝酸甘油可缓解。

处理要点：尽快心电监护，做心电图，化验心肌酶、肌钙蛋白、血常规、凝血功能。静脉滴注硝酸甘油，口服阿司匹林、β 受体阻断药、他汀类降脂药、硝酸酯类药物。

如果本次发作持续时间超过 10~15 分钟不缓解，应立即转上级医院进一步治疗；近期心绞痛发作频繁，持续时间较前延长，运动耐量降低，心肌酶升高或需要做冠状动脉介入治疗或外科手术治疗者，要及时转诊。

（2）**急性冠状动脉综合征（ACS）** 是一组由急性心肌缺血引起的临床综合征，主要包括不稳定型心绞痛、急性非 ST 段抬高型心肌梗死和急性 ST 段抬高型心肌梗死。主要的病理基础是动脉粥样硬化不稳定斑块破裂或糜烂导致冠状动脉内血栓形成。急性心肌梗死的胸痛特点与心绞痛相似，但疼痛性质较剧烈，持续时间达数小时至数日，休息或含服硝酸甘油症状不能完全缓解，常伴有发热、恶心、呕吐、面色苍白、呼吸困难、血压降低等。

处理要点：对于怀疑 ACS 的病人，应该在病人到达诊室 10 分钟内完成初步评价，包括病史采集、体格检查和 18 导联心电图检查，有条件者行快速心脏生物标志物检查。

对于拟诊 ACS 的病人，若无禁忌证，可予抗凝和抗血小板治疗，并监测生命体征及可能发生的恶性心律失常，并建议将病人转至上级医院诊治。对于确诊为急性 ST 段抬高型心肌梗死病人，应立即转至上级医院进行急诊 PCI 或溶栓进行再灌注治疗，且同时拨打 120 或 999，而非自行开车转诊。

2. 高血压急症 尽管合理应用 3 种以上合适剂量的降压药进行联合治疗（一般应包括利尿剂），血压仍不能达到目标水平，属顽固性高血压；或原发性和继发性高血压病人，在某些诱因作用下，血压突然明显升高，常超过 180/120mmHg，伴有进行性心、脑、肾等靶器官功能不全的临床表现，为高血压急症。建议将病人转至上级医院诊治。

3. 主动脉夹层 对高度怀疑主动脉夹层的病人，要稳定病人情绪，监测生命体征，可立即给予镇痛、控制血压、减慢心率治疗，而对于血流动力学不稳定的病人，给予稳定生命体征治疗；禁忌给予抗凝、抗血小板药物和溶栓治疗。建议立即转至综合医院行主动脉 CTA、MRI、超声心动图检查明确诊断。

4. 急性左心衰竭、恶性心律失常 在院前急救的同时做好转诊准备；对于病情较重、又有并发症存在的病人，最好能在发病现场抢救，如对急性左心衰竭病人进行吸氧、利尿、镇静、扩血管、强心等治疗；对心搏骤停者应及时心肺复苏，维持生命体征，迅速转诊。

5. 院前脑卒中的识别 若病人突然出现以下症状时应考虑脑卒中的可能：①一侧肢体（伴或不伴面部）无力或麻木；②一侧面部麻木或口角歪斜；③说话不清或理解语言困难；④双眼向一侧凝视；⑤一侧或双眼视力丧失或模糊；⑥眩晕伴呕吐；⑦既往少见的严重头痛伴呕吐；⑧意识障碍或抽搐。对突然出现上述症状疑似脑卒中的病人，应进行简要评估和急救处理并尽快转诊至就近综合医院，行头颅 CT 或 MR 检查，进行治疗。

（三）心脑血管疾病的周期性健康检查和随访

周期性健康检查和定期随访是全科医生的重要工作内容。周期性健康检查是运用格式化的健康筛检表格，针对不同人群进行的预防为导向的措施，目的是早期发现常见病患及危险因素，及时采取防治措施。通过定期随访，督促病人复查及健康行为的落实、遵医嘱服药，提高病人依从性，使疾病得到有效控制和缓解。

1. 高血压 高血压是心脑血管病的危险因素，血压是周期性健康检查的必选筛检项目，对确诊的高血压病人需要建立健康档案，进行规范化治疗（非药物治疗和药物治疗），并定期随访。根据病人危险分层，实行社区高血压三级管理（表11－3）。

表11－3 社区高血压分级管理

项目	一级管理	二级管理	三级管理
管理对象	低危病人	中危病人	高危病人
非药物治疗	立即开始	立即开始	立即开始
药物治疗（初诊者）	随访观察3个月血压仍≥140/90mmHg即开始药物治疗	随访观察1个月血压仍≥140/90mmHg即开始药物治疗	立即开始药物治疗
血压未达标或不稳定，随访测血压	3周1次	2周1次	1周1次
血压达标且稳定后，常规随访血压	3月1次	2月1次	1月1次
测BMI、腰围	2年1次	1年1次	6月1次
检测血脂、血糖、尿常规、肾功能、心电图	1年1次	6个月1次	3～6月1次
眼底检查	选做	选做	3～6月1次
超声心动图	选做	选做	1年1次

2. 冠状动脉粥样硬化性心脏病 对于确诊的慢性稳定型心绞痛病人，每3～6月随访1次，了解病人自觉症状，进行体格检查、健康教育和行为干预。评估病人当前使用的抗心绞痛药物及抗血小板药物治疗情况，评估病人生活方式、血糖、血脂、血压控制情况和心功能状态。行心电图检查，必要时检测肾功能、肝功能和心脏彩超，平板运动试验在临床状态没变化时每3年1次或酌情进行。另外，对于PCI和冠状动脉旁路移植术（CABG）的病人术后需分别在出院半月至1个月、3个月、半年复查，如无特殊变化，以后可6～12个月复查1次。常规检查项目包括血脂、血糖、心肌酶、肝功能、肾功能、血常规、粪常规隐血、心电图及心脏彩超等，同时密切注意抗凝、抗血小板药物的应用及出血情况的发生。

3. 脑血管病 主要危险因素为高血压、糖尿病、高脂血症、吸烟、心源性栓子脱落等，因而周期性健康检查应包括血压、血脂、血糖、心脏的检查项目。

4. 高脂血症、吸烟 是心脑血管疾病的主要危险因素，应纳入成年人周期性健康检查的内容。

本章小结

目前心脑血管病已经成为危害我国成人健康和生命的主要疾病。对于心脑血管疾病的诊治、预防是今后全科医生的重要任务。全科医生应当了解心脑血管疾病的危险因素和流行病学特征，在社区积极开展心脑血管疾病的三级预防。一级预防包括合理膳食、控制体重、适量运动、戒烟限酒、减轻精神压力；二级预防包括对高危人群进行早期筛检，对心脑血管病人及早进行治疗，防止疾病的发展。三级预防包括开展心脏康复、脑卒中后的康复，防止伤残和促进身体功能恢复，提高病人生存质量。此外，全科医生在心脑血管疾病的防治中应充分履行职责，掌握常见心血管急症的识别与处理方法，定期对心脑血管疾病的病人进行健康教育，指导人们改善不良的生活方式，控制各种危险因素。

思考题

1. 心脑血管疾病的主要危险因素包括哪些?
2. 简述心脑血管疾病的三级预防内容。
3. 全科医生在心脑血管疾病防治中的职责有哪些?

（陈丽珠）

第十二章 糖尿病的全科医学处理

糖尿病是胰岛素分泌缺陷和（或）胰岛素作用障碍所导致的一组以慢性高血糖为特征的代谢性疾病。其诊断标准为具有糖尿病典型症状者，任意时间血糖≥11.1mmol/L，或至少禁食8小时的空腹血糖（FPG）≥7.0 mmol/L，或75g葡萄糖负荷后2小时血糖≥11.1mmol/L。糖尿病不仅给病人带来了身体和精神上的损害并缩短寿命，还给个人、国家带来了沉重的经济负担。据世界卫生组织估计，2005~2015年间我国由于糖尿病及相关心血管疾病导致的经济损失达到5577亿美元。2007~2008年中华医学会糖尿病学分会（Chinese Diabetes Society，CDS）在我国部分地区开展的糖尿病流行病学调查显示，20岁以上的人群中，糖尿病患病率为9.7%，糖尿病前期的比例为15.5%，糖尿病病人中仅有40%获得诊断。与正常血糖人群相比，糖尿病病人住院天数增加1倍，就诊次数增加2.5倍，医疗花费增加2.4倍。病程超过10年的糖尿病病人与病程在5年之内者相比，医疗费用增加近3倍。糖尿病并发症给个人、家庭和国家都带来沉重的精神和经济负担。

本章将就糖尿病的流行病学特征、危险因素、糖尿病的三级预防、糖尿病治疗过程中全科医生的职责等内容进行详细介绍。

第一节 糖尿病的流行病学特征及危险因素

一、糖尿病的流行病学特征

1. 2型糖尿病的流行病学特征 近30年来，我国糖尿病患病率显著增加。1980年全国14省市30万人的流行病学资料显示，糖尿病的患病率为0.67%。2002年糖尿病流行情况的调查显示，18岁以上的城市人口的糖尿病患病率为4.5%，农村为1.8%。2010年，中国疾病预防控制中心和CDS调查了18岁以上人群糖尿病的患病情况，应用世界卫生组织1999年的诊断标准，显示糖尿病患病率为9.7%，再次证实我国可能已成为世界上糖尿病患病人数最多的国家，若同时以糖化血红蛋白（HbA1c）≥6.5%作为糖尿病诊断标准，则其患病率为11.6%。

目前，我们还缺乏有代表性的1型糖尿病患病率和发病率的研究。根据推算，我国糖尿病总体人群中 1 型糖尿病的比例应小于 5%。上述几次调查结果是糖尿病的总体情况，其中包括了 1 型糖尿病病人。

2. 我国糖尿病的流行特点

（1）在我国患病人群中，以 2 型糖尿病为主，2 型糖尿病占 90.0% 以上，1 型糖尿病约占 5.0%，其他类型糖尿病仅占 0.7%；城市妊娠糖尿病的患病率接近 5.0%。

（2）经济发达程度与糖尿病患病率有关：在 1994 年的调查中，高收入组的糖尿病患病率是低收入组的 2～3 倍。最新的研究发现，发达地区的糖尿病患病率仍明显高于不发达地区，城市仍高于农村。

（3）未诊断的糖尿病比例高于发达国家：2007～2008 年全国调查 20 岁以上成人糖尿病病人中，新诊断的糖尿病病人占总数的 60%，尽管较过去调查有所下降，但远高于发达国家（美国约 48%）。

（4）男性、低教育水平是糖尿病的易患因素：在 2007～2008 年的调查中，在调整其他危险因素后，男性患病风险比女性增加 26%，而文化程度在大学以下的人群糖尿病发病风险增加 57%。

（5）表型特点：我国 2 型糖尿病病人的平均体重指数（BMI）约为 25kg/m^2，而高加索人糖尿病病人的平均 BMI 多数超过 30kg/m^2；餐后高血糖比例高，在新诊断的糖尿病病人中，单纯餐后血糖升高者占近 50%。

（6）国内缺乏儿童糖尿病的流行病学资料，临床上发现，近年来 20 岁以下的人群中 2 型糖尿病患病率显著增加。

（7）糖尿病合并心脑血管疾病常见。由于我国糖尿病病人平均病程短，特异性并发症如糖尿病视网膜病变和糖尿病肾病是未来巨大的挑战。

3. 我国糖尿病流行的原因 在短期内我国糖尿病患病率急剧增加，可能有多种原因，例如：

（1）城市化 随着经济的发展，我国的城市化进程明显加快。我国城镇人口占全国人口比例已从 2000 年的 34% 上升到 2006 年的 43%。

（2）老龄化 我国 60 岁以上老年人的比例逐年增加，2000 年为 10%，2006 年增加到 13%。2007～2008 年的调查表明，60 岁以上的老年人糖尿病患病率在 20% 以上，比 20～30 岁人群患病率高 10 倍。在调整其他因素后，年龄每增加 10 岁糖尿病的患病率提高 68%。

（3）生活方式改变 城市化导致人们生活方式发生巨大改变。人们每天的体力活动明显减少，但热量的摄入并没有减少，脂肪摄入在总的能量摄入中所占比例明显增加。在农村，随着农业现代化，人们的劳动强度已大幅降低。同时，生活节奏的加快也使得人们长期处于应激环境，这些改变可能与糖尿病的发生密切相关。

（4）肥胖和超重的比例增加 生活方式的改变伴随超重和肥胖的比例明显增加。按世界卫生组织诊断标准，2007～2008 年的被调查者中，超重者占 25.1%，肥胖者占 5.0%，与 1992 年及 2002 年相比，均有大幅度增加。

（5）筛查方法 2007～2008 年的调查使用一步法 OGTT 的筛查方法，结果显示，在新诊断的糖尿病病人中，46.6% 的是空腹血糖 <7.0mmol/L，但口服葡萄糖耐量试验（OGTT）后 2 小时 PG≥11.1mmol/L，糖尿病前期的人群中 70% 是孤立的葡萄糖耐量异常（IGT）。

（6）易感性 当肥胖程度相同时，亚裔人糖尿病风险增加。与白人相比较，在调整性别、年龄和 BMI 后，亚裔人糖尿病的风险比为 1.6。发达国家和地区的华人糖尿病的患病率和发病率高于白种人，也支持中国人是糖尿病易感人群。

（7）糖尿病病人生存期增加 随着对糖尿病各种并发症危险因素控制水平的改善以及对并发症治疗水平的提高，糖尿病病人死于并发症的风险明显下降。

二、糖尿病的危险因素

1. 成年人（＞18 岁）中糖尿病高危人群　具有下列任何一个及以上的糖尿病危险因素者：

（1）年龄≥40 岁；

（2）有糖调节受损史；

（3）超重（BMI≥24kg/m²）或肥胖（BMI≥28kg/m²）和（或）中心型肥胖（男性腰围≥90cm，女性腰围≥85cm）（2015 年美国糖尿病学会（American Diabetes Association，ADA）颁布的《糖尿病指南》已经将亚洲人种的 BMI 标准降为 23kg/m²）；

（4）静坐生活方式；

（5）一级亲属中有 2 型糖尿病家族史；

（6）有巨大儿（出生体重≥4kg）生产史或妊娠糖尿病史的妇女；

（7）高血压［收缩压≥140mmHg 和（或）舒张压≥90mmHg（1mmHg = 0.133kPa）］，或正在接受降压治疗；

（8）血脂异常［高密度脂蛋白胆固醇（HDL － C）≤0.91mmol/L（≤35mg/dl）、三酰甘油（又称甘油三酯）≥2.22mmol/L（≥200mg/dl）］，或正在接受调脂治疗；

（9）动脉粥样硬化性心脑血管疾病病人；

（10）有一过性类固醇糖尿病病史者；

（11）多囊卵巢综合征（PCOS）病人；

（12）长期接受抗精神病药物和（或）抗抑郁药物治疗的病人。

在上述各项中，糖调节受损是最重要的 2 型糖尿病高危人群，每年有 1.5% ~ 10.0% 的糖耐量减低病人进展为 2 型糖尿病。

知识链接

类固醇糖尿病

类固醇糖尿病是一种特殊类型的糖代谢紊乱综合征，是由于内源性肾上腺糖皮质激素分泌增多，或应用外源性糖皮质激素所导致的继发性糖尿病。

2. 儿童和青少年中糖尿病高危人群　在儿童和青少年（≤18 岁）中，超重（是指体重指数超出 85% 的同年龄性别人群范围）或肥胖（是指体重指数超出 95% 的同年龄性别人群范围）且合并下列任何一个危险因素者：①一级或二级亲属中有 2 型糖尿病家族史；②存在与胰岛素抵抗相关的临床状态（如黑棘皮病、高血压、血脂异常、PCOS）；③母亲怀孕时有糖尿病史或被诊断为妊娠糖尿病。

3. 糖尿病的筛查　对于成年人的糖尿病高危人群，不论年龄大小，宜及早开始进行糖尿病筛查，对于除年龄外无其他糖尿病危险因素的人群，宜在年龄≥40 岁时开始筛查。对于儿童和青少年的糖尿病高危人群，宜从 10 岁开始，但青春期提前的个体则推荐从青春期开始。首次筛查结果正常者，宜每 3 年至少重复筛查一次。

第二节　糖尿病的全科医学照顾

一、初诊糖尿病的评估内容

大多数糖尿病病人，尤其是 2 型糖尿病早期，并无明显症状。初诊糖尿病病人要详细询问糖尿病病情，是否存在糖尿病并发症和糖尿病家族史，具体评估内容见表 12 –1。

表 12 - 1　糖尿病初诊评估的内容

病史

一般情况：

年龄、起病特点（如有无糖尿病症状、酮症、DKA）

饮食、运动习惯、营养状况、体重变化；儿童和青少年要了解生长发育情况

是否接受过糖尿病教育

病程特点：

起病特点（有无三多一少，有无糖尿病酮症酸中毒）

复习以往的治疗方案和治疗效果（如 HbA1c 记录）、目前治疗情况包括药物、药物治疗的依从性及所存在的障碍、饮食和运动的方案以及改变生活方式的意愿

血糖监测的结果和病人对数据的分析使用情况

并发症：

DKA 发生史：发生频率、严重程度和原因

低血糖发生史：发生频率、严重程度和原因

糖尿病相关并发症和合并症史

微血管并发症：糖尿病视网膜病变、糖尿病肾病、神经病变（感觉性包括足部损伤；自主神经性包括性功能异常和胃轻瘫等）

大血管并发症：心血管病、脑血管病、外周动脉疾病

合并症：高血压、血脂异常、高尿酸血症等

其他：心理问题、口腔疾病

体格检查

身高、体重、BMI、腰围

血压

眼底检查

甲状腺触诊

皮肤检查（黑棘皮、胰岛素注射部位）

详细的足部检查（望诊、足背动脉和胫后动脉搏动触诊、膝反射、震动觉、痛觉、温度觉和单尼龙丝触觉）

实验室检测

HbA1c：如果没有 2~3 个月内的结果，需要测定

在1 年之内没有如下结果，需要测定

血脂谱，包括总胆固醇、LDL - C、HDL - C 和三酰甘油

肝功能

尿常规

尿白蛋白和尿肌酐，并计算比值

血清肌酐和计算的 GFR（eGFR）

1 型糖尿病、血脂异常和年龄 >50 岁的妇女需测定血清 TSH

注：DKA，糖尿病酮症酸中毒；HbA1c，糖化血红蛋白；BMI，体质指数；LDL - C，低密度脂蛋白胆固醇；HDL - C，高密度脂蛋白胆固醇；GFR，肾小球滤过率；TSH，促甲状腺激素。

二、糖尿病的三级预防

（一）2 型糖尿病防治中的三级预防概念

一级预防的目标是预防 2 型糖尿病的发生；二级预防的目标是在已诊断的 2 型糖尿病病人中预防糖尿病并发症的发生；三级预防的目标是延缓已发生的糖尿病并发症的进展，降低致残率和病死率，并改善病人的生存质量。

（二）2 型糖尿病防治中三级预防的策略

1. 血糖控制　多个临床研究结果提示，强化血糖控制（即 HbA1c <7%）可以降低已经发

生的早期糖尿病微血管病变（如背景期视网膜病变、微量白蛋白尿等）进一步发展的风险。

一些大规模临床试验如 ADVANCE（2 型糖尿病强化降压对血管事件的影响研究）、ACCORD（控制糖尿病病人心血管风险行动）、VADT（美国退伍军人糖尿病研究）等结果均提示，在糖尿病病程较长、年龄较大并具有多个心血管危险因素或已经发生过心血管病变的人群中，采用强化血糖控制的措施并不能降低心血管疾病和死亡的发生风险。相反，ACCORD 研究还显示，在上述人群中，强化血糖控制与全因死亡的风险增加相关。

因此，在年龄较大、预期寿命较短、有严重低血糖史、有显著的微血管或大血管并发症，或有严重合并症、糖尿病病程较长和已经发生过心血管疾病的病人中，要充分平衡强化血糖控制的利弊，在血糖控制目标的选择上采用个体化的策略，并制定以病人为中心的糖尿病管理模式，可采取相对宽松的 HbA1c 目标（如<8.0%）。

2. 血压控制、血脂控制和阿司匹林的使用 已有充分的临床研究证据表明，在已经发生过心血管疾病的 2 型糖尿病病人中，无论是采用单独的降压、调脂或阿司匹林治疗，还是上述手段的联合治疗，均能够降低 2 型糖尿病病人再次发生心血管疾病和死亡的风险。在糖尿病肾病的病人中，采用降压措施，特别是使用血管紧张素转换酶抑制剂（ACEI）或血管紧张素Ⅱ受体拮抗剂（ARB）类药物，可以显著降低糖尿病肾病进展的风险。

中国 2 型糖尿病防治指南（2013 年）建议，对于年龄较大、糖尿病病程较长和已经发生过心血管疾病的 2 型糖尿病病人，应在个体化血糖控制的基础上，采取降压、调脂（主要是降低 LDL-C）和应用阿司匹林的措施，以降低心血管疾病反复发生和死亡的风险，并且降低糖尿病微血管病变的发生风险。具体控制目标见表 12-2。

表 12-2　我国 2 型糖尿病综合控制目标

指标		目标值
血糖（毛细血管血糖，mmol/L）	空腹	4.4~7.0
	非空腹	10.0
糖化血红蛋白（%）		<7.0
血压（mmHg）		<140/80
总胆固醇（mmol/L）		<4.5
高密度脂蛋白胆固醇（mmol/L）	男性	>1.0
	女性	>1.3
三酰甘油（mmol/L）		<1.7
低密度脂蛋白胆固醇（mmol/L）	未合并冠心病	<2.6
	合并冠心病	<1.8
体重指数（kg/m^2）		<24
尿白蛋白/肌酐比值 [mg/mmol（mg/g）]	男性	<2.5（22mg/g）
	女性	<3.5（31mg/g）
尿白蛋白排泄率 [μg/min（mg/d）]		<20（30mg/d）
主动有氧活动（分钟/周）		≥150

（三）糖尿病三级预防的健康教育和管理

糖尿病病人发生微血管病变和大血管病变的风险显著高于非糖尿病病人，减少糖尿病病人发生大血管和微血管病变的风险不但依赖于高血糖的控制，还依赖于其他心血管疾病危险因素的控制和不良生活方式的改善。糖尿病的控制除药物治疗外，还需要对血糖和其他心血管危险因素进行监测，以了解控制是否达标，并根据控制目标调整治疗。此外，由于糖尿病是一种终身性疾病，病人的行为和自我管理能力也是糖尿病控制是否成功的关键，因此，糖尿病的控制不是传统意义上的治疗而是系统的管理。

1. 健康教育的基本原则和内容 糖尿病是一种终身性疾病，因此应给予糖尿病病人终身的密切医疗关注，并让病人理解糖尿病治疗的近期和远期目标。糖尿病治疗的近期目标是通过控制高血糖和相关代谢紊乱来消除糖尿病症状和防止出现急性代谢并发症，糖尿病治疗的远期目标是通过良好的代谢控制达到预防慢性并发症、提高病人生活质量和延长寿命的目的。为了达到这一目标应建立较完善的糖尿病教育和管理体系。

糖尿病健康教育的内容包括：糖尿病的自然进程；糖尿病的临床表现；糖尿病的危害及如何防治急、慢性并发症；个体化的治疗目标；个体化的生活方式干预措施和饮食计划；规律运动和运动处方；饮食、运动、口服药、胰岛素治疗及规范的胰岛素注射技术；自我血糖监测（SMBG）和尿糖监测（当血糖监测无法实施时），血糖测定结果的意义和应采取的干预措施；SMBG、尿糖监测和胰岛素注射等具体操作技巧；口腔护理、足部护理、皮肤护理的具体技巧；特殊情况应对措施（如疾病、低血糖、应激和手术）；糖尿病妇女受孕必须做到有计划，并全程监护；糖尿病病人的社会心理适应。

2. 健康教育和管理的目标和形式 每位糖尿病病人一旦被诊断即应接受糖尿病教育，教育的目标是使病人充分认识糖尿病并掌握糖尿病的自我管理能力。糖尿病教育可以是大课堂式、小组式或个体化，内容包括饮食、运动、血糖监测和自我管理能力的指导，小组式或个体化形式的针对性更强，更易于个体化管理。教育应尽可能地标准化和结构化，为病人提供优质和连续的教育。

3. 健康教育管理的落实 每个糖尿病管理单位应有一名受过专门培训的糖尿病教育护士，设专职糖尿病教育者的岗位，以保证教育的质量。最好的糖尿病管理模式是团队式管理，糖尿病管理团队的主要成员应包括：执业医师、糖尿病教员（教育护士）、营养师、运动康复师、病人及其家属。必要时还可增加眼科、心血管、肾病、血管外科、产科、足病和心理学医师。

（四）糖尿病三级预防的康复内容

糖尿病三级预防的目标是延缓已发生的糖尿病并发症的进展、降低致残率和病死率，并改善病人的生存质量。因此，健康教育和康复的内容主要对各种糖尿病慢性并发症进行管理。

1. 糖尿病肾病 糖尿病病人中有20%～40%发生糖尿病肾病，是糖尿病病人肾衰竭的主要原因。在糖尿病肾病的早期阶段通过严格控制血糖和血压，可防止或延缓糖尿病肾病的发展。

（1）肾病变检查 糖尿病病人在确诊糖尿病后每年都应做肾病变的筛检。

①尿常规 定期随访，检测有无尿蛋白。

②尿白蛋白与肌酐比值 对于初诊病人，有条件即可检测尿中的微量白蛋白，如结果异常，则应在3个月内重复检测，以明确诊断，此后每年复查。

③每年检测血清肌酐浓度，并计算肾小球滤过率（GFR）。

对于上述检查异常者，应及时转诊上级医院，明确诊断。

（2）治疗方法

①改变生活方式 如合理控制体重、糖尿病饮食、戒烟及适当运动等。

②低蛋白饮食 临床糖尿病肾病期时应实施低蛋白饮食治疗，肾功能正常的病人饮食蛋白摄入量为 $0.8g/(kg \cdot d)$；在GFR下降后，饮食中蛋白质摄入量为 $0.6 \sim 0.8g/(kg \cdot d)$，蛋白质来源应以优质动物蛋白为主。如蛋白质摄入量 $\leqslant 0.6g/(kg \cdot d)$，应适当补充复方 α - 酮酸制剂。

③控制血糖 肾功能不全的病人可以优先选择从肾脏排泄较少的降糖药，严重肾功能不全病人应采用胰岛素治疗，宜选用短效或速效胰岛素，以减少低血糖的发生。

④控制血压 大于18岁的非妊娠病人血压应控制在 140/80mmHg 以下。降压药首选 ACEI 或 ARB 类药物，血压控制不佳者可加用其他降压药物。

⑤纠正血脂紊乱。

⑥控制蛋白尿 自肾脏病变早期阶段（微量白蛋白尿期），不论有无高血压，首选肾素－血管紧张素系统抑制药（ACEI 或 ARB 类药物），能减少尿白蛋白。不推荐血肌酐 > 265.2μmol/L（3mg/dl）的肾病病人应用肾素－血管紧张素系统抑制药。

⑦透析治疗和移植 对糖尿病肾病肾衰竭者需透析或移植治疗时，应该尽早开始。一般 GFR 降至 15~20ml/min 或血清肌酐水平超过 442μmol/L（5mg/dl）时应积极准备透析治疗，透析方式包括腹膜透析和血液透析。可转诊上级医院行透析治疗，有条件的糖尿病病人可行肾移植或胰－肾联合移植。

2. 糖尿病视网膜病变 良好的控制血糖、血压和血脂可预防或延缓糖尿病视网膜病变的进展。一旦确诊为糖尿病，首次就诊即应接受眼科检查（1 型糖尿病可在发病后 3 年首次行眼科检查）。此后应定期随访。其治疗方法是：

（1）突发失明或视网膜脱离者需立即转诊眼科；伴有任何程度的黄斑水肿，重度非增殖性糖尿病视网膜病变（NPDR），或任何增生性糖尿病视网膜病变（PDR）的糖尿病病人，应转诊至对糖尿病视网膜病变诊治有丰富经验的眼科医生。

（2）激光光凝治疗能够减少高危 PDR、有临床意义的黄斑水肿及部分重度 NPDR 病人失明的风险。

（3）抗血管内皮生长因子（VEGF）治疗可用于糖尿病性黄斑水肿病人。

（4）视网膜病变不是使用阿司匹林治疗的禁忌证，该治疗不会增加视网膜出血的风险。

（5）非诺贝特可减缓糖尿病视网膜病变进展，减少激光治疗需求。

3. 糖尿病神经病变（DPN）

（1）预防

①一般治疗 良好控制血糖，纠正血脂异常，控制高血压。

②定期进行筛查及病情评价随访 应该在诊断糖尿病后至少每年筛查一次 DPN；对于糖尿病病程较长或合并有眼底病变、肾病等微血管并发症的病人，应该每隔 3~6 个月复查一次。

③加强足部护理 所有 DPN 的病人都应接受足部护理的教育，以降低发生足部溃疡的概率。

（2）治疗

对因治疗：①血糖控制，积极严格地控制高血糖并保持血糖稳定是预防和治疗 DPN 的最重要措施。开始越早，治疗效果越明显；②神经修复，常用药如甲钴胺、生长因子等；③抗氧化应激，常用药如硫辛酸等；④改善微循环，常用药如前列腺素 E_1、贝前列素钠、西洛他唑、己酮可可碱、胰激肽原酶、钙拮抗剂和活血化瘀类中药等；⑤改善代谢紊乱，如醛糖还原酶抑制药依帕司他等；⑥其他，如神经营养，包括神经营养因子、肌醇、神经节苷脂和亚麻酸等。

对症治疗：治疗痛性糖尿病神经病变的药物有：抗惊厥药（普瑞巴林、加巴喷丁、丙戊酸钠和卡马西平）、抗忧郁药物（度洛西汀、阿米替林、丙米嗪和西肽普兰等）、阿片类药物（曲马多和羟考酮）和辣椒素等。

DPN 的长期治疗和随访方案的制定应由上级医院负责。对于症状严重，如剧烈疼痛、胃肠道症状显著、膀胱麻痹和/或心律失常的病人，治疗效果无改善者，应转到上级医院进一步治疗。

4. 糖尿病足

（1）糖尿病足的预防 糖尿病足，尤其是伴有严重肢体缺血的足溃疡病人，治疗上十分棘手，措施有限而且治疗费用较高。因此，预防胜于治疗。医生对所有糖尿病病人应该做到：①定期检查病人是否存在糖尿病足的危险因素，对所有糖尿病病人每年进行一次足部检查，包括足有否畸形、胼胝、溃疡和皮肤颜色变化；每年进行一次下肢动脉病变与周围神经病变的筛查等；②教育病人及其家属进行足保护，对于无足病危险因素的病人，可进行一般的糖尿病足病预防教育；对于有足病危险因素的糖尿病病人，应该由专业人员进行教育与管理，尽可能地降低糖尿病足发病危险；③穿着合适的鞋袜；④去除和纠正容易引起溃疡的因素。

（2）糖尿病足溃疡的治疗 ①全面评估病人全身情况及足部情况；②严格控制血糖、血压、血脂及血液流变学改变；③治疗糖尿病周围神经病变；④治疗糖尿病下肢动脉病变；⑤对于神经性溃疡，主要是减压，特别要注意病人的鞋袜是否合适。

对于缺血性溃疡，则要重视解决下肢缺血问题，轻、中度缺血的病人可以实行内科治疗；病变严重的病人可以接受介入治疗或血管外科成形手术。

对于合并感染的足溃疡，应注意去除感染后的坏死组织。只要病人局部供血良好，必须进行彻底的清创。根据创面的性质和渗出物的多少，选用合适的敷料。在细菌培养的基础上选择有效的抗生素。

病情严重者，如患肢或患足皮肤颜色急剧变化、局部疼痛加剧并有红肿等炎症表现、新发生的溃疡、原有的浅表溃疡恶化并累及软组织和/或骨组织、播散性的蜂窝织炎、全身感染征象和骨髓炎等，应该及时转诊到有条件的医疗单位就诊。

5. 糖尿病下肢血管病变 下肢动脉病变是外周动脉疾病的一个组成成分，表现为下肢动脉的狭窄或闭塞。其主要病因是动脉粥样硬化，但动脉炎和栓塞等也可导致下肢动脉病变，因此糖尿病病人下肢动脉病变通常是指下肢动脉粥样硬化病变。针对慢性严重肢体缺血病人，即临床上表现为静息痛或缺血性溃疡，应该进行三级预防，其内容是血运重建，降低截肢和心血管事件发生，这需要临床上做到多学科协作，因此需要转诊至上级医院。

6. 糖尿病心脑血管病防治 糖尿病确诊时及以后每年评估一次心脑血管病变的危险因素，评估的内容包括当前或心脑血管病病史、年龄、高血压控制情况、腹型肥胖、吸烟、血脂异常、肾脏损害和尿蛋白以及心脑血管疾病的家族史。静息时心电图对 2 型糖尿病病人心血管病的筛查价值有限，但能了解有无心房纤颤等心律失常和显著的心肌缺血或心肌梗死。对有罹患大血管疾病可能性的病人（如有明显家族史、吸烟、高血压和血脂异常），应做进一步检查来评估心脑血管病变情况。

除了将血糖、血压、血脂控制在相对理想和稳定范围以及抗血小板治疗外，对较严重心律失常、不稳定型心绞痛、心肌梗死、心力衰竭、难治性高血压、脑卒中或偏瘫的病人，可转诊至上级医院相应专科（心血管科或神经内科）。

三、糖尿病治疗过程中全科医生的职责

（一）转诊与住院

1. 转诊对象 如果糖尿病病情超出了全科医生处理能力或初级保健门诊医疗资源，应该与病人及其家属及时沟通，进行转诊。2013 年《中国 2 型糖尿病防治指南》（基础版）提出以下糖尿病病人建议转往上级医院：

（1）初次发现血糖异常，病因和分型不明确者。

（2）儿童和年轻人（年龄 < 25 岁）糖尿病病人。

（3）妊娠和哺乳期妇女血糖异常者。

（4）糖尿病急性并发症 随诊血糖≥16.7mmol/L 伴或不伴有意识障碍（确诊的糖尿病酮症；疑似为糖尿病酮症酸中毒、高血糖高渗综合征或乳酸性酸中毒）。

（5）反复发生低血糖或发生过一次严重低血糖。

（6）血糖、血压和/或血脂不达标者 ①血糖（FPG、餐后 2 小时血糖或 HbA1c）控制不达标，调整治疗方案规范治疗 3~6 个月后 HbA1c >8.0%者；②血压控制不达标，调整治疗方案并规范治疗 3 个月后血压 >140/80mmHg；③血脂控制不达标，调整治疗方案并规范治疗

6个月后 LDL－C＞2.6mmol/L。

（7）糖尿病慢性并发症（视网膜病变、肾病、神经病变、糖尿病足或周围血管病变）的筛查、治疗方案的制定和疗效评估在社区处理有困难者。

（8）糖尿病慢性并发症导致严重靶器官损害需要紧急救治者（急性心脑血管病；糖尿病肾病导致的肾功能不全；糖尿病视网膜病变导致的严重视力下降；糖尿病外周血管病变导致的间歇性跛行和缺血性症状；糖尿病足）。

（9）血糖波动较大，基层处理困难或需要制定胰岛素控制方案者。

（10）出现严重降糖药物不良反应难以处理者。

2. 转诊流程

（1）有糖尿病急性并发症或急性靶器官损害者，基层医疗卫生机构全科医生接诊后应：①迅速评估病情，同时呼叫急救车，给予紧急处理，如吸氧、建立静脉通路、对症用药，与家属沟通并填写病情记录及转诊单，由家属、全科医生和/或护士及急救人员共同将病人转送至上级医院。评估及救治情况详细记录于健康档案接诊记录中。②两周内了解病人的转诊病情，记录在健康档案接诊记录中。③待病情平稳后，病人持明确诊断和治疗方案后转回基层医疗机构继续随访和复查。（图12－1）

（2）无急性并发症和急性靶器官损害 全科医生接诊初步评估病情，填写转诊单及病情记录，向病人或家属交代转诊事宜，病人到上级医院就诊，两周内了解病人转诊情况，明确诊断及治疗方案后转回基层医疗卫生机构继续随访管理。

对存在认知障碍或行动困难者，向病人及家属交代转诊事宜，在家属的陪护下转往上级医院。

图12－1 基层医疗卫生机构转诊流程图

（二）随访与复查

1. 建立糖尿病档案及标准随访方案 全科医生初诊糖尿病病人要详细询问糖尿病病情，是否存在糖尿病并发症和糖尿病家族史，并建立档案，指导病人及家属识别糖尿病常见的急性、慢性并发症的临床表现，并正确记录各项监测结果，综合病人的年龄和心血管疾病史等情况，确定血糖控制的个体化最初目标；有针对性地为病人制定饮食和运动的方案或讨论已有方案的实施情况。

对于已经诊断为糖尿病的病人，全科医生应查看病人血糖记录本，分析化验结果，如空腹、餐后血糖和HbA1c。询问药物的使用剂量、方法及不良反应，根据病人的具体病情开具处方合理的降糖药物并指导药物的使用。确定下一步要达到的目标和治疗方案。对于治疗方案改变或血糖控制未能达标的病人，建议HbA1c每季度测定一次，对于血糖控制平稳并达标的病人建议每半年测定一次。

对于高血压的病人每次随访都要测量血压，根据血压水平调整治疗方案，要注意降压药的不良反应。对于肥胖病人应确定减轻体重的目标，建议病人戒烟和限酒，指导病人进行自我血糖监测，包括血糖测定的时间和频度，并做好记录；告诉病人下次随诊的时间及注意事项。具体随访方案见表 12 − 3。

表 12 − 3　临床监测随访方案

监测项目	初访	随访	季度随访	年随访
体重/身高	√	√	√	√
BMI	√			
血压	√	√	√	√
空腹/餐后血糖	√	√	√	√
HbA1c	√			√
尿常规	√	√		√
胆固醇、TG、HDL − C/LDL − C	√			√
尿白蛋白/尿肌酐[a]	√			√
肌酐/BUN	√			√
肝功能	√			√
心电图	√			√
眼：视力及眼底	√			√
足：足背动脉搏动，神经病变的相关检查	√		√	√

注：源自《中国 2 型糖尿病防治指南 2013 年基层版》
a. 如具备监测条件；HbA1c. 糖化血红蛋白；BUN. 尿素氮。

2. 自我血糖监测　自我血糖监测是了解血糖是否达标的重要措施，也是减少低血糖风险的重要手段。指尖毛细血管血糖检测是最理想的方法。

自我血糖监测适用于所有糖尿病病人，特别是注射胰岛素的病人和妊娠糖尿病病人，必须进行自我血糖监测。对于那些没有使用胰岛素治疗的病人，鼓励进行自我血糖监测。

自我血糖监测的频率可根据治疗要达到的目标和治疗方式不同而不同（表 12 − 4）。

表 12 − 4　自我血糖监测频率

治疗方案	血糖控制和/或病情	监测频率
胰岛素静脉或皮下注射	血糖控制差和/或急、重症	4 ~ 7 次/日，或按照需要
		基础胰岛素 1 次/日
		预混胰岛素 1 ~ 2 次/日
		基础胰岛素 + 餐时胰岛素 3 ~ 4 次/日
口服药或生活方式干预		2 ~ 4 次/周

根据血糖控制水平以及不同的治疗方案选择不同的血糖监测时间点（表 12 − 5）。

表 12 − 5　血糖监测时间点

监测时间点	血糖控制状态
空腹	较差时
餐前	较好时，尤其老年病人
餐后	FPG 控制良好，但 HbA1c 仍不能达标时
睡前	注射胰岛素尤其是注射中、长效胰岛素
夜间	胰岛素治疗已接近治疗目标而 FPG 仍高
运动前后	观察病情
低血糖时	观察病情

注：根据病人不同的治疗方案和是否达标确定血糖监测的方案。

3. 尿糖的自我监测　虽然自我血糖监测是最理想的血糖监测手段，但有时受条件所限无法测血糖时，也可以采用尿糖测定来进行自我监测。尿糖的控制目标是任何时间尿糖均为阴性。但是尿糖监测对发现低血糖没有帮助。在一些特殊的情况下，如肾糖阈增高（如在老年人）或降低（妊娠）时，尿糖监测没有意义。尿糖监测难以做到精细降糖。

（三）家庭和社区康复指导

1. 医学营养指导　医学营养治疗是临床条件下对糖尿病的营养问题采取的特殊干预措施，由熟悉糖尿病的综合管理团队指导完成。应在评估病人营养状况的情况下，设定合理的质量目标，控制总能量的摄入，合理、均衡分配各种营养素，达到病人的代谢控制目标，并尽可能满足个体饮食喜好。针对超重或肥胖者推荐适度减重，3～6个月减轻体重的5%～10%。配合体育锻炼和行为改变，有助于维持减重效果。

（1）合理饮食计划的制订　教会糖尿病病人及家属糖尿病饮食略估法：①普通膳食，应用于一般状况良好，体重大致正常的病人；②低热量膳食，适用于肥胖者，主食及副食按普通膳食减少10%以上，为了避免饥饿感，可适当增加蔬菜的摄入量；③高蛋白摄食，适用于儿童、孕妇、乳母、营养不良以及慢性消耗性疾病病人，可比普通膳食增加10%以上，动物性蛋白质增加20%以上；④低蛋白摄食，伴有显性蛋白尿而肾功能正常者，蛋白质摄入量宜限制在0.8g/kg；血肌酐升高者，宜限制在0.6g/kg。

（2）饮食治疗的注意事项

①合理安排餐次　糖尿病病人一日至少三餐，主食及蛋白质等应较均匀地分布在三餐中，并定时定量，一般按1/5、2/5、2/5分配或1/3、1/3、1/3分配。注射胰岛素或口服降糖药易出现低血糖者，可在正餐中匀出小部分主食作为两正餐之间的加餐。睡前加餐除主食外，可选用牛奶、鸡蛋、豆腐干等蛋白质食物，因蛋白质转化成葡萄糖的速度较慢，对预防夜间低血糖有利。

②合理选择水果　水果中主要含葡萄糖、蔗糖、果糖、淀粉和果胶等，含糖类为6%～20%。当空腹血糖控制在7mmol/L以下，餐后2小时血糖<10mmol/L，HbA1c<7.0%，可选择水果代替部分主食，少食25g的主食可换苹果、橘子、桃子150g，梨100g，西瓜500g等。若血糖控制不良，可选择含糖量低的生黄瓜或生西红柿，食用最佳时间为两餐之间。

③注意饮食的总热量　肥胖或超重者，严格限制白糖、红糖、蜂蜜、果酱、坚果、巧克力、各种糖果、含糖饮料、冰激凌以及各种甜点的摄入。尽量避免煎炸食物，炒菜尽量用植物油，控制动物内脏、鱼子、蟹黄等含胆固醇高的食物。适当进食粗粮，适量增加膳食纤维。

④限制饮酒　糖尿病病人每日的饮酒量不超过10～20g。1g酒精提供7kcal（29.29kJ）热量，饮酒时需要把酒中所含的的热量计算入总热量的范围。另外，酒精可使血糖控制不稳定，饮酒初期可引起使用磺脲类降糖药或胰岛素治疗的病人出现低血糖，随后血糖又会升高。大量饮酒，尤其是空腹饮酒时，可使低血糖不能及时纠正。肥胖、高TG血症、肾病、糖尿病妊娠等病人不应饮酒。

⑤制订食谱时以糖尿病治疗原则为基础，各类食物灵活互换，但要切记同类食物之间可选择互换，非同类食物之间不得互换。部分蔬菜、水果可与主食（谷薯类）互换。

（3）病情观察　定期观察病人的营养状况和监测体重的控制情况。根据体重的变化，调整饮食的总热量，使病人体重尽量接近理想体重。

2. 运动锻炼指导　运动锻炼在2型糖尿病病人的综合管理中占重要地位。规律运动8周以上可将2型糖尿病病人HbA1c降低0.66%；坚持规律运动12～14年的糖尿病病人病死率显著降低。《中国糖尿病运动指南（2012年版）》指出，适当运动具有明显改善微血管并发症发生和发展的作用。每周4小时的快走，能显著延缓糖尿病运动和感觉神经病变病情的进展。每天30分钟的脚踏车或跑步机运动，能改善糖尿病自主神经病变。抗阻训练能明显改善糖尿病肾病病人的骨骼肌力量和生活质量。

目前认为低强度、低冲击性而时间较持续的运动项目较好，如散步、慢跑和游泳。爬楼梯、爬山、划船、打乒乓球等也是好的运动方式。运动量要根据个人情况而定，对老年人来讲，散步或其他低强度的运动较好。

（1）运动原则

①运动治疗应在医师指导下进行。运动前要进行必要的评估，特别是心肺功能和运动功能的医学评估（如运动负荷试验等）。

②空腹血糖 >16.7mmol/L、反复低血糖或血糖波动较大、有糖尿病酮症酸中毒等急性代谢并发症、合并急性感染、增生性视网膜病变、严重肾病、严重心脑血管疾病（不稳定型心绞痛、严重心律失常、一过性脑缺血发作）等情况下禁忌运动，病情控制稳定后方可逐步恢复运动。

③成年糖尿病病人每周至少 150 分钟（如每周运动 5 天，每次 30 分钟）、中等强度（50% ~70% 的最大心率），运动时有点用力，心跳和呼吸加快但不急促的有氧运动。运动强度还可根据自身感觉来掌握，即周身发热、出汗，但不是大汗淋漓。研究发现，即使一次进行短时的体育运动（如 10 分钟），累计一日 30 分钟，也是有益的。

④如无禁忌证，每周最好进行 2 次抗阻运动，锻炼肌肉力量和耐力。训练时阻力为轻或中度。联合进行抗阻运动和有氧运动可获得更大程度的代谢改善。

（2）运动中的注意事项　①在正式运动前应先做低强度热身运动 5 ~10 分钟。②运动过程中注意心率变化及感觉，如轻微喘息、出汗等，以掌握运动强度。③若出现乏力、头晕、心悸、胸闷、胸痛、憋气、出虚汗、视物模糊，以及腿痛等不适，应立即停止运动，原地休息。若休息后仍不能缓解，应及时到医院就诊。④运动时要注意饮一些白开水，以补充汗液的丢失。⑤运动即将结束时，再做 5 ~10 分钟的恢复整理运动，并逐渐使心率降至运动前水平，而不要突然停止运动。⑥在运动前和运动后各测一次血糖，不适时尽量随时自测血糖，以便掌握病人血糖变化的规律和合适的运动强度。从吃第一口饭算起，在饭后 1 ~2 小时左右开始运动，此时血糖较高，运动时不易发生低血糖。运动前，随身携带糖果或饼干，当出现低血糖症状时及时食用，并暂停运动。运动量大或激烈运动时应建议病人临时调整饮食及药物治疗方案，以免发生低血糖。

3. 用药指导　图 12 -2 为 2 型糖尿病高血糖治疗路径，来源于中国 2 型糖尿病防治指南（2013 年版）。深灰色路径是根据药物卫生经济学、疗效和安全性等方面的临床证据以及我国国情等因素权衡考虑后推荐的主要药物治疗路径，与国际上大部分糖尿病指南中建议的药物治疗路径相似。浅灰色路径为与深灰色路径相应的备选路径。

知识链接

二甲双胍与维生素 B_{12}

长期应用二甲双胍会增加维生素 B_{12} 缺乏风险，因此此类病人需常规补充维生素 B_{12}。

（1）强调心血管危险因素的管理和综合治疗　空腹血糖和餐后 2 小时血糖升高，即使未达到糖尿病诊断标准，也与心血管疾病发生风险增加相关。糖尿病是心血管疾患的独立危险因素。心血管病变是 2 型糖尿病的主要威胁，也是其致残和致死的主要原因。因此，为了减少糖尿病大、微血管并发症和死亡发生风险，除了强化控制血糖，还要注重积极的生活方式干预、控制血压、调节血脂和抗血小板等综合治疗措施。

（2）强调早期治疗和治疗目标个体化　大量的研究证实，高血糖与糖尿病大血管和微血

如血糖控制不达标(HbA1c≥7.0%)则进入下一步治疗

■ 主要治疗路径　　　　　　□ 备选治疗路径

一线药物治疗

二甲双胍	α-糖苷酶抑制剂/胰岛素促泌剂

二线药物治疗

胰岛素促泌剂/α-糖苷酶抑制剂/二肽基肽酶Ⅳ抑制剂/噻唑烷二酮类

三线药物治疗

基础胰岛素/ 每日1~2次预混胰岛素	胰岛素促泌剂/α-糖苷酶抑制剂/二肽基肽酶Ⅳ抑制剂/ 噻唑烷二酮类/胰高血糖素样肽1受体激动剂

四线药物治疗

基础胰岛素+餐时胰岛素/ 每日3次预混胰岛素类似物	⇦	基础胰岛素/ 每日1~2次预混胰岛素类似物

生活方式干预

图12-2　2型糖尿病高血糖治疗路径

糖尿病患者

A　　　　　　　　　　B　　　　　　　　　　C

是否在服用阿司匹林 → 是 → 继续治疗

是否在服用降压药物 → 是 → 继续治疗

是否在服用他汀药物 → 是 → 继续治疗

否　　　否　　　否

不了解 → 测量血压

LDL-C<2.6 mmol/L — 不了解 → 检查血脂

阿司匹林禁忌证
对阿司匹林或水杨酸盐过敏
活动性消化性溃疡
出血体质
严重肾衰竭
严重肝衰竭
严重心衰竭
正在服用甲氨蝶呤
妊娠的最后3个月
→ 是 → 禁用阿司匹林

血压<140/80mmHg → 是 → 暂不考虑降压治疗

否

如血压≥140/80mmHg，可开始降压药物治疗
● 首先ACEI/ARB
● 请注意各种降压药物的禁忌证
如血压<140/80mmHg，可先考虑采用单纯生活方式干预

否

他汀类药物禁忌证
对他汀类药物过敏者
活动性肝脏疾病
无法解释的血清氨基转移酶持续升高
准备怀孕、怀孕和哺乳期妇女
围生期妇女
→ 是 → 禁用他汀类药物

阿司匹林适应证
A1：已经发生过血管病变
　心肌梗死
　心绞痛
　缺血性脑卒中
　外周动脉疾病
A2：心血管病变中高危人群
　男>50岁，女>60岁，
　合并至少下列一项危险因素
　血脂紊乱
　高血压
　吸烟史
　心血管疾病家族史
　蛋白尿
→ 是 → 阿司匹林治疗

他汀类药物适应证
心脑血管病史
年龄>40，合并至少下列一项危险因素
　高血压
　吸烟史
　心血管疾病家族史
　蛋白尿
→ 是 → 他汀类药物治疗

ACEI　血管紧张素转化酶抑制药；ARB：血管紧张素Ⅱ受体拮抗药；LDL-C：低密度脂蛋白胆固醇

图12-3　中国2型糖尿病防治指南（2013年）

管并发症之间存在因果关系。然而，除了关注血糖达标之外，还要避免低血糖事件和血糖的波动，在获益和安全之间寻找平衡点。高龄、病程长、血糖基线水平高和曾有高危心脑血管风险的老年病人，对低血糖耐受性差，低血糖可以诱发心脑血管事件，甚至导致死亡。因此，

血糖控制目标应遵循个体化原则，对于老年 2 型糖尿病病人，治疗的重点不是强化血糖达标，而是避免低血糖，减少心脑血管事件的发生，将血糖控制的目标放宽一些更适合；同时选用一些低血糖发生率低，肝、肾功能影响小的药物作为一线用药。

（3）明确治疗方案，注意识别药物的不良反应　①强调医学营养治疗和运动锻炼的重要性，所有的药物治疗必须是在此基础上的进一步治疗。②明确治疗方案，强调长期坚持用药。告知病人口服降糖药、胰岛素、降压药、降脂药、抗凝药的名称，剂量，用法和作用以及不良反应，并提供书面材料。如为了充分发挥药物的疗效，磺脲类药物通常于餐前半小时服用，α-葡萄糖苷酶抑制药类药物应于第一口饭同时服用，降脂药通常于晚饭后、睡觉前服用。为了减轻二甲双胍的不良反应，通常在餐中或餐后服药。另外，当血糖控制比较满意时，不能擅自突然停药，以免诱发糖尿病的各种急性严重代谢紊乱。③注意识别药物的副作用，教会病人观察药物的疗效和不良反应，尤其是低血糖症。

（4）掌握正确的胰岛素注射技术　注射胰岛素时需注意以下几点：①确定吃饭的时间后，再注射胰岛素。短效胰岛素、预混胰岛素需餐前 30 分钟皮下注射，胰岛素类似物则需要餐前即刻注射。②调整胰岛素剂量或更换胰岛素品种，在最初的两周内需密切监测血糖。③在胰岛素药效发挥最强的时刻，以及注射胰岛素后吃饭前，黄昏或夜间都尽量不要进行活动，以防发生低血糖。④做一张救助卡，注明姓名、病情、诊断情况、家庭联络方式，以及家庭医生的联络电话等信息，并随身携带。

4. 重视低血糖

（1）低血糖的诊断标准　对非糖尿病病人来说，低血糖症的诊断标准为血糖 < 2.8mmol/L。而接受药物治疗的糖尿病病人只要血糖水平 ≤ 3.9mmol/L 就属低血糖范畴。

（2）低血糖的临床症状　与血糖水平以及血糖的下降速度有关，可表现为交感神经兴奋（如心悸、焦虑、出汗、饥饿感等）和中枢神经症状（如神志改变、认知障碍、抽搐和昏迷）。但老年病人发生低血糖时常可表现为行为异常或其他非典型症状。夜间低血糖常因难以发现而得不到及时处理。有些病人屡发低血糖后，可表现为无先兆症状的低血糖昏迷。

（3）低血糖的可能诱因和预防对策　①胰岛素或胰岛素促分泌剂：应从小剂量开始，逐渐增加剂量，谨慎地调整剂量。②未按时进食，或进食过少：病人应定时定量进餐，如果进餐量减少，则相应减少降糖药物剂量，有可能误餐时应提前做好准备。③运动量增加：运动前应增加额外的糖类摄入。④酒精摄入，尤其是空腹饮酒：酒精能直接导致低血糖，应避免酗酒和空腹饮酒。⑤严重低血糖或反复发生低血糖：应调整糖尿病的治疗方案，并适当调整血糖控制目标。⑥使用胰岛素的病人出现低血糖时，应积极寻找原因，精心调整胰岛素治疗方案和用量。⑦糖尿病病人应常规随身备用糖类食品，一旦发生低血糖，立即食用。

（4）低血糖的治疗　糖尿病病人血糖低于 ≤ 3.9mmol/L，即需要补充葡萄糖或含糖食物。严重的低血糖需要根据病人的意识和血糖情况给予相应的治疗和监护（图 12-4）。

5. 精神心理调适　糖尿病漫长的病程、严格的饮食控制、大血管和微血管的各种危险因素以及其慢性并发症易导致病人产生苦恼、忧虑和抑郁等心理反应，对长期治疗缺乏信心，治疗的依从性差。另外，良好的情绪有利于使糖尿病病人的血糖达标并稳定，不稳定的情绪如抑郁、悲伤、精神紧张等可导致交感神经的兴奋性增加，引起肾上腺素分泌增加，血糖升高。因此，治疗前，对病人性格特点、个人生活经历中的应激情况和家庭背景等与疾病有关的因素进行全面了解和评估，给予病人适当的心理调适指导。

（1）认识和疏导负面情绪　指导病人正确处理糖尿病所导致的生活压力，树立与糖尿病长期斗争和战胜疾病的信心，合理面对疾病；针对病人的负性情绪，给予疏导、解释和安慰等，鼓励病人保持豁达、开朗的心境，并培养广泛的兴趣爱好。

（2）鼓励病人自我心理调适　对糖尿病病人进行教育，使其掌握各种自我放松和自我心

怀疑低血糖时立即测定血糖水平，以明确诊断；无法测定血糖时暂按低血糖处理

意识清楚者 → 意识障碍者

口服15~20 g糖类食品(葡萄糖为佳)

给予50%葡萄糖液20~40 ml静脉注射，或胰高血糖素0.5~1.0 mg，肌内注射

每15分钟监测血糖1次

血糖仍≤3.9 mmol/L，再给予葡萄糖口服或静脉注射

血糖在3.9 mmol/L以上，但距离下一次就餐时间在1小时以上，给予含淀粉或蛋白质食物

血糖仍≤3.0 mmol/L,继续给予50%葡萄糖60 ml静脉注射

低血糖已纠正：
·了解发生低血糖的原因，调整用药，伴意识障碍者，还可放松短期内的血糖控制目标；
·注意低血糖诱发的心、脑血管疾病；
·建议患者经常进行自我血糖监测，有条件者可进行动态血糖监测；
·对患者实施糖尿病教育，携带糖尿病急救卡，对儿童或老年患者的家属进行相关培训

低血糖未纠正：
·静脉注射5%或10%葡萄糖，或加用糖皮质激素
·注意长效磺脲类药物或中、长效胰岛素所致低血糖不易纠正，且持续时间较长，可能需要长时间葡萄糖输注
·意识恢复后至少监测血糖24~48小时

图12-4 低血糖的治疗方案

理调适的方法，包括转移、宣泄、音乐疗法、安慰、让步等。给病人制定糖尿病控制目标，激发病人对家庭和社会的责任感，鼓励自强，正确认识和对待疾病，争取糖尿病长期综合达标。

（3）参与集体活动 定期组织病人集体学习糖尿病的知识或座谈，以达到相互学习、相互启发、相互鼓励，提供糖尿病治疗的依从性。同时，也可以让病人参加集体娱乐活动，充实生活。

（4）建立社会支持体系 良好的家庭社会支持不仅为糖尿病病人提供有效的心理支持，使病人的情绪稳定，而且，家人及朋友的鼓励、强化和监督有利于提高病人饮食、运动、用药等依从性。加强对家庭成员或同伴对糖尿病认知的教育，引导其对病人的重视和积极支持，创造一个良好的身心休养环境。避免对病人施加压力。当病人出现紧张、焦虑或烦躁等不良情绪时，予以理解并积极疏导，必要时争取病人工作单位领导和同事的支持。

本章小结

糖尿病是胰岛素分泌的缺陷和/或胰岛素作用障碍所导致的一组以慢性高血糖为特征的代谢性疾病。我国糖尿病患病率显著增加。全科医生在临床工作中应根据糖尿病的危险因素筛查糖尿病高危人群，尽可能早期诊断和治疗。糖尿病的全科医学照顾包括开展三级预防，熟悉转诊或住院的原则，提供随访与复查、家庭和社区康复指导服务。三级预防的目标是延缓已发生的糖尿病并发症的进展、降低致残率和病死率，并改善病人的生存质量。糖尿病的并发症分为微血管并发症和大血管并发症。三级预防的策略是血糖控制、血压控制、血脂控制和阿司匹林的使用。对于糖尿病病人，全科医生应建立糖尿病档案及标准随访方案，教会病人及家属进行自我血糖/尿糖监测，全科医生应熟悉转诊或住院的原则，对糖尿病病人进行家庭和社区康复指导包括医学营养指导、运动锻炼指导、用药指导、病情监测指导、精神心理调适。

思考题

1. 糖尿病的三级预防是什么？三级预防的策略是什么？
2. 糖尿病的危险因素有哪些？
3. 什么情况下糖尿病病人应转诊到上级医院？

（欧柏青）

第十三章　社区急症的全科医学处理

学习要求

1. **掌握**　现场急救原则，心肺复苏术。
2. **熟悉**　现场急救特点，常用急救方法，转诊前处理，转诊指征、安全转运原则。
3. **了解**　社区常见急症的分类及处理，社区常见急症的预防。

第一节　社区常见急症

通常，全科医生是最早接触到急症病人的卫生专业技术人员。处理临床急症是全科医生应该掌握的基本技能。准确、及时、有效地运用急救技能，对于抢救病人生命、提高生存率和减少伤残具有非常重要的意义。

一、社区常见急症的分类及处理

社区常见急症可分为意外伤害与急性疾病。环境及理化因素损伤多为意外伤害，意外伤害（accident）是指外来的、突发的、非本意的、非疾病的使身体受到伤害的客观事件。而急性疾病更是涵盖临床各科各类疾病的急性发作，本章节因篇幅限制只能提到部分常见急症。因急救现场环境和医疗条件的限制，本章节描述的某些现场救护措施可能要到医疗机构才能够得以实施。

（一）创伤

创伤（trauma）是指因机械性致伤因素（暴力、高空坠落、跌倒、切割、挤压或交通事故等）作用于人体，造成的组织破坏和生理功能障碍。根据受伤部位的皮肤黏膜是否完整分为闭合性创伤（挤压伤、挫伤、扭伤、冲击伤、闭合性骨折、脱位等）与开放性创伤（火器伤、撕裂伤、刺伤、切割伤、擦伤等）。

（1）单纯的软组织损伤、四肢骨折、关节脱位，可仅表现为局部程度不等的疼痛、皮肤或黏膜破坏、因出血及皮下淤血而迅速出现的血肿等。伤员一般神志清楚，能正确提供受伤时间及致伤方式。

（2）两个或两个以上解剖部位同时发生的创伤，且至少一个部位威胁生命，称为多发性创伤。如颅脑创伤合并胸、腹部及其内脏损伤。头面部创伤常有意识及瞳孔的变化，往往伴有昏迷。胸部创伤常有肋骨骨折和血气胸，如果发生心脏及大血管的破损，伤者可当场死亡。腹部创伤常伴有肝、脾、肾等实质性脏器的损伤或破裂，可因大量内出血而休克。

创伤在社区急救时的询问查体应简要快捷、重点突出、迅速判断有无威胁生命的征象。应该先脱离危险环境，依次判断呼吸道是否畅通，有无循环功能不足及大出血，有无休克，不要因局部伤情而忽视身体其他部位的检查。要做到判断快、抢救快、转送快。为了不至遗漏重要伤情，检查时可以"CRASHPLAN"作为指导，C＝cardiac（心脏）、R＝respiratory（呼吸）、A＝abdomen（腹部）、S＝spinal（脊髓）、H＝head（头颅）、P＝pelvis（骨盆）、L＝limb（四肢）、A＝arteries（动脉）、N＝nerves（神经），在数分钟内根据伤情，对呼吸、循环、消化、泌尿、脑、脊髓以及四肢骨骼各系统进行必要的检查，然后按各部位伤情的轻、重、缓、急安排先后抢救顺序。防止窒息，保持气道通畅，清除口咽异物，昏迷病人可用口咽通气管，甚至气管插管。有外出血时立即予以包扎、止血。有休克表现时，应迅速建立静脉通路，快速输入晶体液。骨折时制动固定止痛。在社区条件许可时，开放性骨折应尽早清创，以免伤口再污染，增加继发急性骨髓炎的风险。做好离断肢体保存。最后安全转运。

（二）交通意外现场急救

全科医生处理交通伤人事故时应该积极参与伤员的急救。在保证自身安全的前提下，如先安全停车，开启警示灯，放置好警示牌；关闭车辆发动机，去除明火；呼叫警察与救护车；分拣伤员，决定急救优先顺序；评估病人气道、呼吸、循环状况，确定是否需要复苏；根据条件施行必要的基本生命支持，压迫包扎止血；在专业急救人员及设备（脊柱板、颈托等）到达前不要尝试移动可能有脊柱损伤的病人；不要给病人进食；用外套、毯子等给病人保温；如有休克表现应该静脉补液。做好必要的文书记录。

（三）淹溺

淹溺（drowning）是人浸没于水中，吸水入肺（湿性淹溺，wet drowning）或喉头痉挛（干性淹溺，dry drowning），造成窒息死亡，伴或不伴低体温。近乎溺死（near drowning）是指在水中窒息，但暂时没有死亡。淹溺多发生在儿童及青少年，而成人多与酗酒有关，80%发生在游泳场所。

不管淡水或海水淹溺，均为"低氧"的损伤，伴有继发的化学、细菌性肺炎，有时还伴有骨骼、软组织、脑、内脏的外伤，肺的气压伤等（如跳水）。还需注意在水中出现低体温（潜水反射，diving reflex），如掉入冰水会出现浸没综合征（immersion syndrome）而猝死。对冰水中淹溺的伤员，特别是儿童，甚至在超过1小时后仍有复苏成功并恢复完整神经功能的希望，故不要过早放弃。

急救目标是迅速纠正心搏停止、低氧、低通气、低体温和其他损伤。救治要点是实施有效的心肺脑复苏（CPR）和充分的呼吸管理，即从事故现场急救与初期复苏以及到医院内进一步救治的系统性、连续性措施，而以现场急救与初期复苏最为重要，主要包括脱离危险环境、心肺复苏术、进一步的复苏处理（如高级气道建立、复温处理）、转运及进一步抢救。

习惯使用的"排水"动作因有证据显示在复苏时水不会像别的异物那样梗阻气道，故不需浪费时间去做排水动作。

（四）烧伤

烧伤（burn）亦称灼伤、烫伤，指过度暴露于热源、化学腐蚀剂、电流或射线导致的组织损伤。损伤程度由热强度和暴露持续时间决定。急救除处理皮肤烧伤外，还需排除合并的烧伤性休克、吸入性损伤，而进一步诊治时还需处理感染、脱水、热量散失、多器官功能障碍综合征、瘢痕、关节挛缩等并发症。

烧伤的现场救护目的是维持病人的生命体征，防止进一步损伤，使病人有机会接受进一步的院内救护。第一是要评估气道，保持呼吸道通畅，维持呼吸。对所有重度烧伤伤员给予100%的氧气吸入，如有吸入性烧伤时可能需早期气管插管，以免水肿后无法插管，紧急时可行环甲膜穿刺或气管切开保持通气。第二是保证心输出量和组织灌注。在现场条件下可能无法做到标准的补液，但需给予晶体液行液体复苏，让病人有机会度过休克高潮期安全完成转运。第三是创面处理，清洁、消毒并去除烧伤处的所有衣物，清洁冷水（15～25℃）冲洗烧伤创面，特别是化学烧伤应冲洗烧伤部位0.5～2小时左右，碱烧伤用3%硼酸水、酸烧伤用

5% 碳酸氢钠溶液反复冲洗，某些粉末需先清除再用水冲，以免与水反应，但不要过分冷却肢体，也不可用冰块给烧伤部位降温。用 0.9% 氯化钠注射液棉球或纱布清除创面异物，创周用 0.1% 氯己定或聚维酮碘消毒。但聚维酮碘可能导致烧伤部位对碘的吸收，外观呈现"黄褐色焦痂"，使清创更加困难。眼部烧伤需用最近的干净水源立即冲洗，即使它不是无菌的，特别是碱化学烧伤时须冲数小时，避免冲洗时损伤另外一只眼睛。用无菌纱布，无条件时用干布巾、清洁被单、衣服覆盖或简单包裹，覆盖所有烧伤区域，避免创面再受损伤及感染。烧伤部位在清洁后可涂抹 5% ~ 10% 磺胺嘧啶银软膏。不要戳破水疱，减少感染概率。为了避免止血带样效应发生，应取下伤肢上所有的戒指、手表和其他珠宝等物品。第四是止痛。第五是尽快转送。注意不要在病人休克高潮时进行转送。

（五）电击伤

电击伤（electrical injury）俗称触电，指电流通过机体时对通路上的组织产生的损伤。损伤的大小由电流通过人体时的路径、大小、持续时间、皮肤的电阻等决定。表现为皮肤如黄棕色焦痂样皮损，深部损伤可导致致命的心跳停搏或室颤及脑干损伤，导致中枢性呼吸衰竭及意识障碍、神经元死亡、血管损伤、凝固性坏死、骨折等。直流电多引起心脏停搏，或肌肉的单次收缩（常将触电者震开），并产生电解作用。低频交流电多导致室颤、肌肉强直收缩、抽搐。一般 10mA 的交流电是人体的摆脱电流，超过时肌肉会不受大脑神经控制而持续强直收缩，导致无法摆脱电源。注意有时皮肤损伤很轻微而深部组织却损伤很重。横纹肌溶解时可能继发肾衰竭。

现场评估救护顺序：①脱离电源；②稳定气道、呼吸和循环；③确定损伤情况；④补液；⑤创面处理，在清洁后抹上磺胺嘧啶银软膏；⑥其他处理：保护脊柱；缓解疼痛；防治癫痫；包扎固定骨折。急性休克期处理后转诊进一步诊治。

（六）急性中毒

急性中毒（acute poisoning）指大量有毒化学物质在短时间内进入人体后，达到中毒量而产生全身性损害。

1. 一氧化碳中毒　工业生产及生活中的煤气泄漏，煤炉、燃气热水器使用不当等都会导致一氧化碳中毒（carbon monoxide poisoning）。每年因 CO 中毒而死亡的人数居各种意外中毒死亡的首位。CO 与氧争夺血红蛋白，形成稳定的碳氧血红蛋白（CO 与血红蛋白的亲和力比氧强约 250 倍），严重影响氧的输送；CO 与线粒体细胞色素酶 a_3 等结合影响氧利用；CO 与肌红蛋白结合影响肌肉功能。CO 中毒主要引起组织缺氧，出现头痛、乏力、恶心、抽搐、意识障碍、呼吸困难、生命体征改变、MODS（多器官功能障碍综合征）至死亡。严重时抢救后仍有迟发性脑病等后遗症。

现场急救以脱离环境、高流量吸氧为主，心跳呼吸停止时予心肺复苏术，脑水肿时甘露醇加地塞米松脱水，抽搐时用地西泮控制。危重者在生命体征稳定时马上转有高压氧的医疗单位进一步诊治。

2. 镇静催眠药中毒　镇静催眠药是指具有镇静、催眠作用的中枢神经系统抑制药，如苯二氮䓬类、巴比妥类、吩噻嗪类等。主要表现为中枢神经、呼吸、心血管系统的抑制及继发的呕吐物误吸等。

现场急救：若病人清醒时先自行催吐，维持呼吸道通畅、预防误吸为主，转运到医院后可洗胃、氟马西尼拮抗治疗等。

3. 急性有机磷杀虫剂中毒　急性有机磷杀虫剂中毒（acute organophosphorus pesticide poisoning）常见于生产、使用、自服、投毒、食品污染、战争恐怖活动中接触。主要导致体内胆碱酯酶受抑制，乙酰胆碱蓄积使胆碱能神经及部分中枢神经功能过度兴奋、抑制和衰竭，产生中枢神经系统症状、外周毒蕈碱（M）样症状、烟碱（N）样症状和中间（肌无力）综合征等。有机磷杀虫剂中的杂质也会造成肺、肝、心功能损害等非胆碱酯酶抑制的毒理作用。

现场急救：防止再吸收（清洗、脱离现场、催吐、洗胃）；处理病人的休克、急性呼吸衰竭、心搏骤停、癫痫持续状态、昏迷等并发症；抗胆碱药（阿托品注射液 轻度：每1~4小时1~2mg皮下注射，中度：每30分钟2~5mg肌内注射，重度：每5~10分钟5~10mg静脉注射，早期、足量、反复使用阿托品直到阿托品化）；胆碱酯酶复能剂（氯磷定注射液早期、足量、重复和足疗程使用）；在生命体征稳定时马上转诊。

4. 百草枯中毒 百草枯为速效触灭型除草剂，可经胃肠道、皮肤和呼吸道吸收，我国报道以口服中毒多见，导致口腔黏膜糜烂、溃疡、肺纤维化等，一般剂量服用者多2~3周内死于肺衰竭，大剂量服用几天内会因多器官衰竭死亡。急救治疗以催吐洗胃为主，禁止吸氧。转运到医院后可补液、透析等治疗。

5. 吗啡类药物中毒 随着癌症病人生存期延长已转变为慢性可控疾病，癌痛控制的理念改变，吗啡类药物大量应用，社区中的癌痛病人会长期口服吗啡、羟考酮或外贴芬太尼等药物，一旦过量会导致呼吸抑制、意识障碍。急救治疗以维持呼吸道通畅，人工呼吸，纳洛酮静脉注射解救为主。

6. 急性酒精中毒 急性酒精中毒（alcohol abuse）是指短时间内一次饮用超量酒精饮料后出现急性中毒症状，又称"醉酒"。乙醇（俗称酒精）主要在肝脏中代谢，先由醇脱氢酶转化为乙醛，再由醛脱氢酶转化为乙酸，再分解为水和二氧化碳。酒精小剂量中毒可解除γ-氨基丁酸对脑的抑制，产生兴奋效应，随着剂量增加，可依次抑制小脑、网状结构和延髓中枢，引起共济失调、昏睡、昏迷及呼吸和循环衰竭，同时会干扰代谢引起乳酸增多、酮体蓄积，引起代谢性酸中毒，还可使糖异生受阻，引起低血糖症，长期饮酒常伴随肝功能异常与营养不良，大量饮酒还会诱发胃出血等。急救治疗以维持呼吸道通畅，防止误吸，维生素B$_1$100mg静脉注射，一日1次连续3天，防治韦尼克脑病，0.9%氯化钠注射液扩容、利尿，促进代谢为主。

（七）中暑

中暑（heat illness）泛指高温、高湿环境对人体的损伤。按严重程度递增顺序可细分为4型。①热昏厥（heat syncope）：血管扩张及血容量不足导致突然低血压脑血供不足而意识丧失；②热痉挛（heat cramp）：大量出汗脱水、电解质损失，后单纯饮淡水致稀释性低钠血症，引起骨骼肌痛性痉挛、颤搐；③热衰竭（heat exhaustion）：脱水、电解质缺乏、发热、头晕、恶心、头痛、极度乏力，但体温调节系统尚能工作，有汗；④热射病（heat stroke）：在热衰竭基础上再进一步发展，体温调节中枢功能失调而引起高热及中枢神经系统症状在内的一系列症状体征，多无汗。

其他相关的还有先兆中暑、轻症中暑等概念因定义较含糊或与许多夏季感染性疾病的早期表现难以鉴别，尽量不用。民间喜欢将暑天发生的大部分疾病统称为中暑，事实上很多仅为病毒或细菌感染的早期表现（如感冒、胃肠炎等），需注意鉴别。同时，有些地方民间还流传中暑不能静脉补液的错误观点，应当加强对公众的正确引导。

1. 热晕厥的急救 主要通过取平卧位、将腿抬高、保证脑血供、降温、补充容量（喝水或输液）即可恢复。

2. 热痉挛的急救 主要通过阴凉处休息、补充含钠饮料（恢复到正常血钠需数天），同时可采取被动伸展运动、冰敷或按摩来缓解痉挛。

3. 热衰竭与热射病的急救 一旦诊断马上开始降温（蒸发降温）与静脉补液，0.9%氯化钠注射液、5%葡萄糖氯化钠注射液或林格液均可，2~4小时内可补充1000~2000ml液体；并根据病情判断脱水的类型，以确定后续补液的种类。若为热射病还需实施气道管理，在维持呼吸、循环的基础上尽快降温到39℃以内。在生命体征稳定后立刻转诊。

（八）冷损伤

冷损伤（cold injuries）指身体全部或局部暴露于冷、湿环境导致的损伤，分为全身性与局部性冷损伤。全身性冷损伤如低体温（hypothermia）俗称冻僵，中心体温低于35℃。局部性冷损伤又可分为冻结性（freezing）或非冻结性（nonfreezing），常见于面颊、鼻子、耳郭、手指、脚趾等四肢或暴露的面部皮肤。低体温急救应先脱离冷环境，然后迅速转运，现场或途中有条件的可用热水袋等加热身体躯干部位，如颈部、腋窝等，或用电热毯升温。转运时尽量取卧位，保证脑部血供。局部性冷损伤急救重点是防止继续受冻及额外的机械性损伤。迅速脱离寒冷环境，在现场通过去除湿冷的衣物，擦干、更换为干燥的衣物来使患处保温。可使患肢紧挨着身体温暖的部位，如把手放在对侧腋窝，或利用热水袋局部加温来保温及复温。但注意不要在仍有可能再次冰冻时去复温患肢，冻结—融化—再冻结会加重损伤，因此在野外等医疗条件不具备时仅做保温处理而不复温。应迅速转运，途中必须有良好的保暖条件和措施，并通过进食补充热量。抬高患肢平或高于心脏，促进静脉回流减轻胀痛。触摸冻伤部位要尽量轻柔，以免弄破皮肤，防止二次机械性损伤。同时，伴低体温病人注意维持气道呼吸循环。

（九）毒蛇咬伤

蛇咬伤为蛇的牙齿对组织造成的穿刺伤，伴或不伴毒液注入。轻者伤口周围疼痛、肿胀、变色和诱发过敏，重者可导致内出血和心脏、呼吸系统以及肾衰竭，造成死亡。毒蛇咬伤时毒素最主要被储存在皮下组织，再通过淋巴及血液扩散，对机体可能产生局部组织损伤、凝血系统异常、神经毒性、心血管毒性、继发感染等影响。可通过有无毒牙痕来初步判断是否有毒。不能排除毒蛇咬伤时，需迅速转运到有条件诊治的医疗机构，除非需要开放气道人工呼吸或胸外按压等紧急处理。转运时使病人置于休息体位如平卧，患肢平心脏或稍低于心脏水平，保持镇静，尽量少动，有条件的用夹板固定患肢，或使用压力固定带包扎整个被咬肢体，降低淋巴液流通速度，在现场环境可用女性的连裤袜、健美裤等替代。不建议使用止血带、橡皮筋等收缩性的物品绷扎，以防止错误阻断血循环而导致肢体坏死。因现场环境处理伤口有难度，可在不影响转运的条件下进行，如用清水清理伤口，不要尝试切开、挤压或用口吸吮。

（十）高热

口温超过39℃以上称为高热（high fever），41℃以上称为超高热。常见于急性感染或非感染（风湿、中暑）性疾病等。儿童高热常诱发惊厥发作。社区急救可同时采取物理降温与药物降温，明确病因并作相应处理或者转诊。

（十一）急腹症

急腹症（acute bellyache）的常见病有急性胃肠炎，溃疡穿孔，急性胰腺炎，胆囊炎，急性阑尾炎，肠梗阻，脾破裂，肾、输尿管结石，急性心肌梗死和宫外孕破裂等。诊断明确时，可根据条件做对症处理，如果无法明确病因，或不排除需要手术时尽快转诊；在确诊前不用吗啡类止痛药，以免掩盖诊断线索。

（十二）上消化道出血

病人有黑便、呕血等表现时，考虑有上消化道出血。常见于消化性溃疡、食管胃底静脉曲张破裂、急性胃黏膜病变，剧烈呕吐可能会诱发食管贲门黏膜撕裂综合征。社区急救可立刻给予质子泵抑制药、补液、口服冰去甲肾上腺素、凝血酶粉等处理，预防呕吐误吸，生命体征平稳后尽快转诊。

（十三）高通气/呼吸性碱中毒

多见于紧张、癔症病人。向病人解释产生症状的原因（心动过速是因为惊恐产生的肾上腺素；感觉发麻与头晕是因为恐慌导致的过度通气引起呼吸性碱中毒）；可计数吸、呼次数并慢慢地减慢呼吸频率；用大纸袋罩在嘴巴上用嘴慢慢呼吸，使呼出的二氧化碳能被吸回体内；可服用普萘洛尔、地西泮等。

（十四）致命哮喘发作

峰值呼气流速（PEF）低于33%的预计值或个人最佳值。表现为氧饱和度低下、发绀、静默肺、低血压、神志改变等。急症处理：给氧；注射用甲泼尼龙40mg或氢化可的松100mg静脉给药；大剂量β受体激动药（如沙丁胺醇5mg或特布他林10mg）雾化吸入。尽快转诊。必要时气管插管并麻醉后人工呼吸。

（十五）急性会厌炎

快速起病，表现为流口水、吞咽困难、呼吸困难，少数病人病情凶险，很快窒息。社区急救可立刻给予肾上腺素皮下注射＋地塞米松静脉滴注＋抗生素静脉滴注治疗，必要时气管插管或气管切开，尽快转诊。

（十六）喉气管支气管炎

表现为喉头哮吼。可马上用肾上腺素0.5mg雾化吸入，地塞米松10mg静脉注射。

（十七）鼻出血

检查是否在抗凝、抗血小板、服用非甾体类解热镇痛药；评估血压与出血的关系。常规处理：捏紧鼻翼10分钟；鼻梁部冰敷；前仰防止血液后流。若血没止住且能看到出血点，可局部麻醉后硝酸银棉签烧灼，外用抗菌软膏1周。若出血量很大并半小时内都止不住，则马上联系转诊，在转运前可用纱布等填塞处理。

（十八）异物吸入

各类异物意外进入气管和支气管，往往与在工作中或进食时的不良习惯有关，加之一个突发因素即可发病，尤以儿童较为突出。儿童生长发育不健全（牙齿未出齐，咀嚼功能不完善，咽喉反射保护功能不健全等），加上突发因素如哭、笑、跌跤、吵闹等，异物容易落入呼吸道。参考本章"异物窒息处理"部分。

（十九）张力性气胸

一旦确诊，行胸腔穿刺术，使病人取坐位，用大号针头在患侧胸锁骨中线第二肋间进行穿刺或置管排气；急症转诊。

（二十）晕厥

各种原因造成大脑暂时性供血障碍而出现的一过性意识丧失，伴有肢体肌张力消失，以致不能维持正常直立体位。此时各种反射仍然存在，意识丧失持续数秒钟或几分钟而能够自行恢复。晕厥（syncope）可分为神经介导性晕厥、直立性低血压晕厥、心律失常性晕厥、器质性心脏病或心肺疾患所致晕厥、脑血管性晕厥等。社区急救：将病人置平卧位，将腿抬高，保证脑血供后多能缓解，积极检查明确晕厥病因，对因治疗，并避免诱发因素。

（二十一）昏迷

昏迷（coma）为历时较长的意识丧失，常见于：①药物性，镇静安眠药、阿片类、酒精、一氧化碳中毒；②心血管性，心律失常、心肌梗死、主动脉瘤破裂；③中枢神经性，癫痫、脑积水、脑水肿、脑震荡、脑出血；④内分泌代谢性，低血糖、高血糖、低体温、垂体功能低下；⑤感染性，脑膜炎、败血症、肺炎。社区急救目的在于排除容易明确及治疗的昏迷原因，如纠正低血糖等，稳定病人生命体征，并马上转诊。

（二十二）眩晕

眩晕（vertigo）是因机体对空间定位障碍而产生的一种动性或位置性错觉，发作时意识始终清楚。有时伴有恶心、呕吐。需要鉴别偏头痛、前庭神经炎、迷路炎、梅尼埃病、外淋巴瘘、良性阵发性位置眩晕（BPPV）、听神经瘤、慢性中耳炎、后循环供血不足、脑干小脑缺血（出血）、多发性硬化等病因。社区急救可予倍他司汀、非那根、地西泮等治疗，若诊断为 BPPV 可尝试手法复位耳石，必要时转诊明确病因。

（二十三）抽搐

多数抽搐仅为一过性，接到有病人抽搐发作的电话时，若此时赶往现场可能抽搐已终止，此时可先在电话里指导病人身旁的人：呆在抽搐者旁边，去除周围可能威胁病人的物件，尽量使病人侧卧位。若为患儿且有发热，尝试予降温（去除衣物、用水擦浴）。如抽搐持续，给予地西泮 5～10mg 静脉注射，维护气道与呼吸。后续处理：若为成人未确诊的抽搐发作或儿童非高热引起的未确诊的抽搐发作，需转诊到神经内科进一步检查。

（二十四）低血糖症

血糖降至正常值以下，出现心悸、出冷汗、饥饿，甚至昏迷等低血糖症状。常见于糖尿病病人降糖药物过量，饥饿，偶见于胰岛 β 细胞瘤等。急救处理：马上高糖（50% GS 20～40ml）静脉注射；在病人恢复神志后予口服补糖；发作后 1 天内多次监测血糖；检查低血糖原因。

（二十五）糖尿病酮症酸中毒/糖尿病高渗昏迷

马上转诊到上级医院。在等待转诊时可予静脉补充 0.9% 氯化钠注射液、皮下注射胰岛素等。

（二十六）危重过敏反应

危重过敏可能存在嘴、舌水肿，喘鸣，血压、心率改变，皮疹等。社区急症处理：确保病人舒适，如果血压低，让其平卧位，下肢抬高；伴有呼吸困难不能平卧者，可坐位或半卧位；给氧；使用抗组胺药物如氯苯那敏、非那根等；如有休克、气道水肿、呼吸困难表现，马上肾上腺素 0.25～0.5mg 皮下注射或肌内注射，必要时 5 分钟后重复；氢化可的松 100～500mg 静脉滴注；支气管扩张剂吸入；严重低血压时快速大量静脉补液；在病情稳定后立即转诊（告知病人过敏可能会再发，需监护，需转诊进一步诊治）。

二、社区医疗单位急救的设备、药品及人员配置

社区医疗单位作为基础保健（primary care）机构在分工上与负责重病、急诊和手术治疗的医院等次级保健（secondary care）机构应有明确区分，在急救设备、药品种类及人员配置上难以做到全面，但需满足基本抢救的需要，为转运及进一步诊治争取时间。

（一）社区医疗单位处理急症的基本配置

1. 人员 全科医生，护士。

2. 急救器材 ①监护诊断检查器材：听诊器、血压计、体温计、心电监护仪、峰流速仪、氧饱和度仪、耳镜、检眼镜、手电筒、压舌板、手套、棉签等。②呼吸维持器材：简易呼吸器、口咽通气管、氧气、吸氧设备、吸痰设备。③搬运设备：硬质担架、夹板、颈托、枕头、毯子等。④手术包扎止血器材：清创包、胸穿包、导尿包、换药包、纱布、止血带、绷带、三角巾、剪刀、镊子等。⑤其他：注射器、输液器、留置针。有条件需配备除颤仪等。

3. 急救药品 ①注射液：肾上腺素、阿托品、胺碘酮、利多卡因、地西泮、甲氧氯普胺、非那根、氢化可的松、地塞米松、呋塞米、50% 葡萄糖注射液、吗啡、纳洛酮、氟哌啶醇、奥美拉唑、0.9% 氯化钠注射液、5% 葡萄糖氯化钠注射液、甘露醇。②口服药品：氯苯那敏、口服补液盐、阿司匹林、对乙酰氨基酚、布洛芬、泼尼松、地西泮、硝酸甘油。③其他剂型药品：沙丁胺醇气雾剂、抗生素眼药水眼膏、开塞露、吲哚美辛栓剂、聚维酮碘消

毒液。

4. 后勤保障 交通工具，移动电话、固定电话（带录音功能），社区地图，急救中心、各专科医院的急诊室电话号码。

5. 规章制度 值班制度，急救流程，医师职责，急救登记，管制药品登记等。

6. 设备与药品的维护 平时抢救复苏设备等并不常用，医务人员需知道如何获取设备，并定期维护充电，练习各种设备的使用。定期核对急救药品数量，替换过期药物。

（二）社区医务人员急症处理的基本训练和能力

1. 接受急救培训 掌握医疗急救呼叫及转诊方法；掌握急救常用技术：止血、包扎、固定、搬运、心肺复苏等；掌握除颤方法；掌握常见意外伤害的处理；掌握常见疾病急性发作的处理，并经常进行心肺脑复苏、骨折及创伤包扎、运送等基本操作的模拟训练，使技术常练常新。

2. 识别急危重症 不漏诊急危重症需要全面扎实的医学知识与敏锐的识别能力，部分急症可能较隐匿难以早期识别，如脑膜炎早期可仅表现为发热头痛类似感冒；中毒性肾衰竭病人就诊可能仅描述轻度乏力、水肿，却忽略几天的无尿。

3. 严重程度评价及分级分拣能力 现有各种评分系统用于标准化疾病轻重，不常用时容易忘记，因此，可运用最原始的直觉评估，但这也是一种临床决策，离不开专业知识经验和技巧。

4. 自学和发展能力 社区急症千变万化，不可能在教材里涵盖所有疾病，全科医生也不可能单凭记忆去处理。但急症有自身的规律模式，全科医生需有自学和发展能力，能举一反三，运用移动上网设备随时查到各种急症的识别与处理。

5. 团队协作能力 急症抢救不是单个个体能力的体现，需要团队成员的整体协作。团队配合不熟练，会延误宝贵的抢救时间，降低抢救质量。

三、社区急症出诊服务

又称为急诊性家访，如转运前的紧急处理：现场心肺复苏。无法活动或搬动的病人：椎间盘突出、哮喘发作、昏迷、眩晕病人；包扎止血；年龄大、生活不能自理者。

1. 出诊前准备 车辆、移动电话、详细社区地图、急救药箱与出诊设备包（血压计、便携式心电监护、氧饱和度监护、简易呼吸器等按需配置并保证有电）、常用急救电话单。

2. 出诊时准备 记录时间、病人及其家人的姓名、年龄、电话号码（最好备多个号码，如座机加接车人手机号）、详细地址；问清楚病人需要什么救护并告知现在病人或家属应该做些什么；填写必要的病历（包括到达前的建议，病人的用药种类、过期时间、批次等）；怀疑现场有暴力事件时不能单独前往，需请求警方陪同；告知留守同事出诊的去向和时间。

第二节 现场急救

一、现场急救的特点

院前急救（first aid）又称初步急救，包括现场急救和途中运送。

1. 时间紧迫 时间就是生命。"黄金1小时"指伤后开始1小时内的时间，此期间能连续性地获得院前、院内抢救，能够大大提高生存率。而对于需复苏的严重创伤病人伤后前10分钟更是被称为"白金10分钟"，能否早期获得急救直接决定生死。

2. 急救现场条件差或有险情 如现场狭窄、昏暗、人员嘈杂，甚至还存在险情。为了保护伤员及施救者的安全，防止继续受损，需帮助伤员迅速离开险境转运到安全地带，如脱离火场、断开触电线路、离开有毒环境等。此时施救者需量力而行，必要时呼叫及等待公安、消防等部门协助。

3. 体力强度大 现场可能在交通不便的偏僻地区、高层，现场心肺复苏、搬运都需要消耗大量体力。

4. 病情复杂多样 急救现场可发生各种急危重病，涉及各临床专业。

5. 对症治疗为主 受限于现场诊治条件，往往无法确诊明确病因，经常只能对症治疗。

二、现场急救的原则

现场急救的目的不是根治疾病，关键是必要的心、肺、脑复苏，保持呼吸道通畅，止血，包扎，骨折固定等，为安全运送创造条件，在社区现场急救时若无条件可不必强调专业医疗器材或严格的无菌操作，利用任何手边可用东西来止血、解除气道阻塞、固定骨折等。强调"活着到医院"。

1. 先复苏后固定 心肺复苏术优先于骨折固定，即使是可疑颈椎损伤也不先上颈托，但需1人固定头位。

2. 先止血后包扎 同时有大出血与伤口时先处理出血问题，再处理创面。

3. 先重伤后轻伤 若现场病人过多而医疗资源不足时只能先分拣（triage），即按照病情严重程度来决定提供医疗服务的优先顺序，以确保病人能够根据其病情的紧急程度得到及时和适当的治疗。

4. 先救治后运送 过去遇到重病人，常常先送后治，延误了抢救时机。大量实践证明，救治越早，存活率越高。

5. 急救与呼救并重 现场只有一个施救者时，尽量利用手机等移动通讯工具，启动免提功能来呼救，在呼救同时不耽误急救。

三、常用现场急救方法

（一）心肺复苏术

心肺复苏术（cardiopulmonary resuscitation，CPR）指对心脏、呼吸骤停所采取的救治措施。心搏骤停（sudden cardiac arrest，SCA）的常见原因：各种心脏病，如冠心病、心肌病及急性心肌炎，电击，溺水，药物过量，气道异物，颅脑损伤，脑血管意外等。研究发现，40%的院外SCA由室颤所致，院外室颤所致SCA病人如在3~5分钟内得到CPR和除颤，生存率可提高到49%~75%，而CPR每延迟1分钟，室颤所致SCA病人的生存率将下降7%~10%。

1. 基本生命支持 基本生命支持（basic life support，BLS）是心肺复苏第1阶段，又称为Ⅰ期复苏或初级复苏，指施救者在院前没有仪器、设备的情况下使用的心肺复苏术，包括识别突发SCA、各类心脏事件、卒中、气道异物梗阻等，应及早心肺复苏和除颤。

（1）BLS流程 首先确认现场安全，保证施救者与病人的安全。判断病人是否无反应，若无反应就呼叫其他人帮忙，自己或让他人用电话等呼救，启动应急反应系统，去取除颤仪等急救设备，并在10秒内同时完成呼吸与脉搏检查。若存在脉搏和呼吸，可仅先严密监护，摆复苏体位，等待其他救护人员到达。若无呼吸或仅是喘息，但是有脉搏则开始单纯人工呼吸，每分钟10~12次（每5~6秒1次），然后每2分钟再判断脉搏。若无呼吸或仅是喘息，且无脉搏，就马上开始心肺复苏，每5个CPR循环后，再次判断呼吸和脉搏。CPR直到除颤仪到达后再决定是否需除颤。1次除颤后再做5个CPR循环（2分钟），重新确定是否再次除颤。重复以上周期，直到病人好转或高级复苏生命支持团队到达或已出现可靠的不可逆性死亡征象。

（2）胸外按压要点 CPR的顺序：CAB，先胸外按压（C，circulation），再开放气道（A，air way），后人工呼吸（B，breath），比例30:2；按压速率：100~120bpm；成人按压深度：至少5cm，不超过6cm；按压部位：一手掌跟放于胸骨下半部，另一手平行重叠压在其手背，两手手指相扣，用掌根按压，四指交叉抬起不接触胸壁；姿势：手掌根长轴和胸骨长轴一致，上肢一直线，双肩对双手，手不离胸，臀为关节点；每次按压后使胸廓充分回弹；尽量减少按压中断（限制在 10 秒内）；病人体位：仰卧位，平卧地上或背部置硬板。

（3）开放气道要点　清理气道异物或分泌物，取出假牙；用仰头抬颏法开放气道；怀疑颈椎损伤时，使用托颌法，如果无法开放气道，仍采用仰头抬颏法（CPR 中持续开放气道、保证通气很重要）。

（4）人工呼吸要点　无论有无人工气道，每次吹气应超过 1 秒，且见胸廓抬起。口对口人工呼吸：一手捏紧病人鼻孔，正常吸气（防施救者头晕），双唇封住病人口外部，吹气，然后离开病人口唇，松开捏紧的鼻孔；简易呼吸器：一手以"CE"手法固定面罩，一手挤压球囊，每次送气 400~600ml；若与胸外按压配合，简易呼吸器或口对口的人工呼吸按 30∶2 比率进行；若有高级气道（气管插管、喉罩、食管气管联合导管）则无比率关系，按每分钟 10 次（每 6 秒 1 次）频率行进通气。非专业人员做 CPR 时可仅做胸外按压而不要求人工呼吸。

（5）除颤步骤要点　开机选 Paddle 导联；选能量：单相波选 360J，双相波选 120~200J；两电极板上涂导电糊或裹盐水纱布；放电极板，常用部位为心底部电极放右胸上部，右胸骨旁第二肋间，锁骨下，心尖部电极放左胸外下部，第五肋间左锁骨中线与腋中线间，女性在乳房组织下，用力紧压；用波形显示确认存在室颤或快速室速；若室颤同步开关置于"非同步"；按"充电"钮，待充电完成；嘱他人不要接触病人及床铺；两拇指同时按紧手柄上的"放电"按钮完成 1 次除颤（defibrillation，D）；移去电极板并马上开始心肺复苏 2 分钟；判断心电活动，决定是否再除颤。若使用自动体外除颤仪（AED）则按照语音提示进行操作。

（6）复苏体位　复苏体位（recovery position）实际上是"复苏后"的体位，即侧卧位。对恢复或有呼吸循环体征者，无脊柱损伤时就可采用，防误吸，减少舌根后坠，维持气道开放；也可用于醉酒、脑卒中、心脏病、癫痫、神志不清等情况。

2. 高级生命支持　高级生命支持（advanced cardiovascular life support，ACLS）是心肺复苏第 2 阶段，又称Ⅱ期复苏，即在 BLS 的基础上进行电或药物治疗，同时进行病因诊治，消除病因。

（1）ACLS 流程　病人到达；医生或护士到达：判断环境、意识、呼吸，叫帮忙或医院应急预案启动；摆好病人体位；医生开始按压，护士取除颤监护仪并摆好电极，心电监护；判断是否为可除颤心律，如为不可除颤心律（无脉搏电活动/窦静止）医生继续 CPR，护士建立静脉通路，用肾上腺素，呼叫建立高级气道，治疗可逆病因，2 分钟后再判断能否除颤；如为可除颤心律，医生开始除颤后继续 CPR，2 分钟后再判断能否除颤；若 2 次除颤后未复律，护士再用肾上腺素，呼叫其他医生建立高级气道；若 3 次除颤后未复律，用胺碘酮并治疗可逆病因（低氧、休克、电解质酸碱紊乱、低体温、张力性气胸、心包填塞、中毒、栓塞等）。

（2）肾上腺素用法　1mg 静脉注射，必要时每 3~5 分钟重复。

（3）胺碘酮用法　5mg/kg，静脉注射，用药后再次除颤，2 次除颤后仍无效，再给胺碘酮 2.5mg/kg。

（二）止血

外伤后活动性出血时需止血。现场一般采用加压包扎止血法，如为大出血可先用指压止血法临时过渡，必要时用止血带。

（1）加压包扎止血法　先将无菌敷料或干净布料覆盖在伤口上，再以绷带、三角巾等以适当压力包扎。

（2）指压止血法　用手指、手掌压迫近心端动脉，压向深部骨骼上，阻断血流以临时止血。可能的话抬高患肢。

（3）止血带止血　用于四肢大出血。上肢在上臂上 1/3、下肢在股中部，用软织物衬垫后再用止血带或类似物绑扎，以出血停止远端不能触及动脉搏动为宜。因错误使用可能存在缺血和肢体坏疽以及休克甚至死亡等副作用，故仅在直接压迫无效或无法直接压迫，且施救者接受过止血带培训时使用。需记录使用时间，每隔 1 小时松开 2~3 分钟，总时间不宜超过3 小时，松开时局部压迫止血。

（三）包扎

现场包扎是为了减少污染、固定敷料和骨折、压迫止血等目的。用纱布、卷轴绷带、三角巾，或现场的干净毛巾、衣物等缠绕包裹。卷轴绷带常有环形、蛇形、螺旋形、回返型、8字型包扎法，三角巾有头顶部、头顶风帽式、单肩、双肩、单胸、双胸、腹、臀、手、足包扎法等。

（四）固定

固定用于四肢、脊柱、骨盘骨折等，以限制骨折部位活动，减少损伤，减轻痛苦，便于搬运。可用夹板、现场的木棍等置于骨折肢体两侧，皮肤接触部位垫敷料，用绷带使患肢固定到功能位。

（五）搬运

搬运是为了及时迅速安全地转运病人至安全地带，防止再次受伤或获得进一步治疗。

（1）徒手法　在无脊柱损伤时可用单人的抱法、搀扶法、背驼法，双人的座椅法、轿杠法、拉车法等。

（2）担架法　可调整病人到适当体位（仰卧、侧卧等）；腹腔内脏脱出时，保持仰卧，屈曲下肢，腹部保温；骨盆损伤时，仰卧于硬担架，双膝略屈，其下加垫；疑有脊柱损伤时用颈托、脊柱板担架固定（移上担架需 4 人，1 人扶持固定头颈部，保持颈椎和胸椎线一致，2 人手交叉侧翻躯干下肢保持脊柱不移位，1 人将脊柱板插入侧翻病人后方，恢复仰卧后多人一起移到脊柱板中央，固定头、胸、骨盆、大腿、小腿部位）；扣好安全带；足前头后方向转运，方便后方抬担架人员观察病人状况。

（六）异物窒息处理

（1）窒息者神志清醒仍能呼吸时　鼓励病人持续咳嗽。

（2）窒息者发绀但仍有神志时　嘱病人弯腰前屈；去除口腔假牙等异物；拍背法：施救者站到病人侧后方，一手在病人前胸扶着病人弯腰前屈，另一手掌根快速拍击病人肩胛骨之间的背部，最多 5 次；若无效改为腹部冲击的海姆立克法（Heimlich Maneuver）：病人弯腰前屈，施救者从背后环抱病人上腹部，一手握拳置于剑突与肚脐之间，另一手握紧握拳的手，突然快速向上向内施压，最多 5 次；如果窒息仍未缓解，再次用手指扣病人口腔，以排除异物，然后持续轮替 5 次拍背法与 5 次海姆立克法，直到好转或丧失神志。

（3）窒息者发绀神志不清时　头部侧偏，从口腔去除可见的梗阻物；抬颏开放气道；开始人工呼吸；若 5 次人工呼吸尝试发现气道能开通，即开始心肺复苏术；若发现气道无法开通，则做 15 次单纯的胸外按压后再查看口腔内梗阻物是否排出；若排出，则开始有人工呼吸的心肺复苏术；若没有，则重复以上步骤。

（七）降温

1. 物理降温

（1）蒸发法降温　置于凉快、通风的地点；松开去除衣物，尽量多地暴露皮肤；用冷水（如 15℃）喷或擦拭全身，并用风扇对着吹（如中暑抢救时）。

（2）冰敷法　在额头或腋窝、颈部、腹股沟、腘窝等浅表动脉处放置降温物品，如冰袋、冷毛巾等，但效果不及蒸发法。冰水浴、降温毯等不适合社区急救。物理降温太快可能诱发寒战，可用氯丙嗪 25mg 静脉滴注，减少寒战，减少产热。

2. 药物降温 非甾体类解热镇痛药可直接调控体温调节中枢，使体温调定点下降来退热。但要注意在中暑时体温调节中枢可能异常而失效。

（八）抗休克

1. 低血容量性休克 平卧位下肢抬高，伴有心力衰竭呼吸困难不能平卧者可坐位或半卧位；处理引起休克的原发病，如止血；建立静脉通路（最好 2 路），并开始补液扩容（晶体液、白蛋白，有条件时血定型血交叉配血，输血浆或浓缩红细胞）。

2. 心源性休克 尽量取坐位或半卧位；处理原发病（如阿托品治疗窦缓、利尿剂和硝酸甘油舌下含服治疗急性左心衰）；建立静脉通路。

3. 感染性休克 平卧位下肢抬高；马上静脉滴注青霉素类抗生素；静脉补液扩容；有条件时抽血培养。

以上均需高流量吸氧（若有 COPD 必要时可改为低流量吸氧）；呼叫救护车转运。

（九）催吐

方法：用压舌板、筷子、手指等搅触咽弓和咽后壁诱发呕吐。喝适当的温水，然后再催吐，如此反复，直至吐出液体变清为止。

此法简单易行，奏效迅速，安全性高。适用于神志完全清楚、配合的病人；毒物毒性低、中毒时间短（服毒 2 小时内）者。但内服腐蚀性、挥发性烃类化学物者；休克、昏迷、惊厥者；年老体弱、心脏病、门脉高压、溃疡病者及孕妇禁用。

（十）洗胃

清醒病人可取坐位或半卧位，昏迷病人取平卧位，头偏向一侧，取下假牙。润滑胃管后由鼻腔或口腔插入 45～55cm，确认胃管位置，先抽尽胃内容物，然后接洗胃机自动洗胃或注射器、橡胶球等手动操作，反复清洗，直至洗出液澄清无味为止。每次灌注洗胃液或温水 300ml 左右，吸出的量应基本相等，灌入液总量 5～10L。服腐蚀性毒物禁止洗胃。

第三节 社区常见急症的转诊和运送

一、转诊的目的

受限于社区的设备、药品与人员配置，处置能力有限，部分急症在社区无法获得最佳的诊断与治疗，出于病人安全与利益的考虑，需要转诊到医院接受进一步诊治。

全科医生作为社区病人健康的"守门人"，必须把病人的利益放在首位，在急症诊疗中作出符合病人利益的转诊决策。

二、转诊前的处理

全科医生应把握转诊和不需转诊的指征。为保证病人能安全到达医院，有时必须先对其进行相应急救处理，如心搏骤停时需先现场急救心肺复苏，恢复心跳；活动性出血先止血；创口先包扎；骨折先固定；脊柱损伤病人在脊柱板及颈托等设备到达前不要搬运；口服中毒先洗胃；休克先液体复苏。这些处理对转诊来说当然会消耗一些时间，但却能提高生存概率，减少后遗症。当然其中某些处理可根据后续转诊的耗时情况权衡利弊来决定是否马上施行，有些抢救措施可直接延续到救护车的运送途中继续进行。

切忌因害怕病人死亡会产生医疗纠纷而推诿病人，或在没有医护配合下盲目转运急危重病人到上级医院，这很可能导致病人转诊途中死亡或延误抢救的最佳时机而死于上级医院。

三、不需要转诊的急症

病人在急症时无需全科医生开转诊单即可直接去医院急诊就诊。这在一定程度上避免某些急症先去社区却被告知无法诊治再转去上级医院而浪费时间。但的确有好多急症是一过性或处理后就能平稳安全的，无需紧急转诊。如感冒引发的高热，服用几天退热药能控制体温后；低血糖发作在补糖后就能好转；已经确诊的癫痫再次发作后已清醒的；急性腹痛诊断为急性胃炎处理后马上缓解的；剧烈腰背痛诊断为肾结石治疗后好转的；急性腹泻处理后次数减少能进食的等等。这些一般均在全科医生能力范围内，无需急诊转诊，但若病人要求，需根据情况进行转诊。

四、转诊的指征

（1）地震、火灾、车祸等事故现场，按伤情分批转运。
（2）心搏骤停者，经现场心肺复苏，生命体征平稳后。
（3）休克，意识障碍，呼吸困难，心脑血管病，大出血和重度烧、烫伤。
（4）多发性创伤及骨折。
（5）各种中毒初步处理后仍需进一步诊治。中重度一氧化碳中毒（送有高压氧治疗的医院）。
（6）被毒蛇、毒虫、动物咬伤者，现场伤口处理后。
（7）眼、气管、支气管异物，全科医生处理困难时。
（8）原因不明的晕厥、癫痫、咯血、呕血等治疗后，即使症状缓解或消失。
（9）高热疑为重症感染、烈性传染病者，予降温的同时转诊。
（10）急腹症原因不明者。

五、急症病人的救护车运送方法

（1）途中快速、平稳、安全，避免颠簸。
（2）病人的身体和担架应被很好地固定，以免紧急刹车时加重病情。随车救护人员与家属也需要系上安全带。
（3）病人在车内的体位要根据病情摆放，如平卧、侧卧、坐位等。
（4）昏迷、呕吐病人应取头低位且偏向一侧，防止窒息。
（5）鼻腔异物者，保持低头姿势，以免异物掉入气管中。
（6）途中利用医疗监护设备监测病人生命体征。
（7）车上继续做必要的治疗。
（8）转运前，应向家属说明转诊目的及途中可能发生的情况；与转诊医院急诊室电话联系，使病人到达后能得到及时的诊治。将必要的病人基本信息、具体问题、社区做过的检查、体检时的发现、病情变化抢救过程等附在转诊单上，交给专科医生。必要时亲自护送到医院，完成无缝交接。

六、转运中可能出现病情变化的原因

（1）血流动力学不稳定　病人的情绪焦虑、疼痛、意识水平改变；出血、液体重分布、疾病恶化、输液不够等。
（2）呼吸变化　呼吸性酸中毒、碱中毒；气道湿化不足；气管插管移位；低氧血症；胃内容物误吸等。

七、安全转运原则

随车医务人员须有丰富急救经验；各种设备工作正常；检查准备充分；细心对待病人；反复评估；转运中持续治疗护理；到达后面对面地交接；有完善的记录与审查制度。

第四节　社区急症的防范

一、全科医生在防范社区急症中的作用

全科医生既是院前急救的施行者，又是伤害预防的宣传教育者。若伤害并不是完全因偶发随机事件造成，被称为事故。而事故是可防可控的。相对于处理急症，预防急症的发生可能更重要。如社区老年人跌倒后发生的单纯骨折就可能迫使老人卧床，再继发肺炎、压疮、血管栓塞及泌尿系统感染等严重并发症，重者可危及生命。因此全科医生除了要掌握急救知识外，同时要进行健康教育，发挥预防作用。

1. 健康教育　通过健康教育建立有效的预防措施并提高防范意识是预防某些伤害和急症的有效途径。通过专题讲座、公益广告、印刷和分发宣传资料、行为展示等，进行防范某些急症的健康教育，普及急救知识，提高居民的自救、互救能力。现代急救的基本概念之一是全社会参与，社区范畴内普及推广心肺复苏术，对广大群众进行训练，以缩短开始心肺复苏和除颤所需要的时间。

2. 成人疫苗接种　儿童计划免疫工作已经开展较长时间，工作比较完善，但成人免疫接种尚属于起步阶段。全科医生可发挥善于预防疾病的特长推广成人白破、百白破疫苗，减少创伤后注射破伤风抗毒素所造成的过敏反应；针对高危人群，如兽医、山洞探险者、动物饲养者暴露前接种狂犬病疫苗，减少狂犬病病毒的感染率。

3. 急症病人电话指导　全科医生在与病人建立朋友式联系后或在社区诊所值班时会接到急症病人的电话咨询或求救，此时可能无法立即赶到现场或病人暂时无法转运，但通过电话指导把原来被浪费的等待时间加以利用，甚至有时可直接通过电话完成某些急症处理：如建议旁观者将神志不清病人摆放至侧卧位；建议是否拨打急救电话；电话指导病人身旁的人行心肺复苏术；指导如何进行物理降温等。

二、社区常见急症的预防

1. 一般外伤、多发性创伤的预防　宣传创伤带来的死亡与残疾的严重后果及其预防的重要意义，引起公众的广泛注意。严格执行各种工、农业安全生产制度及措施，防止发生生产上的人身伤亡事故。

2. 道路安全预防　30%～40%的致死性交通事故是可防的。避免酒后或使用影响注意力的药物后驾车，不要疲劳驾驶；限制车速；系安全带；使用专用儿童座椅；骑乘摩托车时带头盔；保证车况良好；遵守交通安全规则；禁止儿童独自在马路旁；有视、听功能障碍及高龄老人外出需有人陪同；在危险处设防护栏。

3. 居家安全预防　社区急症很多都是发生在病人家里。注意防火、防烫伤，安装烟雾报警器；防止触电；卫生间、厨房地面及浴盆应防滑，评估老人跌倒风险，使用拐杖等防止跌倒；针对家中老人、幼儿的特殊防护装置（扶手、防撞、防夹手、阳台窗户护栏等）；养成进食的良好习惯，防止异物窒息。

4. 溺水预防　在社区内广泛宣传游泳常识，配合中、小学校做好初学游泳人员的安全教育；避免酒后或使用药物后游泳、划船。水上运动戴救生设备，不会游泳者更是必要。对水边

的儿童加强监护，水中婴幼儿必须限制其在成人手臂能够到的距离内（浴缸内也要）。有儿童时家中的水桶、浴缸在不用时保持无水状态。游泳者要有有经验的人陪同，如在有救生员的游泳场所游泳。感觉寒冷或水温过低时马上停止游泳，因为低体温会影响判断力。老年人及疲劳、有癫痫或其他可影响意识的医学状态的人在水上运动时要加强关注。尽早教会儿童学会游泳。

5. 烧、烫伤的预防　热水器的温度不要设置过高；防止儿童接触高热物品；有化学、电流、放射暴露风险的工作场所注意防护；着火时不要吸入烟雾；燃烧的香烟容易诱发火灾；安装烟雾报警器；维护故障的电器、电线；穿着的衣服着火时切不可奔跑，应迅速脱去燃烧的衣服，或躺下打滚，使用任何可用的东西（如毯子）去盖灭火焰；灭火后衣物需小心脱下，以免撕脱皮肤，如衣服已经融化粘在皮肤上需在医院处理。

6. 意外中毒的预防　加强中毒预防的宣传教育，向社区居民宣传防范各种生活源性意外中毒的知识；正确贮存家庭中潜在致毒物，如家用洗涤剂、化学品、药物等，防止儿童误食；使用燃气、燃煤设备时需通风。

7. 电击伤的预防　普及安全用电知识；任何可能接触人体的电器都要做好接地，预防破损，并在用电回路上安装漏电保护器。

本章小结

现场全科医生能否及时、有效地抢救各类急症及危重病人反映了该社区的管理水平和全科医生的医疗技术力量。现场急症的识别与急救、转运的安排及途中的治疗等水平直接关系病人的生存率。

社区常见急症可分为意外伤害与急性疾病。本章描述了部分常见急症的分类与处理，提供了简要的社区处理方法，但可能因现场环境医疗条件所限，这里描述的某些现场救护措施可能需延续到院内进一步救护时方能被执行。社区医疗单位在急救设备、药品种类及人员配置上难以做到全面，但需满足基本抢救的需要。

现场急救有时间紧迫、环境条件差、体力强度大、病情复杂多样、对症治疗为主的特点。现场急救要掌握先复苏后固定、先止血后包扎、先重伤后轻伤、先救治后运送、急救与呼救并重的原则。全科医生需掌握以心肺复苏术、止血、包扎、固定、搬运等为基础的常用急救方法。

受限于社区的处置能力有限，出于病人安全与利益的考虑，部分急症需要转诊到医院接受进一步诊治。而全科医生要掌握转诊前处理、转诊指征、安全转运原则。

在社区急症的防范方面，全科医生应能发挥健康教育、疫苗接种、急症病人电话指导等特殊作用。通过向社区居民介绍常见急症的预防知识来防范急症发生。

思考题

1. 现场急救的原则包括哪些？
2. 常用急救方法有哪些？
3. 如何做标准的心肺复苏术？
4. 哪些社区急症在转诊前需行相应急诊处理？如何做？
5. 社区急症的转诊原则是什么？

（全世超）

第十四章　社区恶性肿瘤的全科医学处理

随着人口老龄化，不良生活习惯以及环境污染等原因，肿瘤已经成为高发病、常见病，包括恶性肿瘤和良性肿瘤两种类型。我国因恶性肿瘤疾病造成的死亡占全部死因的 1/4，恶性肿瘤将是 21 世纪人类的第一杀手，控制肿瘤是全球的卫生战略重点。全科医生可以通过改变人群的生活方式、减少环境污染等方式来预防肿瘤。虽然肿瘤的诊治较为专科化，但全科医生作为社区首诊医生，在日常工作中会遇到各种类型的肿瘤病人，为了能早期诊断，减少漏诊，并发挥协调性作用，把病人转诊到肿瘤专科进一步诊治或对出院的肿瘤病人进行社区治疗和指导，全科医生需要掌握一定的肿瘤学知识和临床防治技能。

第一节　恶性肿瘤基本知识

肿瘤是一种基因病或分子病，是 DNA 错误编码导致，可因直接突变引起或因二次突变而加重，引起突变的原因包括辐射、环境化学污染、病毒感染、紫外线、细胞自身代谢、复制错误等，这是个累积过程，与环境及年龄相关，部分肿瘤有一定的遗传倾向。年龄是肿瘤发生的一大影响因素，人口老龄化会引起肿瘤患病率升高。世界卫生组织已经把肿瘤定义为慢性疾病，2010 年的《慢性非传染性疾病综合防控示范区工作指导方案》中要求基层开展对肿瘤登记监测，全科医生需发挥慢性病防治的特长参与到肿瘤的防治康复中。

一、我国恶性肿瘤现况

20 世纪 70 年代以来，我国恶性肿瘤发病率及病死率一直呈上升趋势，根据 2014 年中国肿瘤登记工作报告，2014 年肿瘤的粗发病率为 212.91/10 万，粗病死率为 124.98/10 万，男性发病率第 1 位为肺癌，其次为胃癌、肝癌、结直肠癌和食管癌；女性发病率第 1 位为乳腺癌，其次为肺癌、结直肠癌、甲状腺癌和胃癌。在城镇居民中，恶性肿瘤已占死因的首位，每死亡 4 人，即有 1 人死于恶性肿瘤。恶性肿瘤，男性死因第 1 位为肺癌，其次为肝癌、胃癌、食管癌和结直肠癌，女性死亡第 1 位为肺癌，其次为胃癌、肝癌、结直肠癌和乳腺癌。

二、肿瘤的治疗方法

（一）肿瘤的外科处理

肿瘤适于外科诊治的 3 大指征：

1. 诊断和分期 术后进行标本的病理学检查是诊断的金标准。现代影像和腔镜技术的发展减少了通过开放手术切取标本判断癌症分期对病人带来的伤害。但乳腺癌腋窝前哨淋巴结转移、卵巢癌腹膜转移、疑似肺癌的肺内结节等用常规影像学方法较难判断定性时，还需依赖手术明确诊断。

2. 治愈性手术 治愈性手术（curative surgery）是在肿瘤转移前用手术完全切除局部肿瘤，从而达到根治效果，是最彻底的方法。完全切除实体瘤时一般首选手术，完全切除肿瘤并保证切缘正常是治愈的前提，再加上引流区淋巴结的清扫可进一步改善治愈率，但仍可能存在微转移灶导致肿瘤复发。某些肿瘤存在孤立性远处转移时，仍可通过手术进行治愈性切除。

3. 姑息性手术 姑息性手术（palliative surgery）是以仅控制症状为目的的手术，如肿瘤所致梗阻的造口、吻合、支架、引流；瘘管的切除；脊髓受压时的椎体成形术；脑肿瘤的减压术；出血的控制；骨转移的钢板内固定等。

（二）肿瘤的化疗

化学药物治疗简称化疗（chemotherapy），即利用化学药物阻止癌细胞的增殖、浸润、转移。因化疗药物选择性不强，在杀癌细胞的同时也会损伤需快速生长的正常细胞，如毛囊、消化道黏膜、白细胞等导致不良反应（如脱发、疲劳、恶心及损坏免疫系统等）。仅部分癌症，如急性淋巴细胞白血病、霍奇金病、睾丸癌、绒毛膜癌等能用化疗治愈。大部分肿瘤只能通过化疗延长生存期。肿瘤化疗在临床应用中主要有4种形式：

1. 晚期或转移性瘤的全身化疗 此时无手术适应证，只能通过化疗延缓进展，延长生命。开始时称诱导化疗（induction chemotherapy）。如前方一案失败，改为其他方案时称解救治疗（salvage treatment）。

2. 辅助化疗 辅助化疗（adjuvant chemotherapy）是指局部治疗（手术或放疗）后，可能存在微小转移的病灶或复发概率较高时，出于预防复发的目的而进行的化疗。此时因主病灶已切除，故存在无法判断化疗疗效的缺陷。

3. 新辅助化疗 新辅助化疗（neoadjuvant chemotherapy）是指在局限性肿瘤手术切除或放射治疗有难度时，先化疗，减少肿瘤体积，创造手术机会或减少切除范围，缩小伤残。因可判断化疗效果，故可为术后的辅助化疗方案提供参考。

4. 特殊途径化疗

（1）腔内治疗 针对癌性胸腔、腹腔及心包腔积液，直接将化疗药物经导管注入病变的体腔内来控制恶性积液。

（2）椎管内化疗 肿瘤侵犯中枢神经系统如脑膜时，通过腰椎穿刺鞘内给化疗药。

（3）动脉插管化疗 用介入手段，插管到肿瘤血供动脉再注射化疗药。

（三）肿瘤的放疗

利用放射线对一个区域行一定量照射，使该剂量伤害下正常组织能恢复而癌症不能。放疗（radiotherapy）可单独进行或与化疗同步。某区域受到的放疗剂量一旦达最高时则不能再次放疗。放疗多用于治疗手术无法切除的局部肿瘤，部分肿瘤可用放疗根治。姑息放疗也可用于缓解症状。外放射：指外部辐射源对准人体目标点，用模具固定病人不动，可单次照射（多为姑息目的）或分数次剂量照射（能提高效果）。内放射（短程放疗）：将放射源置入肿瘤内部或接近肿瘤，如用 ^{137}Cs（铯-137）粒子等治疗子宫内膜癌。

（四）肿瘤的靶向治疗

在过去20年，效果更好、副作用更小的靶向药物正在逐步取代传统化疗药物。其在细胞分子、基因水平上针对明确的位点（蛋白质分子或基因片段）相结合发生作用，使肿瘤细胞特异性死亡，而很少波及肿瘤周围的正常细胞，所以靶向治疗（targeted cancer therapy）又被称为"生物导弹"，主要包括抗体药物和小分子化合物。常见的如表皮生长因子受体（EGFR）酪氨酸激酶抑制药、抗 EGFR 的单抗、抗 HER－2 的单抗、Bcr－Abl 酪氨酸激酶抑制药、血管内皮生长因子受体（VEGF）抑制药或抗体、免疫检验点抑制药 PD－1/PD－L1 抗体等。靶向药物涌现带来的肿瘤治疗革命可能使以后治疗晚期癌症的目标从有限地延长病人生存时间转变为治愈部分晚期肿瘤。

三、肿瘤的 TNM 分期与转诊、治疗方案的确定

准确的分期取决于完善的检查，病人在被高度怀疑肿瘤时就应被转诊到肿瘤专科进一步确诊与分期，并制定下一步治疗方案。

肿瘤的 TNM 分期原则在肿瘤治疗方面非常重要。不同分期的病人在治疗方案的选择和预后判断上是截然不同的。现主要用国际抗癌联盟（Union for International Cancer Control，UICC）及美国癌症协会（American Joint Committee on Cancer，AJCC）推荐的 TNM 分期系统，其通过原发肿瘤（tumor，T）的范围、淋巴结（lymphnode，N）累及程度和有无远处转移（metastasis，M）来确定分期。若病人 TNM 分期属于早期，有手术条件时就推荐给外科行手术治疗，如非小细胞肺癌 Ⅰ 或 Ⅱa 期时能手术治疗，约 50% 能长期生存，而 Ⅳ 期时无手术指征且 5 年生存率低于 5%。如果不适宜手术，而能行化疗、靶向治疗或放疗就建议病人去肿瘤内科或放疗科。专科医生根据病人的病期早晚、病理组织学分型、病人体力一般状况和既往治疗的情况综合分析，寻找最有效的治疗方法，制定出最合适的治疗方案，以达到最佳疗效。对于大部分肿瘤，特别是晚期肿瘤，综合治疗是主要的治疗理念。

各类肿瘤的 TNM 分期、不同的治疗方案的选择均应参照相应的指南，如美国国立综合癌症网络（National Comprehensive Cancer Network，NCCN）指南或中国临床肿瘤学会（Chinese Society of Clinical Oncology，CSCO）指南等以做出循证的决定。全科医生要利用好这些指南帮助病人做出正确的决定以及与肿瘤专科医生进行顺利沟通和协调转诊。

四、肿瘤的治疗效果评价

对实体肿瘤而言，曾用的世界卫生组织实体瘤疗效评价标准因要计算肿物最大垂直直径乘积比较繁琐，故较少使用。现最常用的是 RECIST 疗效评价标准：如对于可测量目标病灶可根据各病变最大直径测量值之和的变化情况将疗效分为 CR（完全缓解）、PR（部分缓解）、SD（稳定）和 PD（进展）4 类，CR 指所有目标病灶消失。PR 指多个主病灶最长径之和与基线状态比至少减少 30%。PD 指病灶最长径之和与基线比增加 20%，或出现新病灶。SD 介于前两者之间。用这种统一的标准来评价抗肿瘤疗效，决定下一步的治疗方案。

第二节　全科医生在社区肿瘤防治中的作用

随着医疗技术的突破，靶向治疗、基因测序被广泛应用于肿瘤诊治，个体化诊治已成为现实，在知识爆炸的时代，医生需要更新大量的知识。全科医生应充分发挥"守门人"的作用，在了解病人家庭、社会、心理背景的基础上进行有针对性的个体化治疗和连续性照顾，在肿瘤的防治中发挥其独特作用。

早期癌症有较好的治疗效果，全科医生在对癌症的预防、早发现、早诊断方面发挥重大作用。同时，在肿瘤治疗上，应将以疾病为中心的肿瘤专科治疗与以病人为中心的全科医疗结合，在专科诊治肿瘤的基础上，关注病人的期望，使肿瘤病人有尊严的接受治疗，控制症状，提高生活质量。

一、全科医生在肿瘤预防中的作用

由于80%以上的肿瘤与环境因素及生活方式有关，改变生活方式与改善环境能有效预防肿瘤。全科医生可通过开展健康教育如知识讲座、咨询义诊、编写和发放肿瘤防治宣传手册，在报纸、广播、电视开设健康栏目，设立街道、公共场所宣传栏对公众进行群体健康教育及直接在门诊医疗中针对就诊病人开展医院健康教育等形式来达到预防目的。

1. 控烟　我国烟草的生产及消耗均居全球首位，烟草消费占全球总量的30%以上，且以每年5.3%的速度递增，成年男性吸烟率高达66%。控烟可减少大约80%以上的肺癌和30%的癌症总死亡。没有任何其他公共卫生措施能达到此效果。但是改变吸烟这种成瘾性的不良生活方式难度较大，需要全科医生将戒烟干预融入到日常临床工作中，利用每一次门诊机会询问每个病人是否吸烟，建议吸烟者尽早戒烟，在病人有戒烟意向时给予心理、行为及药物等方面的支持，提高戒烟率。单纯靠毅力戒烟的成功率仅为5%，在医生的帮助下使用尼古丁替代疗法、酒石酸伐尼克兰等戒烟药物时成功概率会增加很多，但不推荐病人用电子烟来戒烟。

2. 疫苗　一个多世纪以来，疫苗的出现帮助人类预防了大部分传染病，人均寿命显著延长，其在肿瘤预防中也将发挥巨大作用。乙肝疫苗被认为是预防肝癌的疫苗，慢性乙肝病人有1/3进展为肝硬化，而约1/3的肝硬化病人可能会发展成肝癌，故预防乙肝能够有效地预防肝癌。婴幼儿时期被传染乙肝在成年后会有很大概率成为慢性乙肝病人，而成年人感染乙肝仅约5%成为慢性乙肝。我国是乙肝病毒感染率达60%、携带率大于10%的乙肝大国，因此需要保证婴幼儿与儿童通过接种乙肝疫苗获得足够滴度的乙肝表面抗体来预防乙肝。另一种疫苗就是可以防宫颈癌的人乳头状瘤病毒（HPV）疫苗。宫颈癌位居女性癌症死因的第2位，虽然HPV疫苗在2006年2月就已在我国开始申请使用，但直到2017年年底才在我国上市。HPV疫苗是预防性疫苗，故理想情况下该疫苗应在可能会感染HPV风险的女性性生活之前接种，且性生活活跃的女性都应该接种，故推荐女性从9~13岁时就开始接种。除了防癌疫苗，全科医生还可以为肿瘤病人或其护理人员注射流感疫苗、带状疱疹疫苗、肺炎球菌疫苗等，减少肿瘤病人因免疫力低下而合并多种并发症的概率。

3. 改变饮食生活习惯　人类癌症中约有1/3与膳食不当有关，如超重和肥胖与乳腺癌、结直肠癌等有关，蔬菜和水果摄入不足与结直肠癌、胃癌、乳腺癌及食管癌等有关。全科医生可通过健康教育来推行合理的膳食结构、科学的食物加工、烹调方法，培养良好的饮食习惯，如减少含亚硝酸盐（如腌制食品、咸菜、咸肉、咸蛋、咸鱼等）、含苯并芘（如烧烤、熏制食品等）、多环芳烃（油炸、烧焦食品）、黄曲霉素（霉变食品）等食物的摄入。

4. 消除环境、职业危害　肿瘤发病率升高与环境污染因素有关，同时职业接触中的石棉所致肺癌、间皮瘤，联苯胺所致膀胱癌，苯所致白血病，氯甲醚所致肺癌，砷所致肺癌、皮肤癌等已明确为职业性恶性肿瘤。而这些因素均是可以预防的，因此全科医生需要通过社区诊断来发现这些可改变的环境及职场中的致癌因素，反馈给有关部门做好环境治理与劳动保护，为辖区的居民创造良好的居住生活、生产环境。

二、全科医生在肿瘤筛查中的作用

通过对高危人群筛查，在无症状期早期发现肿瘤，为以后的早治、根治创造条件，避免晚期肿瘤治疗中的巨大花费。适合在人群中进行筛查的肿瘤疾病需要符合以下标准：该肿瘤有较高的患病率；诊断后能有可接受的治疗方法；在无症状期被诊断出来并治疗比延迟到出现症状时治疗能够获得更好的治疗效果，可以减少治疗费用，延长生存期；筛查方法有足够的敏感度和特异性；筛查方式能被病人接受。符合这些条件的肿瘤并不多，全科医生应基于已有的循证证据按照成本和效益的原则对人群通过周期性检查进行肿瘤的筛检。

目前国际主流观点认为，肺癌筛查并不能够降低病死率。国外的多项研究提示，年度体检时查胸部 CT 或胸片，甚至每 6 个月 1 次胸片以尝试早期筛查出肺癌已被证实不能降低肺癌病死率，这可能与领先时间偏倚（lead－time bias）、病程长短偏倚（length－time bias）、过度诊断偏倚（overdiagnosis bias）等因素相关。当前结论仅显示用低剂量 CT 对高风险人群行肺癌筛查可能利大于弊，但仍需考虑它与其他手段相比较的性价比。对于年龄大及有长期吸烟史的肺癌高危人群人可考虑接受 CT 筛查，但戒烟能有效降低罹患肺癌的危险性，并比筛查能更有效地减少癌症死亡人数，相对而言，更应该关注于戒烟而不是筛查肺癌，同时可考虑取消年度体检中基于筛查肺癌目的的胸片检查。

在乳腺癌筛查方面，我国曾经推荐过乳房自我检查（BSE），但其在识别乳房肿块的敏感性和特异性方面存在问题，不足以证明其能作为一项可靠的筛查措施，反而会因为病人错误自检而导致误诊或漏诊，故建议改为由医生实施临床乳腺检查（CBE）。建议 40 岁以上的女性每年做 CBE 及有条件时做乳腺钼靶检查，若直系亲属中有绝经前乳腺癌史者则在 40 岁以前就需做定期检查。当前钼靶仍然是应用最广泛的乳腺癌筛查方式，也是唯一被证明会降低病死率的筛查方式。而 B 超因假阳性率偏高在筛查乳腺癌方面的证据尚欠缺，不过因其无副作用而在我国被广泛接受。

宫颈癌与 HPV 病毒感染相关，其筛查可参考美国的标准，即建议 21 岁时开始进行宫颈癌脱落细胞涂片（巴氏涂片、液基薄层细胞学检查法 TCT）筛查，21～29 岁每 3 年进行一次，如出现异常则进一步行 HPV 检查；30～65 岁每 5 年一次脱落细胞涂片和 HPV 检查。超过 65 岁且定期筛查结果都正常时不必再行宫颈癌筛查，但被诊断为宫颈癌前病变时须继续筛查。

在胃癌筛查方面各国无统一标准，且支持筛查的证据尚不足，故仅在有症状时再行胃镜检查予以诊断。

一般人群 50 岁开始，中危病人（一级亲友有息肉或结肠癌史）40 岁开始进行结、直肠癌筛查，可每 1～2 年进行 1 次大便隐血试验，5 年 1 次纤维乙状结肠镜检查，在国外部分国家全科医生接受培训获得证书后可直接使用乙状结肠镜筛查肠癌而不必转诊给专科医生。

用 PSA（前列腺特异抗原）来筛查前列腺癌仍有争议。自 20 世纪 90 年代 PSA 检测成为常规筛查手段后前列腺癌病死率下降 40% 左右，晚期前列腺癌病人大大减少，但 PSA 筛查假阳性率较高，会造成过度诊断和治疗。故多数专家建议将 PSA 筛查作为"知情决策"，告知 PSA 筛查的好处及潜在危害，由居民自行决定是否接受筛查。

全科医生可将这些筛查措施做成周期性健康检查计划与其他慢性病体检一起进行，效果与花费优于普通的年度体检。

三、全科医生在肿瘤早期诊断中的作用

大部分肿瘤在早发现、早诊断后能获得较佳治疗效果，甚至有治愈的机会。如对咳嗽超过 3 周以上治疗效果不佳的病人在排除上呼吸道疾病后做必要的肺部影像学检查。对于一些体表可疑肿物，可直接细针穿刺获取少量细胞送到能开展病理学诊断的区域性检验中心进行检查。但是全科医生个人诊断恶性肿瘤的概率并不高，全科医生的主要职责是判断病人是否有较高的患病概率，对疑似病人转诊到专科医院进行影像学、病理学的检查，但大部分肿瘤在早期阶段多无典型特征难以鉴别，基本无法设定绝对的转诊标准，故转诊条件、时机的把握仅取决于全科医生的自身临床医疗能力与经验。

在做出可疑或明确的肿瘤诊断后，病人及其家属多会焦虑不安，全科医生可通过自身优势做好与病人及家属的充分沟通解释与安慰，缓解不安情绪，及时把病人转诊给肿瘤专科医

生，协调转诊中的相关问题并做好病情介绍，使接诊医生尽快开始诊断与治疗，减少病人盲目的"病急乱投医"的状态。

诊断水平提升导致肿瘤的检出率越来越高，但由此伴随的大量良性肿物如肺小结节、乳房结节、甲状腺结节等的检出会导致病人心理恐慌，频繁的复查也会导致有限医疗资源的浪费、时间成本消耗，甚至医源性损伤，因此，全科医生需在掌握足够肿瘤学知识的基础上对病人进行有效的健康教育，以消除其对良性结节的恐慌，同时做好定期随访复查工作。

四、全科医生在抗肿瘤治疗中的作用

全科医疗的基本特征要求全科医生的持续性服务不因转诊而终止，虽然肿瘤的治疗基本是专科医疗的内容，其涉及专门的理论、设备、药物以及医生的专业经验，但全科医生可以起到辅助治疗的作用。

一方面，全科医生作为病人平时最常接触、最信任的医生，需协调病人与肿瘤专科医师之间的沟通，转达病人的需要与需求，帮助病人理解下一步拟采取的诊疗措施及其预后，争取病人合作，提高诊治中的遵医行为。另一方面，肿瘤发病率升高与人类寿命的延长（人口老龄化）导致累计肿瘤概率升高有关，肿瘤的发病率和年龄结构呈正相关，因此我国人口老龄化伴随的肿瘤发病率迅速升高必将给医保系统造成极大的压力。治疗老年肿瘤病人时相对有更多的药物副作用与并发症，同时肿瘤在中、晚期时多是"全身性"的疾病，非单一专科可以解决，全科医生在处理老年慢性病、多病共存时能够有一定的综合性服务优势，能配合肿瘤专科医生在治疗肿瘤的同时控制好老年人的各种慢性病，同时发挥其协调性服务优势，必要时通过多专科咨询会诊为病人寻求包括心理、营养等在内的综合性治疗方案，避免单一专科医疗的局限。

在随访复查方面，全科医生对病人实行持续性医疗照顾，督促其定期检查，包括由全科和肿瘤专科医生进行的检查，以保障早期发现复发或转移的迹象而及时采取相应的措施。

在肿瘤康复方面，由于肿瘤术后的器官功能失常、放化疗后的免疫力方面缺陷等都应该给予后续的康复治疗。如胃肠术后的肠胃功能调整、人工肛门护理、乳腺癌术后上肢功能锻炼、放疗后皮肤护理、化疗后造血功能恢复及预防感染、营养问题、心理状态调整、家庭生活问题、性生活问题、重新融入社会等等，这些都属于康复医疗的范畴，而这些与全科医生日常的工作职责密不可分。

在肿瘤病人家庭照顾方面，全科医生提供以家庭为单位的医疗照顾，除了为病人提供医疗照顾外还需为整个家庭提供必要的支持。如心理安慰、社区照顾、寻找志愿者帮助等，且因为同一家人可能有相同的遗传背景及相似的生活方式而导致肿瘤有一定的家族聚集性，此时应该指导其家庭成员改变不良的生活方式，同时提供必要的防癌筛查建议。

第三节　全科医生在社区肿瘤姑息治疗与临终关怀中的作用

癌症晚期病人在生理上、心理上处于极为痛苦的状态，然而，因为癌症晚期没有有效的治疗办法，可能导致一些医院的肿瘤专科不愿收治，病人往往在痛苦中度过生命的最后一程。这些问题目前还难以解决。但是，全科医生能够通过家庭病床、居家照顾等形式为晚期肿瘤病人提供姑息治疗与临终关怀。

一、全科医生在社区肿瘤姑息治疗中的作用

姑息治疗强调缓解症状和保持生活质量，而不是治疗疾病及延长寿命。症状的缓解必须个体化，而不仅仅是使用止痛药。全科医生必须仔细诊断引起症状的病因，向病人解释症状

缘由，讨论治疗方案，设定治疗目标，对症处理，预见可能出现的各种并发症。

1. 精神健康问题的心理干预

（1）针对焦虑的方法 如倾听，向病人充分说明问题，成立病人自助小组或者患友会，开展放松训练和呼吸控制培训，开展理疗、鼓励运动等；急性焦虑可用苯二氮䓬类药物，慢性焦虑可用抗抑郁药如氟西汀或氟哌啶醇、普萘洛尔等药物。

（2）针对抑郁症 临床上很难区分是抑郁或只是得知诊断后的情绪低落；绝症晚期的许多症状如饮食减少等同时也是抑郁症的表现，而应用抑郁症筛查量表往往是无效的；可尝试诊断性抗抑郁药治疗；不要尝试询问病人的自杀风险，此类问题过于敏感且可能会直接将自杀的念头植入病人脑海；加强支持照顾，对问题进行解释，进行体力锻炼、写作等；抗抑郁药起效较慢，求速效可用氟哌噻吨，若无效或有自杀倾向时应该转诊。

2. 疼痛控制 疼痛控制是姑息治疗的基石。癌痛原因是多因素的，包括生理和心理因素。参照世界卫生组织三阶梯止痛原则规范合理使用止痛药物，学会快速滴定止痛药用量，使病人能在短期内得到疼痛控制，同时避免吗啡类止痛药抑制呼吸、导致呕吐、便秘的副作用，按时给药而不是按需给药可以减少成瘾。

（1）骨痛 可并用非甾体类抗炎药及强阿片类，用双磷酸盐抑制骨破坏，甚至姑息性放疗，有病理性骨折风险时可实施骨科手术进行预处理。

（2）神经病理性疼痛 常为烧灼痛、闪痛，阿片类药只能部分缓解这类疼痛，可加用阿米替林、加巴喷丁、普瑞巴林、度洛西汀、氯硝西泮等。

（3）肿瘤压迫神经引起的疼痛 可用地塞米松一日 4～8mg，或神经阻滞术。

（4）直肠疼痛 外用激素、三环类抗抑郁药，肛门痉挛用硝酸甘油软膏，或局部放疗。

（5）肠绞痛 洛哌丁胺或东莨菪碱。

（6）肝包膜痛 使用地塞米松一日 4～8mg，或非甾体类抗炎药加质子泵抑制药。

（7）肌肉痛 应用非甾体类抗炎药或肌松药，如地西泮、巴氯芬等药物，同时可以进行理疗、热敷。

（8）膀胱痛 多饮水，定期排尿，试用托特罗定等解痉剂，也可试用阿米替林、激素、东莨菪碱。

3. 乏力、疲劳、嗜睡 通过处理生理异常，如贫血、感染、营养不良；生化异常，如血糖、电解质紊乱、尿毒症、肝病、甲状腺功能异常等获得改善；通过处理心理情绪原因，如抑郁、焦虑、恐惧、冷漠等也能获得改善；通过处理药物因素，如阿片类、苯二氮䓬类、利尿剂、降压药等改善；必要时用激素，如地塞米松一日 4mg 或抗抑郁药物。

4. 厌食、恶心、呕吐 处理胃肠梗阻、代谢紊乱、放化疗因素，治疗口腔疾患、疼痛等症状；处理心理压力、抑郁、焦虑、恐惧；改善环境，少量多餐开胃食品，甚至可适当饮用含酒精饮料；升阶梯使用止吐药，如甲氧氯普胺、氟哌啶醇、昂丹司琼、地塞米松，按时给药而不是按需给药。

5. 便秘 改变饮食习惯，增加液体摄入；用大便软化剂如乳果糖、聚乙二醇；肠道激动剂如番泻叶。若大便硬结效果仍不佳，可用甘油灌肠软化大便，甚至可直接用手抠出大便。

6. 肠梗阻 可选择使用赛克利嗪、氟哌啶醇、左美丙嗪，合并地塞米松，合并呕吐时予胃肠解压及生长抑素，必要时转诊到外科。

7. 口腔症状 勤刷牙、漱口；鹅口疮：氟康唑口服，浸泡消毒假牙；口腔溃疡：餐后激素贴剂外用；口腔癌痛：非甾体类抗炎药软膏、利多卡因漱口；化疗溃疡：硫糖铝混悬液、重组人白介素 –11 漱口。

8. 吞咽困难 可因肿瘤机械性梗阻或神经功能失调引起功能性梗阻。处理病因治疗，必要时行食管支架、胃经皮造瘘、鼻胃管；抗焦虑药，镇痛、镇静。

9. 呃逆 兴奋呼吸中枢：用大纸袋罩住吸回二氧化碳；用冷水或 1 勺糖刺激咽反射。外周性呃逆：因膈神经或横膈受刺激引起，用甲氧氯普胺、H_2 受体阻断药、质子泵抑制药、地塞米松。中枢性呃逆：高颅压等刺激延髓引起，用氯丙嗪、地塞米松、甘露醇、硝苯地平、巴氯芬。

10. 腹腔、胸腔积液 可腹腔、胸腔穿刺或置管引流，利尿处理；必要时局部抗肿瘤治疗。

11. 腹泻 增加液体摄入量，多次、少量饮水。处理药物性因素、感染。便秘有时也会导致溢出性腹泻，需注意鉴别。放疗引起的可用阿司匹林及昂丹斯琼。胰酶可治疗脂肪泻。最后还可用洛哌丁胺。

12. 压疮 利用气垫床及靠垫翻身来减少风险，必要时导尿。可转诊到皮肤科或烧伤科。

13. 皮肤肿瘤浸润引起的溃疡 几乎无法治疗，尽量减少感染出血。常更换外层敷料，但不要频繁更换内层敷料，用软膏保护周围皮肤。坏死组织必要时手术清创。

14. 皮炎 对放疗导致的皮肤红斑、干性脱皮可用水性乳膏、冷霜等保持皮肤湿润，瘙痒时可用氢化可的松软膏。湿性脱皮：水凝胶外用。怀疑感染时，外用磺胺嘧啶银乳膏，必要时口服抗生素。

15. 颅内压升高 颅脑放疗或降压手术。对症处理可采取抬高床头，静脉注射地塞米松，静脉滴注甘露醇注射液脱水、镇痛。放疗引起脑水肿，一般为激素减量后出现，可予加量治疗。

16. 咳嗽、呼吸困难 长期咳嗽很消耗体力，应治疗相应的疾病或状况：如呼吸道感染、支气管痉挛、胃食管反流、心力衰竭、误吸、使用 ACE – I 类药物、咽部念珠菌感染等。对症予止咳糖浆、阿桔片、可待因等镇咳，必要时苯二氮䓬缓解焦虑，吸氧，异丙托溴胺、沙丁胺醇、激素等扩张气管。肿瘤阻塞支气管时应进行姑息性放疗、化疗、气管内置入支架。放射性肺炎：放疗后 1~3 月可能出现，伴有发热、干咳和呼吸困难，需要与感染性肺炎鉴别。影像学表现为放射治疗区的渗出性改变。治疗上用注射用甲泼尼龙 40mg，一日一次起始治疗，并在数周内慢慢递减，注意肺纤维化在放疗 1 年后仍会发生。

17. 出血 创面出血可加压止血或外用肾上腺素纱布。鼻出血行鼻腔填塞，同时，进一步查凝血功能。用氨甲环酸减少出血倾向。有上消化道出血时停用非甾体类抗炎药，用双倍的质子泵抑制药，必要时胃镜。对于下消化道出血可直肠外用类固醇降低炎症反应或服用氨甲环酸，必要时肠镜。咯血、皮肤出血或血尿等必要时可放疗。必要时可化疗或姑息性手术（如烧灼）。最好预先告知家属出血的风险，告知应对方法，减少呕血、窒息等风险。对焦虑者可用苯二氮䓬类镇静药。

18. 贫血 治疗病因（缺铁、消化道出血、非甾体类抗炎药），血红蛋白 $< 10g/dl$ 且有症状时可考虑输血。若无输血打算，就无需频繁监测是否贫血。

19. 上腔静脉阻塞 呼吸困难时用阿片类、苯二氮䓬类药缓解焦虑，用地塞米松减轻水肿压迫。采用姑息性放疗或支架置入等。

20. 淋巴水肿 避免损伤患肢，不要在患肢上采血、输液。保持皮肤卫生。穿淋巴水肿压力袖套。每日温和锻炼患肢、按摩。合并静脉受累时用利尿剂。必要时用皮质类固醇。

二、全科医生在临终关怀中的作用

全科医生在社区肿瘤临终关怀（end – of – life care，EOLC）的目标是尽量保持病人在身体、情感和精神上的舒适，让病人走的平和有尊严，提供必要的帮助，尽量使病人及家属留下正面的死亡体验。

晚期肿瘤病人的死亡是可预见的，预测具体的死亡时间点很难，但可发现死亡逼近的症状或迹象：如病情迅速恶化、吞咽困难、憔悴、虚弱、嗜睡、认知下降等。临终关怀涉及的问题很复杂，包括躯体、心理、社会、文化、精神因素，不仅关系病人还包含病人家属。良好的处理临终关怀需要充分的沟通和多学科团队协作。需让病人及家属认识到死亡是生命的自然终结，而不是治疗的失败。要认识到大多数不久于人世者可能都要经历从不接受、与疾病抗争、沮丧直至接受死亡的痛苦阶段。在每个阶段都应给予情绪上的支持，并提供连续与综合的照顾：合理进行对症处理，姑息疗法，解除身体上的疼痛与不舒服；动员病人家属、社区有关服务机构、志愿者提供服务。

全科医生要提早了解病人的临终意愿，而不是最后一刻。相对于专科医生，病人可能更加愿意与他们的全科医生讨论临终死亡问题，但仅有一部分全科医生有自信去探讨该问题。一般这种谈话尽量向乐观的方向去探讨，医务人员对临终病人需体现同情、支持及尊敬的态度，尽量以病人能接受的程度回答其提问，这些谈话技巧需要专门的训练。

了解病人与家属最关注的问题，并在可能情况下解决这些问题。有些病人倾向于忍受痛苦与症状，轻柔地询问病人对疾病与病情的感受，能使其倾诉真正的需要和痛苦。需与病人或家属讨论是否复苏抢救？临终的地点在家还是医院？全科医生可通过出诊提供一定程度上的居家照顾服务，提前计划预测可能的状况，如疼痛、无法口服进食、呼吸衰竭、呕血等等，提前与病人及家属讨论可提供的治疗方案，如输液、鼻胃管、导尿、吗啡、镇静剂、是否吸痰复苏抢救等，并达成一致意见，以提前预备必要的设备与药品，这可大大减少病人的痛苦与家属的压力，减少住院的需求，减少不必要的体检和化验，停用非必需的药物，但又要发现病人的不适之处，以提供对症处理保持舒适。同时，还应给病人家庭成员以必要的支持，包括情绪与心理调适，健康状态观察以及照顾过度悲伤反应的人，并帮助其进行适度的心理宣泄。如病人不幸去世时需给病人家庭提供连续的支持。

本章小结

肿瘤已经成为高发病、常见病，晚期恶性肿瘤的不能被治愈、长期带病生存、高病死率等特点使其被纳入到重点管理的慢性病之中。全科医生可以通过群防群治等方式动员全社会力量的改变生活方式、减少环境污染等措施来预防肿瘤；同时，作为首诊医生，需掌握足够的肿瘤学知识和技能来早期识别和诊断肿瘤，并通过家庭病床、居家照顾等形式用最少的费用使化疗间期、晚期肿瘤病人获得贴心的随访复查、姑息治疗与临终关怀。

思考题

1. 面对肿瘤发病率的升高，全科医生可发挥哪些作用？
2. 全科医生在肿瘤预防中可发挥哪些作用？
3. 哪些肿瘤适合筛查，如何筛查？
4. 全科医生在晚期肿瘤病人的临终关怀中可起哪些作用？

（全世超）

第十五章　社区康复

学习要求

1. **掌握** 社区康复的定义、目标和原则；脑卒中、类风湿关节炎、骨折、听力言语障碍、视力残疾社区康复的目标和康复原则。
2. **熟悉** 类风湿关节炎、骨折、听力言语障碍、视力残疾的社区康复治疗手段。
3. **了解** 社区康复的评定方法。

目前我国有 8300 多万残疾人，面对各种出院后回归社区的残疾人，减轻伤痛，恢复功能，是残疾人重新融入社会的前提，为残疾人及其家庭提供适宜的康复技术，是解放残疾人身体和精神的方法，同时也是解放残疾人家庭的重要保障。如何在社区基础上帮助他们获得更好的康复和服务，帮助他们融入社会生活，是政府相关部门、医疗机构，乃至全社会都需要关注的事情，社区康复是康复事业发展的必然趋势。社区康复的理念自 1986 年引入我国以来已经历了 30 年，目前进入发展时期，将社区康复纳入社区卫生服务体系中，是我国社区康复管理和实施的模式之一，实践证明是可行和有效的。

第一节　概　述

一、康复和康复医学

（一）康复的概念

1910 年，康复（rehabilitation）一词首次正式出现。其英文单词由词头 re、词干 habilis 和词尾 ation 组合而成。其中，re 是重新的意思，habilis 是使得到能力或适应的意思，ation 是行为状态的意思。因此，rehabilitation 是重新得到能力或适应正常社会生活的意思。1942 年，在美国纽约召开的全美康复大会上诞生了康复的第一个定义："康复就是使残疾者最大限度地恢复其身体的、精神的、社会的、职业的和经济的能力。"

（二）康复医学的概念和意义

康复医学（rehabilitation medicine）作为一门新兴的学科是在 20 世纪中期才出现的概念。它指综合地、协调地运用医学的、教育的、社会的和职业的方法，使病、伤、残者（包括先天性残疾）已经丧失的功能尽可能地恢复和重建，使他们在身体、精神、社会和经济的能力得到尽可能的恢复，使他们重新走向生活、工作和社会。

（三）康复医学的三项基本原则

康复医学的三项基本原则包括功能锻炼、全面康复和重返社会。

（四）康复的机构

1. 机构康复（institution based rehabilitation，IBR） 这种康复机构约占 70%，是以院所

为基地的康复，由专业人员应用机构内拥有的技术和设备进行康复，如综合医院的康复科或如康复中心等独立的康复机构。

2. 社区康复（community based rehabilitation，CBR）　具体内容见下文。

二、社区康复

（一）社区康复的概念

世界卫生组织在 1978 年召开的国际初级卫生保健大会上发表阿拉木图宣言之后，提倡将社区康复作为一种健康策略，充分利用社区资源，提高发展中国家残疾人获得康复服务的机会。1994 年，国际劳工组织（International Labour Organization，ILO）、联合国教科文组织（United Nations Educational, Scientific and Cultural Organization，UNESCO）以及世界卫生组织共同制定了《社区康复联合意见书》，为社区康复赋予了新的定义："社区康复是属于社区发展范畴内的一项战略性计划，它的目的是促进所有残疾人得到康复，享受均等的机会，并融入社会。社区康复的实施，要依靠残疾人自己、他们的家庭和所在社区，以及卫生部门、教育部门、劳动就业部门和社会服务部门等的共同努力才能实现。"目前，世界范围内已经有超过 90 个国家开展社区康复。

（二）我国社区康复的概念

《中华人民共和国残疾人保障法》明确规定："康复工作应当以社区康复为基础，以实用、易行、受益广的康复内容为重点"。我国的社区康复，是在政府的领导下，采取社会化的工作方式，将社区康复工作融入社区建设规划，纳入相关部门业务范畴，充分调动社区一切可以利用的人力、物力、财力、文化等资源，以街道、乡镇为实施平台，为残疾人提供就近方便的康复医疗、训练指导、心理支持、知识普及、辅助器具以及康复咨询、转介、信息等多种服务。

（三）社区康复的意义

在综合性医院出院的病人中除一小部分进入了康复中心以外，其余的病人则返回了社区，他们中的多数人仍然需要不同形式、不同程度的康复服务。社区康复服务在社区层面为伤、病后及残疾者提供康复服务，是综合性医院早期康复治疗的延续。开展社区康复服务能够使残疾人在家庭、社会生活中自尊、自信、自强、自立。

（四）社区康复的目标、内容和原则

1. 社区康复的目标　社区康复的目标是使残疾人获得有助于整体健康、融入和参与社会的康复服务。

2. 社区康复的内容　社区康复的对象基本上都是伤病恢复中后期、慢性病病人和老年人。目前社区康复的基本内容包括功能训练，以及药物的辅助治疗。主要的康复服务内容包含以下几个方面：①开展残疾的预防性服务；②开展需求调查，通过调查了解残疾人的功能障碍，了解其对健康指导、康复治疗等服务的需求，并纳入居民健康档案；③开展康复评定，根据社区现有的资源开展如肌力、关节活动度、步态分析、运动功能、日常生活活动能力、心肺功能、认知功能、心理功能和职业技能等康复评定；④开展全面康复服务，包括合理应用各种康复治疗方法，最大限度地恢复病人的功能，最终回归社会，同时开展康复护理、康复工程、职业康复和社会康复等服务。世界卫生组织推荐的社区康复服务工作的框架结构图见图 15-1，该图从健康、教育、谋生、社会和赋权五个层面描述了社区康复的内涵。

3. 社区康复的原则　社区康复在实施过程中应以《残疾人权力公约》的原则为基础，了解病、伤、残者的需求，为其在社区基础上提供低成本、广覆盖、技术实用、因地制宜的社区康复服务，在条件允许的情况下尽可能早地开展医学、教育、职业和社会相关的康复治疗

图 15-1　世界卫生组织社区康复服务机构图

和服务，赋予病、伤、残者各种平等参与社会的权利，同时倡导和动员包括病、伤、残者在内的全社会人员参与社区康复。

（五）社区康复治疗的基本技术

康复治疗（rehabilitation treatment, rehabilitation care）是康复医学的主要内容，也是促进病、伤、残者功能恢复和身心健康的重要手段，在针对病、伤、残者提供康复治疗之前，要先进行康复评定，根据评定的结果制定综合的、适宜的康复治疗方案。康复治疗技术内容广泛，包括物理治疗、作业治疗、言语治疗、心理治疗、康复工程、传统康复疗法、职业疗法、社会服务等多种疗法。下面重点介绍几种社区康复治疗的基本技术。

1. 物理治疗　物理治疗（physical therapy, PT）是指应用功能训练和物理因子治疗病、伤、残者的方法，包括运动疗法、电疗法、光疗法、超声疗法、水疗法、石蜡疗法等。

2. 作业治疗　作业治疗（occupation therapy, OT）是指有目的地应用与日常生活和工作有关的、经过选择的各种作业活动，指导不同程度丧失生活自理能力和劳动能力的病、伤、残者进行生活、工作、娱乐活动，以进一步改善和恢复身体、心理和社会方面的功能，提高其自理能力和生活质量的康复治疗方法。

3. 言语治疗　言语治疗（speech therapy, ST）又称言语训练或言语再学习，通过各种手段对失语、构音障碍及听觉障碍等有语言和言语障碍的病人进行训练。

4. 心理治疗　心理治疗（psychotherapy）是指应用心理学的原则和方法，对心理和行为有异常的病、伤、残者进行心理调整或治疗。

5. 康复工程　利用假肢、矫形器及辅助器械等工具代偿病、伤、残者生活能力和感官缺陷的治疗方法。

6. 传统康复疗法　利用中医针灸、推拿、按摩等传统疗法，促进病、伤、残者康复。

7. 职业疗法　就业前职业咨询，职业前训练及给予经济支持，增加就业，提高收入。

第二节　社区常见慢性病的康复

一、脑卒中的社区康复

（一）脑卒中的定义

脑卒中，又称"中风"或脑血管意外，包括脑梗死、脑出血和蛛网膜下隙出血等出血性脑卒中（10%~15%）和缺血性脑卒中（占75%~90%）。是一组以局灶性神经功能改变为共同特征的急性脑血管疾病，具有发病率、病死率和致残率高的特点。据不完全统计，目前我国有约700万脑卒中病人，每年新发病人约有250万人，致残率高达75%，已经成为我国第二大致死性疾病和第一大致残性疾病，给国家和病人家庭带来了沉重的社会和经济负担。为提高人们对脑卒中疾病危害的认知，每年10月29日被定为世界脑卒中宣传日。

（二）脑卒中后的功能障碍和常见的并发症

脑卒中后的功能障碍包括运动功能障碍（偏瘫）、言语障碍（失语）、认知障碍（失认）、器质性神经症状（反应性精神症状）、知觉障碍、心理障碍、社交能力下降等。常见的并发症包括局部的并发症（废用综合征、误用综合征、挛缩、压疮、肩手综合征、骨关节半脱位、水肿等）和全身的并发症（直立性低血压、肺炎、压疮、尿路感染、败血症、神经功能低下等）。

（三）脑卒中的康复目标

社区康复的目标是根据病人目前的状况，利用社区现有的人力、物力等资源，通过充分评估病人的各项功能，采用康复措施满足病人对预防保健、健康促进、康复训练、辅助器具等多方面的需求，并动员病人、家人主动参与康复训练，争取病人能够生活自理，回归社会，并赋予多种权力。

（四）脑卒中的社区康复调查和评定

1. 社区康复调查 可在社区进行社区状况基线调查，包括人口学特点、生活、卫生、教育以及经济状况等内容。社区康复资源的调查，包括社区政策资源、社会支持网络资源情况、康复无障碍以及硬件资源等内容。此外，还包括病人本人和家属对康复服务的需求和满意度的调查。

2. 康复评定 对脑卒中病人的康复评定包括运动功能、日常生活活动能力、心理状况、认知功能、言语功能及生活质量的评定等内容。重点介绍运动功能、日常生活活动能力以及生活质量的评定。

（1）运动功能的评定 可采用简式 Fugl - Meyer 运动功能评定法、Brunnstrom 六阶段评定法了解病人上下肢的功能状况，为下一步制订康复计划做准备；也可进行步态分析，关节活动度评定，用徒手肌力法（manual muscle testing，MMT）可评定肌力的等级。

（2）日常生活活动能力的评定 包括日常生活活动能力（activities of daily living，ADL）和工具性日常生活活动能力（instrumental activities of daily living，IADL）。常用的 ADL 量表评价方法有 Barthel 指数或改良 Barthel 指数、功能独立性测量（functional independence measurement，FIM）等，IADL 评定量表有 Frenchay 活动指数、功能活动性问卷等。

（3）生活质量的评定 生活质量又称为生命质量（quality of life，QOL），由于医学模式的转变，提高病人的生活质量越来越受到人们的重视，评定的内容包括躯体、心理、社会、职业、健康意识等方面，通过评定可制订提高生活质量的计划。

（五）脑卒中的康复治疗

脑卒中病人经过急性期回到社区后，多数病人需要终身康复，后续的治疗有赖于在社区完成。实践证明，社区康复具有与医院康复相似的疗效，具有费用低的优点，能够减轻家庭的经济负担。社区康复是三级康复体系中的重要组成部分，所谓三级康复体系包含一、二、三级康复，"一级康复"是指病人早期在医院急诊室或神经内科开展的常规治疗及早期康复治疗；"二级康复"是指病人在康复病房或康复中心进行的康复治疗；"三级康复"是指在社区或家中继续进行的康复治疗。三级康复体系相互合作是脑卒中病人得到及时准确康复治疗的前提，社区康复与康复中心或康复科的有效衔接能够提高病人康复的连续性和科学性。出院后保持病人、社区康复工作者、康复专家之间的联络，能够帮助病人采取正确的方法进行康复。

脑卒中社区康复的形式包括以社区门诊为基础的日间康复、上门服务为主的家庭康复和以社区为基础的康复计划。社区康复训练的方法包括物理治疗、作业治疗、言语治疗、心理治疗、文体治疗、传统的物理疗法、传统医学治疗等。

1. 物理治疗 物理治疗包括功能训练和物理因子治疗。功能训练包括早期的床上良肢位的摆放、翻身训练、呼吸训练、坐位平衡训练等；恢复期继续进行关节活动度训练、牵伸训练、呼吸训练等，并进行患侧肢体的运动控制训练，以及各种体位的变换、转移训练，平衡训练和步行训练等；后期根据病人运动控制能力、肌力、平衡功能等情况，循序渐进地进行减重步行、辅助步行、独立步行等。脑卒中病人的功能训练方式包括病人的被动训练、主动训练和主动辅助性训练，要遵循循序渐进、由简到难的原则进行。下面简单介绍几种功能训练的方法。

（1）体位摆放 早期主要进行床上良肢位的摆放，包括仰卧位、健侧卧位、患侧卧位三种体位的摆放。在发病急性期最好采用健侧卧位，使病人上肢保持肩关节向前，肘伸直，腕关节伸展、旋后，指关节外展，病人下肢应放在中立位，膝关节微屈，防止下肢外旋。总的原则是使各个关节都充分伸展。

（2）体位变化和翻身训练 偏瘫病人需要每1~2小时变换体位，防止病人发生压疮、肌肉挛缩和深静脉血栓等。在进行翻身训练时，可训练病人向健侧和患侧翻身，如向健侧翻身时，病人两手交叉握在一起，以支撑患侧上肢。家属或训练者可将双手分别置于病人的臀部和足部，用适当的力量将病人翻向健侧，再将病人摆放至正确体位。

（3）转移训练 在训练者的指导中，使病人完成包括从床转移到轮椅，从轮椅转移到床、从轮椅转移到马桶等的转移训练。

（4）关节活动度训练 可做棍棒操，或利用滑轮做肩关节活动度（ROM）训练。

（5）行走和上下楼梯训练 当病人基本完成了持重、平衡和屈膝及踝背屈三个训练后，原则上就可进行独立的步行。而病人完成平地步行训练后，必须经过上下台阶的训练才能达到行动的相对自由。使用拐杖的病人练习"三点式"上下台阶，没有拐杖的病人，用手扶栏杆练习，上下台阶的原则应该在上楼时先上健腿，患腿跟着上同一台阶，下楼时先下患腿，健腿跟着下同一台阶。上下楼梯是重心转移单腿持重能力的训练方法，一方面可以提高患腿的功能，另一方面可以提高病人的自理能力。

（6）物理因子治疗 可选用超短波疗法、电磁波疗法、直流电疗法、神经肌肉电刺激法、肌电生物反馈疗法等进行治疗。

2. 作业治疗 进行日常生活活动能力的训练，早期可在床边进行平衡进食、穿脱衣、梳头、转移等训练，条件允许的话，尽量到治疗室进行包括平衡、进食、穿脱衣、转移、步行、入厕、洗澡等方面的训练。此外，可在病人实际生活中或模拟的真实生活环境进行训练，通过有选择的作业活动来提高运动控制能力，维持和改善上肢关节活动度、降低肌张力、减轻疼痛，提高手的灵活性和实用功能。

3. 认知功能的训练

（1）认知的训练 对有认知障碍者根据认知评价结果进行定向、记忆、注意、思维、计算等训练，通过多种感觉刺激提高病人的认知能力。

（2）知觉障碍治疗 对存在知觉障碍者进行失认症和失用症训练，根据评定结果可结合实际生活和工作场景进行颜色、图形、图像辨认训练和空间结构、位置关系训练等。

4. 言语治疗 对失语症的病人需进行听、说、读、写、计算等训练，对构音障碍者进行构音、发音、交流能力等训练，部分病人需进行吞咽训练。

5. 吞咽功能的训练 吞咽功能训练包括面颊、口唇等吞咽相关肌群的功能训练；促进舌的运动；感觉刺激；吞咽反射调节；声带闭合训练；空吞咽。进食调节：进食体位；食团入口位；食团性质；进食环境。

6. 中医康复治疗 包括针刺、推拿、艾灸、头皮针、穴位注射、火罐、中药治疗等。

7. 心理治疗 脑卒中病人存在的心理问题包括焦虑、抑郁、恐惧等不良情绪，在对病人的长期照护过程中，家属也非常容易在压力和躯体的疲劳状态中产生负性情绪而影响病人，因此，社区医护人员需要在对病人和家属进行康复指导的同时，密切注意病人的心理活动，给予必要和充分的心理疏导，帮助他们建立战胜疾病的信心。情况严重的病人可在专科医生的指导下进行药物治疗。

8. 辅助技术 包括轮椅、矫形器、手杖等辅助器具的选择和使用，以及对有需要的病人进行环境的评估和改造。

（六）脑卒中的预防

由于脑卒中具有发病率、病死率、致残率、复发率高的特点，社区医护人员可对脑卒中进行三级预防。

1. 一级预防 社区医护人员可采用专题讲座、宣传资料、板报等多种形式，在社区进行健康教育，让更多的社区居民了解脑血管的危险因素，预防脑卒中的发生和复发。内容包含生活方式的指导、疾病的预防控制、心理调适等，具体内容如下。

（1）保持血压稳定，将血糖、血脂控制在正常范围。

（2）调整心理状态，避免精神紧张，适应新的生活。

（3）生活规律化，合理安排工作，避免过度疲劳。

（4）合理膳食营养，进食低胆固醇、低脂、高维生素饮食，戒烟、戒酒。

（5）密切观察病情变化，若有变化及时诊治，避免复发或加重。

2. 二级预防 主要针对脑卒中高危人群的预防。高血压是脑血管疾病最重要的危险因素，因此控制血压是预防脑血管意外的重要措施之一，争取做到早发现、早诊断和早治疗的干预措施，避免脑卒中的发生。

3. 三级预防 及时合理地进行包括药物、运动、作业在内的治疗方法，减少并发症和后遗症的发生，提高病人的生活质量，同时帮助病人和家属树立战胜疾病的信心。

二、类风湿关节炎的社区康复

类风湿关节炎（rheumatoid arthritis，RA）是一种主要累及周围关节的多系统、对称性、慢性炎症性自身免疫性结缔组织疾病。其临床表现为受累关节晨僵、疼痛、肿胀、功能下降，病变持续反复发作，主要累及手、足等小关节，也可累及任何有滑膜的关节、韧带、肌腱、骨骼、心、肺及血管，中晚期易出现关节畸形。本病呈全球性分布，我国人群中患病率为0.32% ~0.59%，具有发病率高、致残率高、病死率低的特点，是造成人群丧失劳动力的主要疾病之一。

（一）类风湿关节炎的康复评定

在对 RA 病人进行康复治疗前，应先对病人的关节活动范围、疼痛、肌力等内容进行评定，评定的内容如下。

（1）关节活动范围的评定。

（2）疼痛的评定 可采用目测类比法（VAS）和关节指数评定方法。常见的有 Ritchie 关节指数，通过对指定关节（双侧手近端指间关节、腕关节、肘关节、肩关节、膝关节等 28 个关节或更多关节）进行压诊，视其产生的反应对每一关节评分，将各关节评分合计即为Ritchie 关节指数。

（3）肌力评定　多采用血压计法测定握力。将水银柱式血压计袖带卷折后再充气达压力30mmHg，令病人用手在无依托的情况下紧握气囊，将得出的读数减去30mmHg即为实测握力数。连续测量3次后取平均值。以同样方式可测出手指捏力和夹力。

（4）步态分析　通过步态分析判断有无异常步态，以及步态异常的性质和程度，为进行行走功能评定和矫治异常步态提供依据。

（5）功能障碍及其严重程度的评定　最常用的是类风湿关节炎功能指数的评定。

（二）类风湿关节炎不同阶段的康复治疗

发病过程包括急性期、恢复期和慢性期三个阶段，每个阶段由于病情的差异有不同的康复治疗目的、原则和方法。在社区基础上对病人进行照顾，除包括促进病人的肢体康复外，还包括缓解病人由于疼痛和肢体畸形带来的不良情绪。

1. 急性期的康复治疗

（1）康复治疗的目的　此期康复治疗的主要目的是为了让受累关节休息，缓解疼痛和痉挛，预防畸形等。

（2）康复治疗的原则　因为活动容易损伤关节滑膜而使关节炎症进一步加重，病人急性期不易做过多的肢体关节活动。

（3）康复治疗的方法

①正确休息　根据炎症的严重程度和累及范围，可卧床休息1～3周，包括全身休息和局部制动。a. 全身休息，急性期病人需要绝对安静休息，仰卧位与侧卧位交替摆放。仰卧时枕头不宜过高，为避免臀部下沉，引起双髋关节屈曲畸形，尽量避免使用软床垫。病人可定期将双足前部蹬于床尾的横档处，避免足下垂，侧卧时要避免颈椎前屈。总体而言，卧床时间不宜太久，一旦炎症控制后应立即开始运动疗法。b. 局部制动，急性炎症渗出的关节应用夹板制动于最佳功能位置。需要注意的是，每日应除去夹板，做主动式、主动辅助式或被动式的关节活动范围的训练。

②关节位置保持良好　站立时头部应保持中立，下颌微收，肩取自然位，不下垂、不耸肩，腹肌内收，髋、膝、踝均取自然位。坐位时采用硬垫直角靠椅，椅高为双脚平置地面。

③药物治疗　用药原则为选用可迅速控制炎症、预防关节损害的药物。根据病情变化可联合用药。一线药物为非甾体类抗炎药；二线药物又称为改变病情药物，包括甲氨蝶呤、环磷酰胺等；三线药物为肾上腺皮质激素；此外，可联合应用免疫调节剂，包含胸腺素、转移因子等。

④封闭疗法　可在病变关节的关节腔内注射<3次/年的糖皮质激素。

⑤物理因子治疗　使用冷疗法、紫外线疗法，配合抗风湿药物治疗时，有增强药物疗效的作用。

⑥运动疗法　卧床休息阶段主要是保持肌力和功能。一旦炎症有减退的迹象（如血沉ESR下降）即可开始受累关节的训练，一般2次/天，每次重复3～4次收缩。当多关节受累时，应当尽可能使用大关节进行活动。在治疗师的指导和支持下可进行非受累关节全关节活动范围的主动运动。训练应按照循序渐进的原则逐渐增加训练次数，变被动、主动辅助训练为主动训练，加大关节活动范围。

2. 恢复期的康复治疗

（1）康复治疗的目的　恢复期，应进行关节功能训练和体育锻炼。进一步缓解疼痛，恢复和增加日常活动能力。

（2）康复治疗的原则　应遵守循序渐进、量力而行、持之以恒的原则。

（3）康复治疗的方法　功能训练时可根据关节活动度范围逐渐增加活动量，但应保护关节残存的功能，避免过度疲劳，防止关节进一步挛缩、强直和肌肉萎缩。

①缓解疼痛的方法　冷疗，可用毛巾包裹碎冰块减轻关节肿胀，缓解疼痛，特别是膝关节。用蜡疗缓解手部的疼痛，特别是运动训练前。温热疗法，可采用短波疗法和湿热袋等减轻活动诱发的疼痛。

②恢复和增加日常活动能力的方法　主要采用运动疗法，强调日常活动训练程序，要求每一关节均为最大活动范围；休息和运动的时间比例可根据个体情况和关节损害程度、失能情况而定；规律的运动疗法训练同时可促进健身、增强心肺功能；注意休息不是简单的坐下而是处于放松体位。

3. 慢性期的康复治疗

（1）康复治疗的目的　缓解疼痛，预防和矫正畸形，保持病人的生存质量。

（2）康复治疗的原则　应遵守循序渐进、量力而行、持之以恒的原则。

（3）康复治疗的方法

①物理因子的应用　可采用电疗、微波加热疗法、磁疗等方法对患处进行治疗。

②矫形器的应用　包括上肢矫形器和下肢矫形器，上肢矫形器分固定式（静止性）和功能性（可动性，即装有弹簧或其他具有弹性结构的装置）两大类，如固定式手指制动器、天鹅颈矫正环、固定式手部制动器、固定式腕部矫形器和功能性手指矫形器等。下肢矫形器一般有跖骨杆、鞋底楔块、软跟矫形鞋等。

③日常生活训练用具、自助具和助行器　如穿衣棒、穿鞋器、穿袜器、拐杖或手杖等。

④对病人进行包括诸如体位摆放、运动训练、饮食营养等日常生活方式和就业的指导，并进行心理治疗。

⑤手术治疗　对已产生畸形，使用药物和康复措施无法解决的功能问题，可进行滑膜切除、关节置换等外科手术矫治。

三、骨折的社区康复

骨折是指骨的完整性或连续性中断，骨折常伴有肌肉、肌腱、韧带、关节囊等部位的损伤和/或断裂，为防止因长期制动而导致这些组织发生挛缩影响运动功能，早期康复十分重要。骨折术后1个月内是康复治疗的关键时期，合理的康复治疗能够有助于骨折愈合中和愈合后运动功能的恢复。康复的手段包括运动疗法和物理因子的疗法。

1. 骨折康复治疗的原则

（1）及早进行　尽早进行康复治疗有利于缩短骨折的愈合过程，减少并发症。

（2）全身治疗与局部治疗相结合　骨折的康复不能仅局限于骨折的局部，还应兼顾到全身各系统、各器官的康复，避免发生废用综合征。

（3）个体化原则　因人因病而异。

（4）主动与被动运动相结合　在安全的前提下，将两者结合进行，如早期进行被动治疗有助于防治肌肉、韧带的粘连和萎缩，增加关节的活动度。中、后期被动治疗结合主动治疗有利于恢复肌力，促进血液循环，加速肿胀消退。

2. 骨折不同时期的康复

（1）早期康复（1~2周）　骨折后在确保骨关节固定的同时应当在早期进行康复治疗。由于骨折断端容易发生再移位，此期功能训练的主要目的是促进血液循环、消除肿胀和固定骨折端。功能训练的主要形式是做患肢肌肉的等长收缩，即在关节不动的基础上，患肢肌肉做有节律的收缩和放松，预防肌肉的萎缩或粘连。为了消除肿胀，患肢的远端应高于近端，近端高于心脏水平面。此外，维持健侧肢体和躯干的正常运动，也可通过温热疗法、超短波疗法等物理因子进行辅助治疗。

（2）中期康复（3~6周）　此期患肢肿胀逐渐消失，疼痛缓解，断端出现纤维连接，形成骨痂，骨折处相对稳定，训练的目的是防止肌肉萎缩，避免关节僵硬，减少功能障碍。在进行功能训练时，除增加患肢肌肉的力量外，可取下外固定装置，在受损关节不负重地情况下将被动活动转为主动活动，并逐渐增加训练强度。在病情允许的情况下，尽早下床进行全身活动，同时辅助物理因子治疗，进行消肿、止痛，促进骨痂形成。

（3）后期的康复（7 周以后）　此期达到临床愈合或已经去除外固定，骨性骨痂已形成，骨骼有了一定的支撑力，康复的目的是恢复受累关节的活动度，增强肌肉的力量，恢复肢体功能。多数病人存在邻近关节的关节活动度下降、肌肉功能萎缩等功能障碍。训练的主要形式是加强骨折关节的主动活动和负重练习，使各关节尽可能快地恢复正常活动的范围和力量，此外，还要注意全身功能训练的协调性并进行步态训练，同时辅助物理因子的治疗。

四、听力言语障碍的社区康复

根据全国残疾人抽样调查显示，我国听力言语障碍残疾的有 2004 万人。听力言语障碍的病人以儿童居多，主要由于先天或后天因疾病、外伤等原因，导致双耳听力丧失或听觉障碍，通常伴有言语障碍。脑血管疾病和脑外伤中大约有 1/3 以上的病人有言语障碍，近年来随着这两类病人数量的增加，成年人中存在言语障碍的人数也在不断增加。

（一）听力言语障碍康复治疗的原则

（1）早期康复　早期发现很关键，治疗越早，效果越好。对于听力障碍的病人，应当早期佩戴助听器或植入人工耳蜗，尽管如此，也需要进行言语康复训练。

（2）及时评定。

（3）循序渐进。

（4）及时给予反馈　根据病人治疗的情况，及时地予以反馈，强化正确的反应（正反馈），纠正错误的反应（负反馈）。

（5）病人主动参与。

（二）听力言语障碍康复治疗的途径

（1）训练和指导　言语治疗的重心，包括口语表达、恢复或改善构音功能、提高语言清晰度等治疗。

（2）手法介入　可用传统医学的手法改善运动型构音障碍的重症病人的症状。

（3）辅助具　用于补偿功能受限，例如腭托的使用。

（4）替代方式　使用手势、交流板等替代重度语言障碍病人的交流。

（5）手术　唇腭裂、咽喉肿瘤的手术治疗。

（三）听力言语障碍康复治疗的方法

1. 听力康复手段　配戴助听器等声音放大系统，实施人工耳蜗手术，辅助性听觉装置以及听觉训练是听力康复常用的手段。

2. 言语康复手段　言语治疗是要教会病人正确的发音方法，包括声带的振动、气息的控制、舌头的位置、唇齿的运动以及失语症的训练和构音障碍的训练等。

（1）失语症的训练

①发音器官的肌肉运动控制训练　包括呼吸运动训练、颊部运动训练、舌的运动训练、唇的运动训练、腭的运动训练等。

②发音练习　发音练习的原则是先元音后辅音，先张口音后唇音，先单音节后多音节，最后过渡到单词和句子的训练。

③命名训练　通过实物或图片引出名称。治疗者或家属可一张一张向病人出示图片或实物，也可同时在桌子上摆 5~10 张图片，逐一问病人"这是什么？"。当病人答不出或答错时，

可用词头音或描述物品的用途以提示。

④听理解训练（话语训练）　在桌上摆放 5 ~ 10 张图片，治疗师或家属说出某一图片的名称，让病人从摆放的图片中指出相应的图片；对治疗师提出的问题作出"是""非"的回答；让病人听指令完成相应的动作等。

⑤阅读理解训练　常用的方法有词图匹配或图词匹配，摆出 5 ~ 10 张图片，把名词卡交给病人，让病人进行词图匹配，图词匹配的操作与之相反。轻症者可令其自己读句子或短文并从备选答案中选出正确答案。

⑥书写训练　目的是使病人逐渐将语义与书写的词联系起来，达到有意义的书写和自发书写水平。可以先从词匹配开始，再进行抄写训练，逐步过渡到看图命名书写、听写、默写等。

⑦语言记忆训练　首先出示一系列图片，描述每一张图片中的具体场景，再对病人提问，病人只需回答"是"或"不是"，然后提问病人，让病人回答"是"或"不对"。最后大声讲故事，每个故事 6 ~ 8 句话，根据故事的突出点让病人回答"对"或"不对"；根据记忆复述句子。

（2）构音障碍的训练

①运动性失语（Broca 失语）　康复训练应从简单到复杂，循序渐进，可采用指物说字、指字说字、看图说话、复述句子等方法进行训练。

②感觉性失语（Wernicke 失语）　在训练中应当反复将语言与视觉实物相结合。

③命名性失语　在日常生活中把常用的物品给病人看，并说出其名称和用途。训练应从简单到复杂，从常见的物品开始，并注意反复强化已掌握的词汇。

（四）听力言语障碍病人的随访

应当定期对病人进行随访，发现训练中的问题，及时调整训练的内容，并对病人和家属进行心理疏导。

五、视力残疾的社区康复

我国大约有视力残疾病人近 1300 万，其中盲人约 550 万，低视力人约 750 万，每年新增盲人大约 45 万，低视力人 135 万，即约每分钟就会出现 1 个盲人，3 个低视力病人。常见的原因包括外伤、中毒、眼部疾病，如白内障、青光眼、沙眼、角膜病、视神经病变、视网膜色素变性、屈光不正、弱视等。

1. 视力残疾的定义　视力残疾是指由于各种原因导致双眼视力低下且不能矫正或视野缩小，以致影响其日常生活和社会参与。

2. 视力残疾康复的基本原则　早发现、早治疗、早干预，尽可能利用病人的残余视力将视觉损害的影响降低到最小程度。

3. 视力残疾的康复评估　进行医学评估、视觉功能评估、需求分析和辅助器具的验配。

4. 视力残疾的康复训练　低视力康复：在完成低视力评估和辅助器具的验配后，可对低视力病人进行康复训练。其基本原则是：针对低视力病人的具体情况进行助视器使用训练和配戴助视器后的功能性视力训练，后者的对象指学龄及学龄前的儿童。

（1）儿童低视力的康复　低视力的儿童应当尽量使用残余的视力，接受更多的视觉刺激。视功能的训练包括视觉注视、视觉跟踪、扫视眼动等方面的训练。此外，还应当训练病人的听觉、触觉、运动知觉和定向能力。社区环境方面的支持包括设立盲道、配备盲文读物等。家庭中应选取颜色鲜艳的日常生活用品促使儿童使用残余视力。

（2）老年人低视力的康复　充分利用残余视力，尽可能帮助病人恢复阅读、书写等基本能力，争取能够独立进行社区活动，安享晚年，并对病人进行心理调适。

本章小结

社区康复是属于社区发展范畴内的一项战略性计划，它的目的是促进所有残疾人得到康复，享受均等的机会，并融入社会。社区康复的实施，要依靠残疾人自己、他们的家庭和所在社区，以及卫生部门、教育部门、劳动就业部门和社会服务部门等的共同努力才能实现。在综合性医院出院的病人中除一小部分进入了康复中心以外，其余的病人则返回了社区，他们中的多数人仍然需要不同的康复服务。社区康复服务在社区层面为伤、病后及残疾者提供康复服务，是综合性医院早期康复治疗的延续。开展社区康复服务能够使残疾人在家庭、社会生活中自尊、自信、自强、自立。

思考题

1. 什么是社区康复？
2. 社区康复的目的和基本原则是什么？
3. 脑卒中社区康复的目的和基本原则是什么？

（邵　爽）

第十六章　全科医疗见习

第一节　社区卫生服务机构发展及其功能

一、见习目的

熟悉社区卫生服务机构规范化设置和社区基本公共卫生服务项目。

二、学时

3学时。

三、见习地点及带教人员

地点：社区卫生服务中心（站）。
带教人员：社区卫生服务机构带教师资、全科医学教研室教师。

四、见习内容和方法

1. 见习内容　社区卫生服务规范化设置，科室设置，医疗、预防和中医服务功能划分，基本公共卫生服务项目开展情况，特殊人群健康管理方式，全科医学门诊布局及设施。
2. 方法　参观、体验、讨论。

五、注意事项

（1）遵守社区卫生服务中心规章制度，不随意走动，不大声喧哗。
（2）遵照社区实践基地带教老师安排，分组参观、讨论。

六、见习报告

1. 讨论
（1）社区卫生服务机构的功能和意义。
（2）全科医生为社区居民提供服务的种类。
（3）社区卫生服务机构如何提供基本公共卫生服务？
2. 撰写　《社区见习感受》（400~500字）。

第二节　全科医生诊疗模式见习

一、见习目的

熟悉全科医疗特征和社区全科服务团队构成及全科医疗服务模式。

二、学时

3学时。

三、见习地点及带教人员

地点：社区卫生服务中心（站）。

带教人员：社区卫生服务机构带教师资、全科医学教研室教师。

四、见习内容和方法

1. 见习内容

（1）全科医生接诊方式及接诊过程　全科医生初次接诊的方式，病人病史采集，病人生物学、社会心理评估，病人健康危险因素评价，家庭评估，药物处方，健康教育处方，复诊说明等。

（2）全科医生服务团队　团队构成，团队成员职责，团队服务流程，团队技术支持和管理系统，团队工作要求与绩效考核等。

2. 方法　观摩、讨论。

五、注意事项

（1）遵守社区卫生服务中心规章制度，不随意走动，不大声喧哗。

（2）遵照社区实践基地带教老师安排，分组观摩、讨论。

六、见习报告

1. 讨论

（1）全科医生如何根据系统整体论理解病人是一个不可分割的整体的人？

（2）全科医生如何收集病人各方面的资料？

（3）全科医生的问诊方式（BATHE 法）。

（4）全科医生团队的服务过程。

2. 撰写　《社区全科医生接诊过程》（不少于 500 字）。

第三节　全科医疗健康档案的建立

一、见习目的

（1）掌握健康档案建立原则；

（2）熟悉健康档案的基本内容；

（3）了解社区卫生服务机构信息管理系统。

二、学时

3 学时。

三、见习地点及带教人员

地点：社区卫生服务中心（站）。

带教人员：社区卫生服务机构带教师资、全科医学教研室教师。

四、见习内容和方法

1. 见习内容

（1）居民个人健康档案 一般资料，既往病史，诊治情况，家族病史，现病史，体检结果，生活习惯，疾病的发生、发展、治疗和转归的过程等。

（2）家庭健康档案 主要家庭健康问题、家庭基本情况（家庭住址、居住环境、家庭面积、厨房及卫生设施、家庭设施、家庭经济状况、家庭生活周期、家系图、家庭成员一般情况）、家庭功能评估等。

（3）社区健康档案 社区居民基本情况、常见慢性病患病率和病死率、社区病人就诊情况、危害健康行为的发生情况、社区卫生资源配置情况、社区环境和设施、社区居民就医流向等。

参观社区卫生服务机构居民健康档案管理系统。

2. 方法 观摩、讨论。

五、注意事项

（1）遵守社区卫生服务中心规章制度，不随意走动，不大声喧哗。

（2）遵照社区实践基地带教老师安排，分组观摩、讨论。

六、见习报告

（1）用 SOAP 方式描述就诊病人的主要问题，并填写病情流程表。

（2）针对该病例设计一份健康管理方案。

第四节　社区慢性病病人家庭访视及家庭评估

一、见习目的

熟悉社区慢性病病人家庭访视的流程和内容及家庭评估的方式、方法。

二、学时

3 学时。

三、见习地点、方式和带教人员

地点：病人家庭。

方式：全科医生带教老师准备慢性病病人家庭访视包（皮尺、血糖仪、血压计、听诊器、体温计、75% 乙醇、消毒棉签）、访视慢性病病人健康档案、家庭评估表等。

带教人员：社区卫生服务机构带教师资、全科医学教研室教师。

四、见习内容和方法

1. 见习内容

（1）家庭访视流程 选择社区需要家庭随访的高血压、糖尿病等慢性病病人，电话预约家访时间，并征得对方同意；准备好家庭访视包等工具；上门家访和健康评估；根据评估结果进行分类处理。

（2）家庭评估 家庭基本资料、家庭结构、家系图、家庭圈、家庭功能量表（APGRA）、家庭资源等。

2. 方法 分组观摩（5 人/组）。

五、注意事项

（1）访视时穿着得体，态度和蔼，与病人及其家属沟通，说明来访意义和目的，取得信任。

（2）访视过程中注意纪律，按照访视流程进行，不得喧哗。

（3）访视结束应道别并表示感谢。

六、见习报告

撰写《社区慢性病病人家庭访视和家庭评估过程》（500 字）。

第五节 社区健康教育

一、见习目的

（1）掌握社区健康教育计划的设计原则、步骤、实施和评价方法；

（2）熟悉社区健康教育的技巧；

（3）了解病人教育的方法、技巧和效果的评价。

二、学时

3～6 学时。

三、见习地点和带教人员

地点：学校或社区。

带教人员：全科医学教研室教师。

四、见习内容和方法

1. 见习内容

（1）背景资料的阅读与分析。

（2）小组讨论，制订健康教育计划。

（3）组织并实施健康教育，评价其效果。

2. 方法 5～7 人分为一组，每组学生分别抽取不同疾病（disease）、群体或个体（crowd and individual）、社区或医院（community or ward），准备 10 分钟健康教育讲座，教师指导并进行现场点评和总结。

五、注意事项

（1）背景资料提前一周发放给学生。

（2）健康教育讲座期间，其他组学生可提问交流。

六、见习报告

撰写所抽取疾病的病人教育和群体健康教育计划（不少于 500 字）。

（吴　辉）

参考文献

［1］罗晓红，中西医临床全科医学概论［M］．北京：中国医药科技出版社，2012．

［2］施榕，郭爱民．全科医生科研方法［M］．北京：人民卫生出版社，2013．

［3］梁万年．医学科研方法学［M］．北京：人民卫生出版社，2014．

［4］路孝琴．全科医学导论［M］．北京：人民卫生出版社，2009．

［5］路孝琴．全科医学概论［M］．北京：北京大学出版社，2013．

［6］路孝琴．全科医学基础［M］．北京：军事医学科学出版社，2012．

［7］刘尚勤，胡家美，陈中山译．全科医生鉴别诊断：基于循证医学方法的鉴别诊断［M］．
　　北京：人民军医出版社，2014．

［8］梁万年，吕兆丰．全科医学理论与实务［M］．北京：人民卫生出版社，2012．

［9］梁万年，路孝琴．全科医学［M］．北京：人民卫生出版社，2013．

［10］于晓松．全科医学理论与循证实践［M］．北京：人民卫生出版社，2013．

［11］刘学政，周文敬．全科医学概论［M］．北京：人民军医出版社，2013．

［12］王家骥．全科医学概论［M］．北京：人民卫生出版社，2014．

［13］李鲁．社会医学［M］．4版．北京：人民卫生出版社，2012．

［14］祝墡珠．全科医学概论［M］．北京：人民卫生出版社，2013．

［15］吕兆丰，郭爱民．全科医学概论［M］．北京：高等教育出版社，2010．

［16］洪倩．社区健康风险干预与管理［M］．北京：人民卫生出版社，2015．

［17］杨秉辉．全科医学导论［M］．上海：复旦大学出版社，2006．

［18］杨秉辉．全科医学概论［M］．北京：人民卫生出版社，2009．

［19］梁万年．全科医学概论［M］．北京：人民卫生出版社，2008．

［20］陈灏珠．实用内科学［M］．北京：人民卫生出版社，2005．

［21］葛均波，徐永健．内科学［M］．北京：人民卫生出版社，2013．

［22］蔡柏蔷，李龙芸．协和呼吸病学［M］．北京：中国协和医科大学出版社，2006．

［23］陈在嘉．冠心病［M］．北京：人民卫生出版社，2002．

［24］王刚．社区康复学［M］．北京：人民卫生出版社，2013．

［25］彭德忠．社区康复［M］．北京：人民卫生出版社，2012．

［26］胡永善，戴红．社区康复［M］．北京：人民卫生出版社，2006．

［27］赵悌尊．社区康复学［M］．北京：华夏出版社，2005．

［27］中国科学技术协会．2012－2013全科医学学科发展报告［M］．北京：中国科学技术出
　　版社，2014．

［28］John Murtagh，梁万年主译．全科医学［M］．北京：人民军医出版社，2012．

［29］John Murtagh，王红民，徐晓鸿．全科医生健康教育手册［M］．北京：人民军医出版
　　社，2015．

［30］Robert E Rakel，David P Rakel．全科医学［M］．北京：人民卫生出版社，2013．

［31］《中国成人血脂异常防治指南》制定联合委员会．中国成人血脂异常防治指南［M］．
　　北京：人民卫生出版社，2007．

［32］中国科学技术协会．2012－2013全科医学学科发展报告［M］．北京：中国科学技术出

版社，2014.

[33] 张通. 中国脑卒中康复治疗指南（2011 完全版）[J]. 中国康复理论与实践，2012，4：301 – 318.

[34] 中华医学会糖尿病学分会. 中国 2 型糖尿病防治指南（2013）[J]. 中华糖尿病杂志，2014，6：447 – 497.

[35] 中华医学会糖尿病学分会. 中国 2 型糖尿病防治指南（基层版）2013 [J]. 中华全科医学杂志，2013，12：675 – 696.

[36] 中华医学会糖尿病学分会 中国医师协会营养医师专业委员会. 中国糖尿病医学营养治疗指南（2013）[J]. 中华糖尿病杂志，2015，7：73 – 88.